U0295261

骨科创面修复手术学

The Operative Repair of Wound of Orthopaedic Surgery

编　著　侍　德
编著助理　侍　宏　吴静霞　吴　菊

上海交通大学出版社

内容提要

本书为骨科创面修复领域的专业性著作，内容涵盖修复重建外科在骨科创面方面的应用范围、骨科创面修复的基本技术阐述、肌体软组织缺损的修复重建、足底创面的修复、压疮创面的修复、慢性骨髓炎和关节炎的创面修复。

本书作者从业 50 余年，率先在国内提出了多科皮瓣的应用，在骨科领域享有较高声誉，本书是其毕生经验的学术总结，因此获得张涤生、王澍寰、顾玉东三位院士的力荐，适合广大外科、骨科、整形外科的医师和医学生参考。

图书在版编目 (CIP) 数据

骨科创面修复手术学 / 侍德编著 .—上海：上海
交通大学出版社，2017
ISBN 978-7-313-09528-2

Ⅰ.① 骨… Ⅱ.① 侍… Ⅲ.① 骨疾病—修复术 Ⅳ.
① R68

中国版本图书馆 CIP 数据核字〔2013〕第 046552 号

骨科创面修复手术学

编　　著：	侍　德			
出版发行：	上海交通大学出版社	地　　址：	上海市番禺路 951 号
邮政编码：	200030	电　　话：	021-64071208
出 版 人：	郑益慧		
印　　制：	苏州越洋印刷有限公司	经　　销：	全国新华书店
开　　本：	889mm×1194mm　1/16	印　　张：	13.25
字　　数：	330 千字		
版　　次：	2017 年 5 月第 1 版	印　　次：	2017 年 5 月第 1 次印刷
书　　号：	ISNB　978-7-313-09528-2/R		
定　　价：	280.00 元		

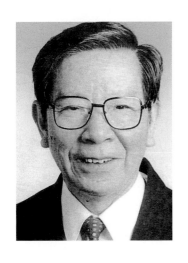

侍　德

　　1928 年出生，1955 年毕业于中国医科大学；曾任南通医学院附属医院骨科主任医师、教授、研究生导师、骨科及创伤研究室主任、手外科研究中心顾问，中华显微外科学会第一届委员，中华手外科学会第一届委员，中华医学会江苏省分会骨科、显微外科副主任委员，手外科学组主任委员。担任《中华手外科杂志》副总编辑，《中华显微外科杂志》与《中华修复重建杂志》编委。现任南通大学附属医院骨科主任医师、教授，南通大学手外科研究中心顾问，江苏省手外科临床医学中心学术委员会委员，《中华手外科杂志》顾问、《中国上肢外科杂志》顾问，国际脊髓学会和中国脊髓损伤学会副主任委员。

　　长期致力于骨科临床、教学、科研工作：擅长骨科、手外科、显微外科，特别是将显微外科和整形外科技术用于骨科和手外科有独特的经验，在国内居领先地位：在上颈椎前路手术、胸腰椎骨折前方固定术及人工椎体置换术等方面都有贡献。编著《矫形外科手术进路图解》《骨科修复重建手术学》《骨科手术进路图解》(彩图版) 和《矫形外科进路手术学》，参与主编《手外科手术学》和《手外科学》，与全国骨科专家合著的有《矫形外科学》《现代显微外科学》《显微外科进展》《现代骨科手术学》《实用急诊医学》《外科解剖学》《整形外科学》《交通医学》《外科学——前沿与争论》等 20 部专著，发表论文 100 多篇。获国家级、部级、省级科技奖共 10 多项。其中《手外科手术学》获得第十一届全国优秀科技图书二等奖，《手屈肌腱二区亚分区及各亚区内损伤修复的基础和临床研究》于 1996 年获国家科技进步二等奖。

　　1991 年享受国务院特殊津贴。其他荣誉和称号包括：1981 年江苏省劳动模范，1991 年江苏省高等学校优秀共产党员，1993 年江苏省教委和江苏省学位委员会优秀研究生教师，1984 年、1986 年两次被评为"全国先进工作者"，1992 年被评为"全国劳动模范"并获得"五一"劳动奖章。2010 年获中国显微外科杰出贡献奖。2012 年获江苏省骨科杰出贡献奖。2012 年获南通医学会首届医师终身荣誉奖。2015 年获"江苏省第三届医师终身荣誉奖"称号。

序 一

  临床医学注重经验的传承，在医生成长的背后，离不开病例的累积。可惜的是，在如今强调专业细化的背景下，年轻医生接触到不同病种的机会有限。幸而有一些敬业的老一辈医学工作者，秉承对后辈负责的态度，利用力所能及的条件，留下了严谨的学术记录。本书荟萃了作者 50 余年的工作经验，年代跨度大，病种丰富，具有十分宝贵的参考价值，有助于年轻医生启迪思路，拓宽视野。

  我特别欣喜的是，整复外科的理论和技术"嫁接"到伤骨科后，结出了累累硕果。侍德教授曾在我院整复外科学习。他活学活用，不囿于学科壁垒，在骨科创面修复领域做了许多有效的尝试和探索。在本书的前言中，他明确指出，修复重建是主旋律和鲜明特色。这可以给后来者提供有益的借鉴：学术本无界，缘何自困之？邻陌闲花木，来引活水源。

中国工程院院士 张涤生

序 二

伴随生产机械化、交通高速化而来的是人受伤的事故增多，伤情复杂严重，不限于单纯的骨折、关节脱位，肌腱、神经断裂，而多是组织毁损、结构缺失。过去专业参考书上所介绍的创伤修复原则和治疗方法，已不能满足广大骨科医生的学习参考和临床应用。

侍德教授从事骨科医疗、教学、研究 50 余年，基本理论和传统技术扎实，20 世纪 70 年代起又钻研并精通显微外科技术。50 余年来，他将显微外科技术与骨科临床相结合，利用修复与重建措施处理了大量复杂而严重的骨科创伤，积累了丰富的经验和数量可观的案例。现编辑成书，实为骨科领域难得的专著。

此书出版对广大基层医院骨科医生来说如雪中送炭，不但可使医生技术提高，更可使广大患者受益。

中国工程院院士　王澍寰

序 三

侍德教授是我国骨科界的知名学者，50余年始终在医疗第一线勤奋耕耘，积累了丰富的临床经验。20世纪80年代初就编著《矫形外科手术进路图解》一书，突出了临床实用的特点，树立了独特的写作风格，深受读者喜爱。

近50年来，我国骨科、显微外科、修复重建外科迅速发展，侍德教授在这些领域中，不仅日日夜夜勤奋工作和探索，而且在大量实践中又为这些领域的发展奉献了实实在在的经验与技术。

目前，国内尚无有关骨科方面的修复重建专著。侍德教授根据其50多年的临床经验，在本书中从以下几个方面作了骨科修复重建技术的论述：对创面的修复，不仅从基本操作谈起，而且对严重创伤造成的四肢组织缺损、难治慢性骨髓炎和压疮病灶清除后的缺损、良性和恶性肿瘤彻底切除后的组织缺损等的修复都作了详细的论述。本书不仅内容丰富，面且配有500幅有价值的插图，做到图文并茂。

这本书就像侍德教授本人一样，都是实实在在的个人经验与知识的积累和记载，没有抄袭，没有挂名，只有这样的书才是好书。

中国工程院院士　顾玉东

前　言

　　随着我国工业、农业和交通的发展，加之目前以半机械化工业为主，外伤事故的发生率显著增多，而且以开放性损伤为主。损伤程度也不仅是单纯的挫伤和皮肤裂伤，而常伴有大面积皮肤挫灭或撕脱，深部软组织如肌腱、神经、血管、骨骼等也有可能被损害，故传统骨科技术已不能解决这类外伤，必须掌握修复重建技术，才能更好地处理这类骨科患者。1972 年，日本 Harii 把患者一侧的一块头皮皮瓣通过血管吻合移植到对侧，以及 1973 年 Daniel 和杨东岳用腹股区带血管皮瓣游离移植修复创面获得成功，为显微外科技术修复创面打下了基础。由于手外科重视上述事实，因此近 40 多年发展很快，但骨科近 10 多年受到大量进口内固定器械的侵入，而忽视了应用皮瓣修复创面的技术，使骨科对创面的处理受到影响。

　　骨科患者需要修复创面的不仅仅是开放创伤，瘢痕切除后创面、感染创面、骨髓炎的创面、压疮创面和体表肿瘤切除后的创面等都需要用修复重建技术处理。基于以上理由，笔者觉得有必要向骨科工作者介绍这方面的专业知识。笔者 10 年前写了一本《骨科修复重建手术学》，内容较广泛（包括传统骨科修复重建），但近 10 多年创面的修复进展较多。现笔者根据 50 年来整形外科和显微外科技术在骨科方面应用的临床工作经验，将 60 多例、300 多幅临床病例彩色照片、100 多幅线条图和 30 万文字汇集成册，其中有 5 套黑白照片，是笔者在 20 世纪 60 年代的病例照片，另有数张彩色不够理想的照片，则是笔者在 70 年代早期的病例照片，为了反映真实情况，一并整理于其中，命名为《骨科创面修复手术学》。

　　本书将足跟或足底创面的修复、压疮创面的修复、慢性骨髓炎和关节炎的创面修复作专章介绍，因各有其特点，修复前的准备和修复组织要求各有特殊，故列专章讨论。

　　本书在编写过程中承蒙王澍寰、顾玉东和我的导师张涤生三位院士的鼓励，在此表示衷心感谢。书中述及的内容存在的不当之处，恳请读者批评指正。

　　最后我以我的恩师教导我们的四句名言作为前言的结束语：“谢恩师，诲人不倦；谢同仁，携手并进；谢患者，信任无价；谢家人，付出实多。”

侍　德

2017 年 2 月

目　录

Title 1

绪　论

1.1　修复重建外科在骨科创面方面的应用范围

修复外科是外科中的一门新分科。它从酝酿到逐渐实现独立成科有较长的历史。最早期称为整形外科（plasticsurgery），以后称为整形和再造外科（plastic and reconstructive surgery）。20世纪50年代开始，我国张涤生教授等提倡用整复外科的名称。到1986年，我国整形外科和骨科工作者倡议并正式将其命名为修复重建外科。这是一门采用传统的外科、整形外科、显微外科、生物工程及康复医疗技术，在治疗创伤与疾病的同时，通过组织移位、组织（器官）移植、生物和非生物制品植入或替代及理疗、体疗和化疗等手段，修复外伤或疾病所造成的组织缺损和功能障碍，做到改善形态，更重要的是恢复功能，提高患者生活质量。而骨科也是外科的一门分科，它诊治与研究人体骨骼和运动器官的损伤、疾病、畸形和功能障碍，其治疗方法已有一套完整的手段，但将修复重建技术充分运用到骨科方面则还是近半个世纪的内容，特别由于近代工业与农业机械及交通事故等所造成的创伤组织缺损严重，传统骨科技术已不能解决，通过显微外科技术在骨科方面的应用，才使骨科医师认识必须掌握修复技术，才能更好地处理骨科患者。关于如何把修复重建外科应用到骨科创面方面，目前缺乏这方面的系统资料。作者十余年前写了一本《骨科修复重建手术学》，内容比较广泛。现根据笔者50多年来将修复重建外科在骨科创面方面的应用的工作经验和收集的资料，经整理的近60例300多幅临床病例彩色摄影照片编撰成书，提出以下应用范围。

修复外科技术在骨科方面的应用是比较广泛的，凡是骨科患者在治疗过程中需要应用组织移植，往往都必须与修复外科联系起来。临床上需采用修复外科技术在骨科创面方面的应用范围如下。

1.1.1　急性开放性损伤伴有软组织缺损的修复

凡是由于机械、交通工具、武器等所造成人体组织完整性的损坏，如开放性骨折、爆炸伤、切割伤、挫灭伤、撕脱伤等引起的体表组织或器官的缺损，尤其是在近代工业与农业机械事故所致的损伤、交通事故和战争中的火器伤等，伤情一般都较严重，并伴有体表大面积软组织缺损，这类损伤单纯采用传统的骨科治疗方法已不能完善处理，必须采用修复重建外科技术才能修复体表软组织的缺损，以促进创面的早期愈合，缩短疗程，减少功能障碍，防止畸形的发生，使患者能早日返回工作岗位，为社会作贡献。

1.1.2　创伤性晚期软组织缺损或瘢痕挛缩

如果急性开放性损伤早期处理不当，常造成后期瘢痕畸形或功能障碍。这种畸形的发生有以下几方面：常与体表软组织缺损或瘢痕挛缩有关。要矫正这类畸形，为恢复功能创造条件，首先必须修复体表的软组织缺损或瘢痕挛缩，才能为深部组织缺损畸形矫正——肌腱移植、神经吻合、骨折不愈合或畸形的矫正创造条件，否则就不可能作畸形矫正术。要解决体表的软组织缺损或瘢痕挛缩，就必须采用修复重建外科技术，使一部分患者矫正畸形或恢复功能；一部分患者在解决体表软组织缺损与瘢痕挛缩后，再进行深部组织修复重建术，从而获得畸形矫正或功能的恢复。

1.1.3　骨科疾病所致肢体软组织缺损的修复

慢性骨髓炎，骨、关节结核或良性及低度恶性骨肿瘤等骨病，除骨、关节受累外，也常伴有局部体表软组织受损或体表软组织缺损。对这类骨病，单纯应用传统的骨科治疗方法已不能获得治疗效果，必须采用修复技术。在清除骨、关节病灶的基础上,同时采用皮瓣或肌皮瓣或皮肌复合组织瓣等移植术,消灭体表软组织的缺损,才能获得治疗效果。

1.1.4 压疮的修复

压疮是骨科中常见的一种并发症,好发于外伤性截瘫的患者,其次是年老、体弱的骨科患者以及大型石膏、夹板固定的患者。在早期压迫较浅或压疮面积不大,可以通过压疮护理得到解决,但压迫较深或压疮面积较大者,不通过修复重建外科的修复是不能达到理想的治疗效果的。那种单纯靠换药,即使消灭了创面,也容易再发,只有通过皮瓣或肌皮瓣的修复,才能有效地消灭创面。

1.2 骨科创面的病因与类型

为了准确地了解创面的性质和严重程度,给患者作出准确的诊断,以便使患者得到全面、及时的治疗,为创面是否适宜修复提供依据,也便于资料分析和经验总结,使伤面的基础理论研究得以深入、修复水平不断提高,故须对骨科创面的病因与类型给予分类。根据需要,可从不同角度对创面进行分类。现从骨科创面修复学的要求作如下分类。

1.2.1 骨科创面的病因

1）外伤性组织缺损

外伤是骨科软组织缺损的常见原因。首先是砸、切割所引起软组织切割性缺损或因压砸造成软组织缺损和骨折外露;其次是碾轴或轴轮引起的单纯皮肤撕脱性缺损,或因辗轧造成皮肤撕脱伴深部软组织损害,有时还伴有骨折或脱位。关于子弹或弹片所造成的外伤在平时较少见,但一旦出现,其创面较复杂,常常造成毁灭性损害,给修复带来困难。

2）外伤后肉芽创面或合并骨与关节感染的创面

这类创面都是由于早期外伤创面处理不当,未能及时予以修复,引起感染和骨关节外露。对这类创面必须控制感染,培养肉芽,争取早日扩创,彻底切除病变组织;对受累骨组织或死骨亦必须彻底凿除,但不可损伤周围的血管和神经,然后修复创面,避免瘢痕挛缩引起畸形。

3）骨与关节感染的创面

骨髓和关节感染创面主要是因急性期治疗不当或不及时所致。但也有不少患者由于机体抵抗力强,血源性致病菌毒力较弱,一开始即呈亚急性或慢性病程。加之近年来开放性骨折增多,早期处理不当造成骨关节外露感染,继发慢性骨髓炎或关节炎。也有一部分病例是由于火器伤所致的慢性骨髓炎或关节炎,由于反复发作、局部的病理变化所决定,表现为局部组织瘢痕化、溃疡、窦道、死骨和脓腔等的存在,形成创面。

4）皮肤或皮下组织肿瘤切除后的缺损

体表肿瘤临床上以皮肤血管瘤为主,其次为皮肤癌或黑色素瘤等。以往对恶性肿瘤常采用截肢术。近来对早期恶性肿瘤作局部广泛性切除,采用修复技术,结合化疗等可达到与截肢同样的效果。即使有远位转移,也主张采用局部姑息切除,并给予创面修复,这样可以减轻患者的痛苦和延长生命。

5）瘢痕切除后的创面

创伤未能早期修复创面,产生肉芽,经多次换药愈合或表皮皮片移植愈合的创面,常发生瘢痕挛缩,引起畸形和功能障碍。为了矫正这类畸形,必须作瘢痕切除。对伴有深部肌腱或神经损伤及骨与关节畸形者,只有用皮瓣修复后才能给予处理。

　　6）压疮

　　压疮的原因主要是由于患者失去了受压感觉,使体重的本身压力压迫接触病床的部位,特别是骨骼突出部的皮肤受压,引起血运障碍,使局部组织缺氧,进而坏死。截瘫患者食欲缺乏,体重下降,引起营养不良,造成贫血和血浆蛋白下降,呈负氮平衡状态,受压部位更易发生水肿,进而引起溃疡,是造成经久不愈压疮的一个重要因素。除此还有自主神经功能失调,血管舒缩功能障碍,血管张力下降,血管扩张,造成组织对压力的耐受性减低,也是发生压疮的一个因素。

1.2.2　骨科创面的类型

　　骨科创面,可从不同角度对创伤进行分型。现从创面病理和为提供创面是否适宜修复的时间为依据,即按骨科修复学的要求作如下分型。

　　1）新鲜创面

　　是指只要患者情况许可,即可立即进行创面修复。

　　(1)急症外伤性组织缺损,在受伤后 7 ~ 12h 以内,经及时彻底清创的创面。

　　(2)瘢痕切除后的创面:创伤未能早期修复创面,产生肉芽,经多次换药愈合或表皮皮片移植愈合的瘢痕,以及灼伤后的瘢痕,经作彻底瘢痕切除后的创面。

　　(3)皮肤或皮下组织肿瘤切除后的缺损:是指皮肤或皮下组织肿瘤浅表皮肤无破溃和感染,根据肿瘤切除原则切除后的缺损。

　　2）隐在性感染创面（污染的创面）

　　是指经处理后的创面,但不宜作立即修复,须经 3 ~ 7d 的观察,不出现感染方可进行创面修复。

　　(1)急症外伤性组织缺损,受伤后 12h 以上或创面污染严重,虽作了彻底清创,仍不能排除感染,特别是不能排除厌氧菌感染的创面。

　　(2)皮肤或皮下组织肿瘤浅表皮肤有破溃和感染,根据肿瘤切除原则切除后的缺损,不能排除感染存在的创面。

　　(3)骨与关节感染的创面,经扩创后,不能排除感染存在的创面。

　　3）感染创面

　　因早期外伤创面处理不当,引起了感染、骨关节外露或骨与关节感染形成的肉芽创面及血源性骨髓炎引起的创面等。

1.3　修复重建外科在骨科方面应用的基本原则

1.3.1　严格掌握手术的适应证和禁忌证

　　通过修复重建技术来处理患者,特点是手术复杂,病程长,增加患者的痛苦,以及在身体正常部位增加手术。因此,选择病例时要严格掌握手术的适应证及禁忌证。对通过修复重建或不通过修复重建都能解决问题的,就不应作修复重建手术;对需要通过修复重建才能解决问题,但因全身情况欠佳,或技术条件有限制者也不能采用,等创造了条件才能进行;对急症情况下需要做修复术,但经验不足者最好请有经验的医师协助;对儿童仅用游离植皮或局部皮瓣,一般不采用远位皮瓣;老人或患有慢性病者手术耐受性差,进行修复重建手术要慎重考虑。

1.3.2　重视术前准备

修复重建外科在骨科方面的应用,主要用于创面的修复和病变的功能重建。伤情比较复杂,病变对功能影响较大者,在运用修复重建技术这一手段时也比较复杂,故手术时间长,方法烦琐,有时要多次手术才能完成,术后尚需进行系统康复训练。因此,骨科医师对伤员要有一个全面的估计:患者能否耐受这样复杂而多次才能完成的手术以及随后的康复训练;局部有否修复条件;如全身和局部条件较差,不能耐受者,则按一般骨科疾病处理,待病情好转或条件成熟后再考虑修复和功能重建。故笔者提出对急症的严重创面宜采用延迟修复的方法。对一些非外伤性患者如需通过修复重建来处理,既往在治疗上比较困难的患者,如难治的慢性骨髓炎、压疮等严重骨、关节病变,也都需要有一个术前准备过程。

1.3.3　手术计划性

通过修复重建技术治疗的骨科患者,往往一次手术不能完成,而要通过几次手术才能完成。因此,要拟定好完整的手术计划,只有这样才能保证手术的顺利进行和避免不必要的时间消耗。在组织移植的选择上,要注意以次要部位修复主要部位,并慎重考虑供组织区造成的畸形和缺损,同时要注意节约组织,还须估计组织在多次转移中的消耗和移植后的收缩。

1）确定完成手术次数

修复重建外科技术治疗骨科的创伤或病变,常需多次手术才能完成。如首先通过皮瓣移植术完成创面或瘢痕修复,进而作功能重建。因此,在做计划时必须明确手术的步骤,即需通过几次才能完成,必须明确每次手术方式,以及最终达到的要求,以便按步骤进行。

2）确定每次手术时间间隔

每次手术与下次手术的时间间隔要明确,以便使手术按时、按计划完成,更重要的是每次手术时间间隔不宜太长,以免时间间隔过长而影响分次手术的效果。若过早提前手术,则局部组织术后反应尚未完成,会影响手术的进行;若过于延长手术时间间隔,则既延长完成治疗计划,又影响康复训练的时间,会影响最终治疗效果。

3）明确康复训练的步骤和方法

创面的修复,只是为功能恢复创造条件,最终要使功能恢复,必须进行有步骤、有计划的康复训练,既要康复医师指导和帮助,又要使患者认识到康复训练的重要性和必需性。只有通过康复医师和患者双方的合作与努力,才能最终完成治疗目的。

1.4　手术时间的选择

修复重建外科在骨科方面的应用,不仅要掌握适应证,而且在时间的选择上也必须注意。

1.4.1　早期修复重建手术

该方法大多适用于急症的新鲜外伤或肿瘤切除后的立即修复重建。急症外伤患者如有广泛软组织缺损,需进行创面的修复,但必须根据患者的全身情况和创面的条件进行。患者一般情况较好,局部创面污染不十分严重,通过清创可使创面新鲜,而且从外伤到手术时间不超过 8~12h 者,可作急症一期修复创面,否则必须作延期或择期修复。

1.4.2 延期修复手术

由于近代外伤比较复杂,合并伤也较多,常伴有休克或潜在性休克。因此,在急症情况下,体表软组织的缺损能否行一期修复,必须慎重地研究处理。若患者一般情况较差,有休克存在,或局部损伤严重,创面污染较厉害,特别是不能排除厌氧菌的感染,肢体的血液循环没有充分的保障,则不能进行急症一期修复创面。因为修复技术在创面的应用,是一个细致、复杂、费时、对患者有一定侵袭性的手术,特别是采用组织移植,是用健康组织修复损伤,只能成功不能失败,否则会增加患者的痛苦。若不能进行急症一期修复创面,可采用延期修复,即在伤后 3~5d 进行处理。在早期清创以后,用生理氯化钠溶液纱布(盐水纱布)或加用外用抗生素纱布覆盖创面,并作厚敷料包扎和必要的石膏固定,手术后严密观察,当患者全身情况好转,创面感染减轻,无厌氧菌感染存在,肢体血液循环良好,则可于创伤后 3 ~ 5d 作延期修复。这并不影响治疗效果,是一种行之有效的方法,值得推广。目前,大多采用负压封闭引流(VSD)敷料覆盖创面,可于创伤后 10~15d 作修复。

对于有感的瘢痕体和表面肿瘤切除后的创面,因存在潜在性感染,不宜在切除后立即进行修复重建。按上述方法处理切除后的创面,亦应延期修复手术。

1.4.3 择期修复术

除急症外伤外,骨科疾病的修复大多采用择期修复术,也就是在选择时间上无特殊的要求,只是从患者安全、有利于功能恢复和手术效果等方面进行考虑。如外伤早期处理不当而遗留的体表组织缺损的修复,以及一些慢性骨科疾病所致体表软组织缺损的修复术,必须选择在患者全身情况较好,局部感染已被控制,局部条件已能适应行组织移植来修复,同时也要把季节因素考虑在内。总之,择期修复术应选择在对患者最适合行修复术的时期进行。

Title 2

骨科创面修复的基本技术
——组织移植

2.1　皮（肤移植）片移植

2.1.1　皮肤的组织结构

皮肤组织结构包括表皮层、真皮层和附属器（见图2.1）。

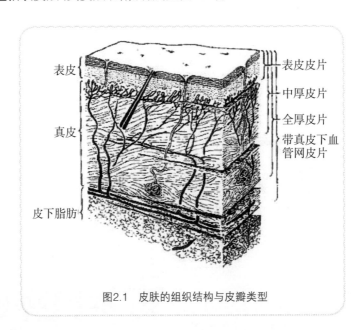

图2.1　皮肤的组织结构与皮瓣类型

表皮层由上皮细胞构成，分为5层，即生发层、棘细胞层、颗粒层、透明层和角质层。

真皮层由致密的结缔组织构成，分为乳头层和网状层，两层互相移行，无明显界限。

皮肤的附属结构有毛囊、皮脂腺、汗腺及指（趾）甲等，都深入到真皮的深部，都有上皮细胞包绕。

2.1.2　皮片的类型、优缺点和适应证

1）表皮皮片（刃厚皮片）

仅含有皮肤的表皮和真皮的乳头层（见图2.1），厚度在成人为0.2～0.25mm，是最薄的一种皮片。优点是生长能力强，在瘢痕、腱鞘和骨膜上都能成活，由于抗感染能力强，在感染的肉芽上面能生长，供区可以广泛地多次取皮，而且愈合快，并不留瘢痕，但由于皮片薄，缺乏真皮弹性和神经末梢，故成活后表皮缺乏润泽，有皱褶，颜色改变大，弹性小，挛缩明显，容易磨破，不耐压迫和感觉恢复差。因此，不适用于颜面、关节周围，仅作感染肉芽创面植皮或作暂时消灭创面，等待适宜时机再作理想修复。

适应证：

（1）感染的肉芽面。

（2）因某种原因不能作一期新鲜创面修复，而用该皮片暂时消灭创面，等待适宜的时机再作理想的修复。

（3）不能用于能接受理想修复的新鲜创面。

（4）不能用于肌腱、骨膜和面部、手、足等裸露的部位。

2）中厚皮片（断层皮片）

此皮片包括表皮和部分真皮，相当于全层皮肤厚度的1/3～3/4（见图2.1）。按其临床采取的厚度不同，又分为薄、厚两种。薄皮片的厚度为0.37～50.5mm，厚皮片为0.625～0.75mm。因此，中厚皮片中的薄皮片有表皮片的优缺点，而厚者具有全厚皮片的优缺点，故成为修复创面最广泛的皮片，尤其是在鼓式取皮机问世以后，更为修复外科同道所喜爱。由于该皮片含较多的真皮层纤维组织和神经末梢小体，故皮片存活后，质地较柔软，挛缩较小，有一定弹性，能耐受一定压力和摩擦，而且感觉恢复也较理想，因而常能获得理想效果。因此，手外科中几乎一切可以接受游离皮片移植的新鲜创面都采用此类皮片。但厚的中厚皮片缺乏抗感染功能，不能在肉芽面生长。供皮区愈合时间长，而且后期有增殖性瘢痕组织。而薄的中厚皮片虽然能在感染的肉芽创面存活，但有一定的挛缩和颜色的改变。这些都是中厚皮片的缺点。

适应证：

（1）体表、肿瘤、瘢痕或其他非感染性病变切除后肌腱、骨骼、神经、血管未显露新鲜创面。

（2）皮肤撕脱后骨质、肌腱、神经、血管未显露新鲜创面。

（3）体表Ⅲ度烧伤浅创面焦痂除后的创面。

（4）体表深Ⅱ度烧伤削创后的创面可用薄中厚皮片大张覆盖。

（5）对体表感染的创面经充分准备，感染得以控制，肉芽新鲜平坦，可采用薄中厚皮片大张覆盖。

3）全厚皮片

包含表皮和真皮的全层不带皮下组织（见图2.1），是游离皮片移植中效果较好的一种。优点是皮片成活后质地柔软，具有近似正常皮肤润泽，颜色很少有改变，挛缩很少，具有正常皮肤弹性，能耐磨和耐压，感觉恢复也较满意。但缺点是在污染的创面和肉芽创面不能存活，而且供皮区受到面积的限制。如采取面积较大不能缝合，则须取中厚皮片消灭创面，增加了患者的痛苦。

适应证：

（1）用于面积不大的新鲜外伤创面，如手指指腹和虎口等外伤后软组织缺损。

（2）体表非感染性病变切除后无骨骼、肌腱、关节外露新鲜创面。

（3）手掌可用全厚皮片移植。

4）带真皮下血管网皮片

包含表皮、真皮的全厚及带有真皮下薄层脂肪组织及其真皮下的血管网（见图2.1），是皮片移植近20年来的新进展。近10年来，皮瓣移植术提出了超薄皮瓣移植，经现有研究材料，可以说超薄皮瓣移植近蒂部在皮瓣动脉灌压范围以内的是符合皮瓣移植生长规律的，超越其皮瓣动脉灌注压以远部位仍按带真皮下血管网移植规律存活。该皮片的优点是皮片成活后质地柔软，皮肤润泽，颜色无明显改变，无明显挛缩，具有正常皮肤弹性，能耐磨和耐压，感觉恢复也较满意，即可获得近似皮瓣移植的效果。缺点是只能用于新鲜而且面积不大的创面，污染创面和肉芽创面不能应用，而供区小的能缝合，大的须用中厚皮片进行移植。

适应证：

（1）体表瘢痕切除后受区无骨质、肌腱、神经外露的新鲜创面。

（2）体表表浅肿瘤切除的创面。

（3）体表新鲜外伤软组织缺损骨质不外露者，面积不大无污染的创面。

2.1.3　供皮区和切取皮片厚度选择

1）供皮区的选择

人体皮肤,除因质地硬韧、角质过厚的手掌和足跖不宜作为皮片供区外,其他部位的皮肤都可作供区。但必须注意选择皮肤质地、色泽与受区相似,并易被遮盖、毛发少的部位,而且要以次要部位修复重要部位,不造成供区的功能障碍和外观影响。作为修复手部所用的皮片,较小的创面一般以上臂的内侧或前臂的掌侧,如受区面积较大,可于大腿内侧切取,只有手及前臂大面积的皮肤缺损创面才考虑在胸前或背部采取(见图2.2)。

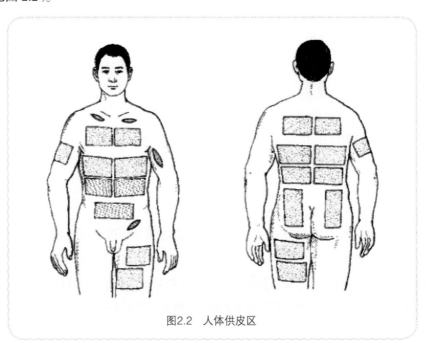

图2.2　人体供皮区

2）皮肤厚度的决定

切取皮片的厚度首先取决于创面的性质。对肉芽创面一般以表皮皮片为主,因其抗感染强,存活率高,但对新鲜肉芽创面也可采用中厚偏薄的大张皮片;对无菌新鲜创面,一般以中厚皮片为主;但对面积不大的手掌部位应采用全厚皮片或保留真皮下血管网皮片,其成活后功能和外观较好,挛缩较小,感觉恢复快,而且有一定程度的耐磨性。

取皮厚度除须注意上述问题外,尚须注意供区的部位和取皮面积。对受区创面不大的新鲜创面,可从腹部取全厚或保留真皮下血管网皮片。取皮后,供区创面可行一期缝合。如在大腿内侧或上臂内侧不应切取中厚偏厚的皮片,以免产生增殖性瘢痕。此外,尚须注意患者的年龄和性别,儿童与女性的皮肤较较成人男性的薄,故决定切取时应注意上述差别。

2.1.4　皮片移植的技术

1）切取方法

(1)徒手取皮法:表皮皮片都是采取徒手取皮法,薄中厚皮片也可采用此法。一般采取面积不大,其供区常采用大腿为主,其他部位应用较少。

徒手取皮方法,目前主要有以下两种:

① 剃须刀取皮:一般以大腿外侧为主要供区,经用刺激性弱的消毒剂(不应采用碘酊等刺激性强的杀菌剂)。采用0.5%～1%普鲁卡因每100ml加盐酸肾上腺素注射液10滴,作局部浸润麻醉后,用2块(各约10cm×15cm×0.5cm)木板,助手取一块置于供皮区一端,压紧皮肤表面,手术者以左手取另一块木板压紧另一端使两块木板间的皮肤紧张平坦。皮肤表面涂上少许消毒液状石蜡,术者用右手握住剃须刀柄,将剃须刀紧压于皮肤上与皮成10～15°角,作拉锯式逐步向前推进,其取皮厚度为取下的表皮呈半透明不卷缩为度,长度达到需要为止[见图2.3(a)]。

② 滚动轴式刀取皮:消毒、麻醉及助手和术者准备同前,只是在取皮的方式上采用滚动轴式取皮刀[见图2.3(b)]。使用时先将刀架上的刀片压板揭开按上刀片,再将压板压上关紧,调节两端旋钮,取得约0.25mm的皮片厚度,将旋钮固定。亦可用右手握住刀柄,将取皮刀压于皮肤上。其宽度根据需要而定。其角度开始在40°角,切入皮肤后改用10～15°角,将滚轴作拉锯式滑动,并逐步向前推进,直到需要长度[见图2.3(c)]。取皮后创面用网眼油纱布覆盖后用多层纱布加压包扎(一般需5cm厚)。

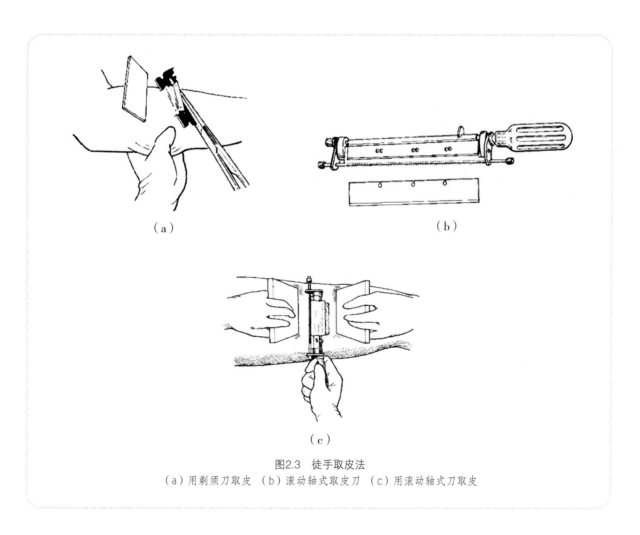

（a）　　　　　　　　　　　　　　　　（b）

（c）

图2.3　徒手取皮法
（a）用剃须刀取皮　（b）滚动轴式取皮刀　（c）用滚动轴式刀取皮

（2）切皮机取皮法:切皮机取皮法是目前主要取皮方法,它不仅能取中厚皮片,也能取表皮皮片。取皮前进行供皮区准备,也要注意全身情况。该方法目前都采用国产64型鼓式切皮机[见图2.4(a)]取皮。优点是取皮方便、灵活,厚度准确,面积大,并可连续切取,还可以在切取后不从鼓面将皮片取下分层切取。近年来，也有用 Brown 的电动取皮机及风动取皮机，但临床应用很少。其供区以大腿、背部或胸前为主。取皮时除做好受区和供区的准备外，对取皮机亦需检查机件是否完整和轴部是否光滑灵活，必要时可滴入少量消毒液状石蜡。将刀片放入刀架，放平夹紧。检查刀片是否锐利，按刻度调节所需的取皮厚度（薄、中厚皮片为 0.375 ~ 0.5mm，厚中厚皮片为 0.625 ~ 0.75mm）。如用取皮胶水，准备 2 块 2cm × 2cm 纱布块，先用一块纱布在鼓面上涂擦乙醚去脂，再用另一块纱布沾胶水涂擦鼓面，做到依次序均匀地涂刷鼓面。再于供区先用乙醚去脂，后涂胶水［见图 2.4（b）］。也可用取皮胶纸代替胶水。该方法较简单，将保护胶面的一层纸均匀地撕开，粘在鼓面的前缘，沿鼓面逐渐撒下，并平整地贴在鼓面上，然后再将外层护胶纸撕开。取皮时左手握持切皮机手柄，右手拇指及中指持拉手柄，等鼓面和供区胶水干燥后，使鼓面前端先与供区皮肤接触，稍加压力，使其鼓面与皮面粘紧后略向前方推顶，使鼓面前缘微向上翘，随即将刀刃靠拢上翘的皮面。右手作拉锯动作缓慢向后推拉，并做到切皮动作与鼓的转动速度协调一致，直至整个鼓面所需大小的皮片完全切下为止［见图 2.4（c）］。

如需连续切取，可只取下鼓式切皮机不切下皮片，按上述方法将鼓面和供区用乙醚去脂和涂胶水，后将鼓面前缘紧贴皮片的连接部并使鼓面与皮面接触，稍加压，再将未取下的皮片从刀架内穿过，从连接部开始切取，这样可以不断地获得比鼓面长的皮片。如需取比鼓面更宽的皮片，也可根据上述原则切取［见图 2.4（d）］。

如需作分层切取，可先用鼓式切皮机切取厚中厚皮片，不将皮片从鼓面取下，此时即调整刻度盘，缩小刀刃与鼓面的空隙，再从前缘重新切割，即可获得表皮皮片和真皮皮片。如仅需用真皮皮片给予切下，再将表皮缝合皮片原处，以闭合创面。

对大张撕脱皮肤来说，如皮肤无明显挫伤和挤压伤，经彻底清创和用 0.1% 苯扎溴铵（新洁而灭）消毒后，在无须涂胶水的情况下，将皮瓣脂肪层朝外平放在鼓式取皮机的鼓面上，调整切取刻度，削去皮下脂肪和部分真皮层，即可获得整张的中厚皮片［见图 2.4（e）］。取皮后的创面亦用网眼油纱布覆盖，用多层纱布（一般需 5cm 厚纱布）加压包扎。

（3）全厚皮片取皮法：全厚皮片的切取一般面积较小，以上臂内侧、腹部为主，故都不用取皮机切取。一般在腹部或上臂处经消毒后，用亚甲蓝（美蓝）画出所需的轮廓，经局部浸润麻醉后用手术刀先沿轮廓切线切开皮肤全层深达脂肪，然后自创缘缝一针或两针牵引线，并用示指固定此区，再用手术刀沿皮肤与脂肪间切取，尽可能使皮片不带脂肪组织；也可以连同脂肪组织一并切下，再用组织剪修剪去皮下脂肪（见图 2.5），即成为全厚皮片。供区创面可经适当分离直接拉拢缝合。如供区面积较大，可作中厚皮片移植消灭创面。

（4）带真皮下血管网皮片切取方法：一般以上臂的内侧或腹部作供区，先用亚甲蓝根据创面的大小形态画出取皮切线，经局部浸润麻醉后用手术刀沿亚甲蓝切线切开皮肤和皮下脂肪，连同皮下脂肪一并切下，用组织剪刀在保留一层真皮和薄的脂肪的情况下修去其余全部脂肪层，这样真皮下的一层血管网得以保留免于破坏。供区创面可直接缝合或作适当皮下游离后缝合，如缝合有困难者则可采用中厚皮片移植。皮瓣移植采用皮缘与创缘结节缝合和打包加压固定或加压包扎（见图 2.6）。

2）皮片的移植方法

（1）肉芽创面上植皮：对肉芽创面，术前必须作充分准备，使感染得以控制，肉芽新鲜。植皮时尚须用生理盐水冲洗，如有肉芽增生，可用刀片将表面肉芽削去或用刀柄推去一层，用温热盐水纱布压迫止血后即可植皮。

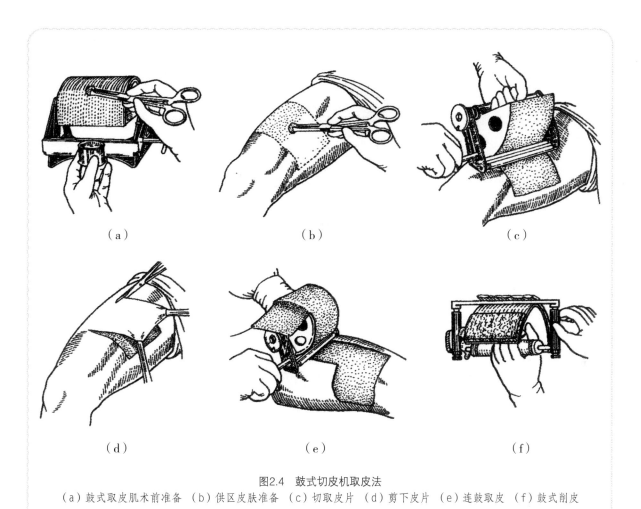

图2.4 鼓式切皮机取皮法
（a）鼓式取皮肌术前准备 （b）供区皮肤准备 （c）切取皮片 （d）剪下皮片 （e）连鼓取皮 （f）鼓式削皮

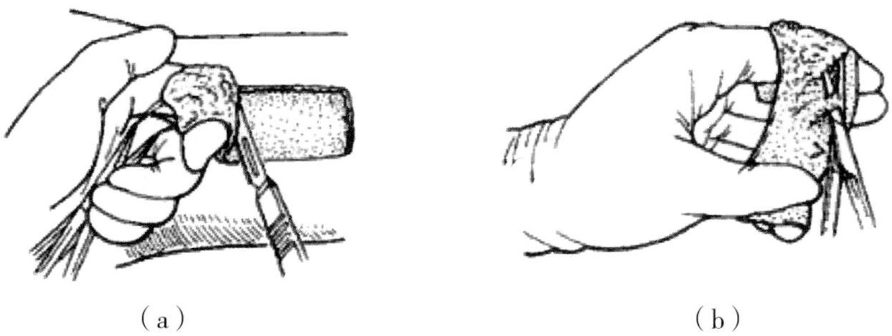

图2.5 全厚皮片取皮法
（a）切取皮片 （b）修剪皮片

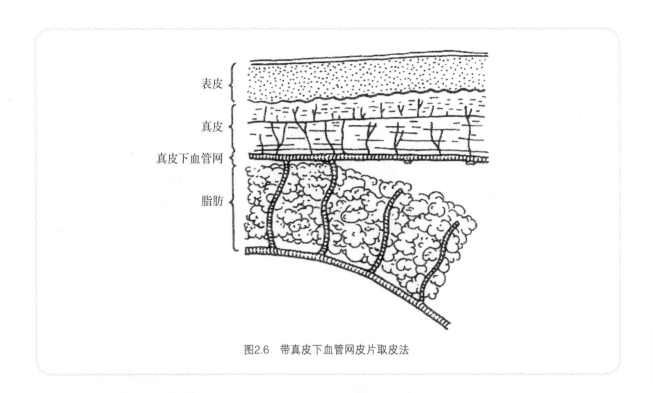

图2.6　带真皮下血管网皮片取皮法

植皮方法: 对肉芽新鲜、平坦的创面可将大块表皮皮片或薄中厚皮片保持适当紧张度的条件下覆盖创面,并作皮片缘与创缘缝合,并用尖头刀在皮片作多数小切口,予以引流。若肉芽不够新鲜或创面较大、供皮区受限,可采用邮票状植皮法(见图2.7),其密度决定供区大小。也可作网状表皮植树皮,即将表皮皮片用尖头刀每隔1cm作一0.5~1cm切口或用打孔机打洞[见图2.8(a)]。然后拉开成网状覆盖在肉芽创面上,为防止皮片收缩,皮片缘须与创缘缝合固定[见图2.8(b)]。

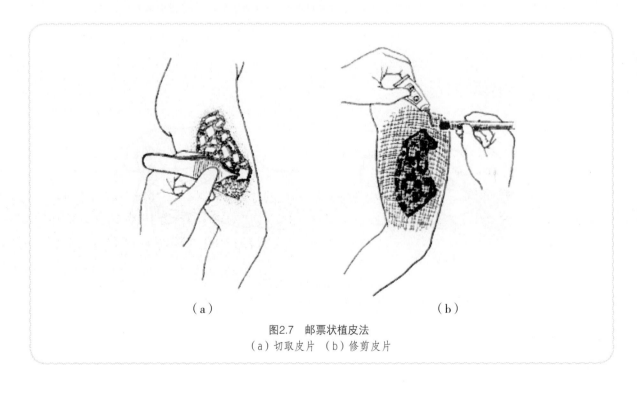

（a）　　　　　　　　　　　　　　　（b）

图2.7　邮票状植皮法
（a）切取皮片　（b）修剪皮片

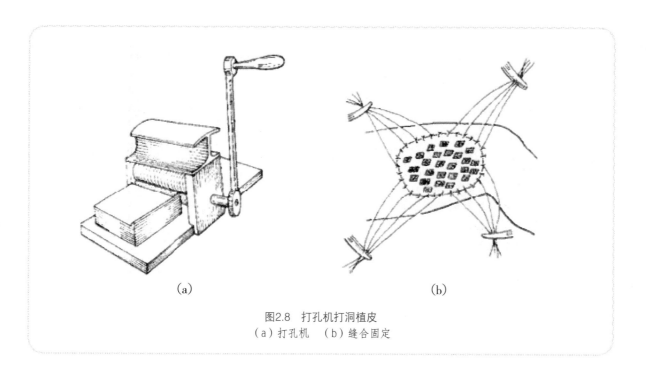

图2.8 打孔机打洞植皮
（a）打孔机 （b）缝合固定

（2）新鲜创面上植皮：对外伤后皮肤缺损、瘢痕、肿瘤切除后无骨骼、肌腱、神经外露的创面，对前者经彻底清创后，后面两种无须再作特殊处理，即可作大块皮片移植，创面不大，可用全厚或带有真皮下血管网皮片覆盖。对创面较大或取皮后供区创面不能直接缝合者，采用中厚皮片覆盖创面，在保持皮片有适当紧张度的情况下，作皮片缘与创缘缝合［见图2.9（a）］。

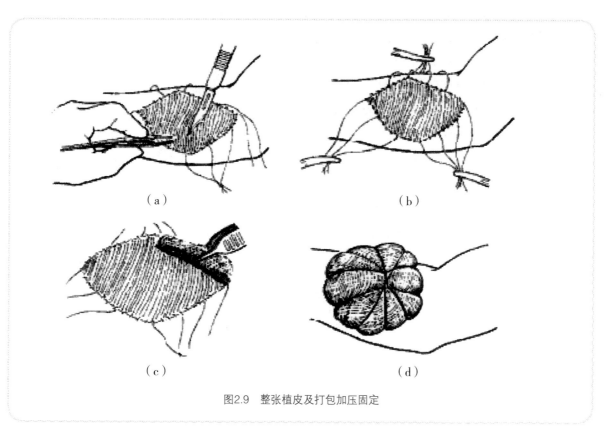

（a）　　　　　　　　　　　（b）

（c）　　　　　　　　　　　（d）

图2.9 整张植皮及打包加压固定

3）皮片移植后的固定

（1）加压包扎：对新鲜创面采用大张皮片移植者，受区用网眼凡士林纱布覆盖后，用数层（5cm左右厚度）纱布覆盖，再用绷带作加压包扎，压力要适当，即达到皮片平坦到紧贴在创面上，下面无空隙，并保证不影响肢体血运循环为目的。对肉芽创面采用薄中厚大张皮片移植者，其受区皮下适当注入复合抗生素液，用网眼凡士林纱布覆盖，再用数层盐水纱布覆盖，盐水纱布外再盖一层凡士林纱布，防止水分被外层纱布吸收，最后用数层纱布覆盖后同样作加压包扎。

（2）打包加压固定：对大块植皮面积不大，可在创缘与皮瓣缘缝合时，每间隔1~2针保留一根长线，当缝合完毕后，于受区皮片表面盖一层网眼凡士林纱布，再用小块松散纱布填在创面上，达到一定厚度，将保留的长线，每2~3根为一束，将线束相对打包结扎[见图2.9（b）、（c）]。这样既可保持适当的压力，不致敷料松动，又保证了皮片与创面的紧密黏合。

（3）暴露植皮法：适用感染的创面。加压包扎会引起引流不佳，而有致感染加重的可能，即可采用暴露植皮。本法可适用加压包扎或打包加压固定有困难者。本法于植皮后，使皮片固定或贴附在创面上，不作任何敷料覆盖，而是喷散复合抗生素液。肢体须适当制动，并取得患者的配合，以防皮片移动或脱落。在暴露中的皮片其存活率与一般加压包扎基本相似。它的优点是，可以在直视下观察皮片存活情况，如发现有皮下积脓或积血，可随时给予排除，以保证皮片存活。

4）术后处理

（1）为了保证植皮皮片的存活，植皮后必须使皮片维持在受区若干时间不发生移动。表皮皮片一般需4~5d，中厚皮片需6~8d，全厚皮片需8~10d。故术后第1次更换敷料需超过上述时日才可进行，并观察皮片的情况，如皮片红润，皮片与创面紧贴，则表示皮片存活；如皮片呈暗紫色，且局部有波动感，则皮下有血肿征象，应及时给予清除，再适当作加压包扎，则皮片仍有存活的可能。但后期表皮脱落，并呈现色素沉着现象，如皮片渐渐呈干性坏死，应将坏死皮片及时剪去，在创面尚未发生严重感染时可再进行植皮。如在包扎期出现植皮区剧痛，有腐臭、邻近淋巴结肿大、发热、白细胞计数增高，则提示发生感染，应立即松解敷料，详细检查植皮区，必要时拆除部分缝线，去除感染因素。只要处理及时、适当，移植的皮片就不致因感染而全部坏死。其处理方法同一般感染创面。

（2）术后常规给予青霉素和链霉素，预防术后感染，特别是防止溶血性链球菌感染发生皮片溶解。

（3）供皮区经术中加压包扎后，一般4~5d松解敷料，但须保留紧贴创面的网眼纱布，在网眼纱布上涂上红汞，给予充分暴露，避免压迫，并用红外线或灯烘烤，使其干燥。一般表皮皮片的供区在2周左右网眼纱布脱落自愈，不留瘢痕，而中厚皮片则需3~4周纱布脱落自愈。

（4）植皮区一般在10~14d后拆线，拆线后加强植皮区皮片愈合后康复处理，即进行物理治疗和体育疗法，以预防和减轻植皮愈合后收缩和避免发生功能障碍。

2.2　皮瓣移位术

2.2.1　皮肤的血管分布

根据Daniel 1973年报告，皮肤的血供来源分为3个方面：节段支、穿通支和皮肤支，除个别情况外，静脉与动脉伴行。

1）节段支

人体的节段性类型在胚胎期是一种倒置的分节性分布,皮肤分节性分布与其深部的周围神经行程有关,而与骨骼或肌肉无关。

在5mm长的人胚中,主要血管是背主动脉和腹主动脉,在背侧发出30排节段支血管,其背侧支就成为肋间-腰动脉。在腹侧,平行各排分支血管之间纵行吻合,发育成乳内 – 腹部血管系(见图2.10)。

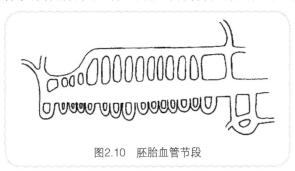

图2.10　胚胎血管节段

非节段性的中胚层肢芽血管发育成四肢血管,外周血管沿着肢体轴分布,在末端四肢血管与大神经密切相连,称为轴血管。

整个系统由节段支-吻合支-轴血管组成。

一般来说,节段支血管行程深入肌肉,其动脉灌注压与主动脉压有关,其行程与周围神经有关。例如,肋间-腰动脉、乳内-上腹动脉和桡-尺动脉。

2）穿通支

穿通支血管指的是主要供血给其所穿过肌肉的血管,起着把节段性血管与皮肤循环相连接的通道作用。例如,胸肩血管,旋肱前、旋肱后血管。

3）皮肤支

皮肤支供血管分两种动脉:肌皮动脉和直接皮动脉。皮肤的主要血供靠大量的肌皮动脉供给,肌皮动脉从深部的肌肉直接穿过皮下组织进入皮肤。

单个肌皮动脉供血范围相当小,数量与直径随部位而不同。四肢和胸部较多,而头颈部较少,在肌皮动脉的供血范围内的皮肤得到的血供受解剖易变,数量有限,与皮肤平行,很少垂直走行的直接皮动脉补充供血(见图2.11)。

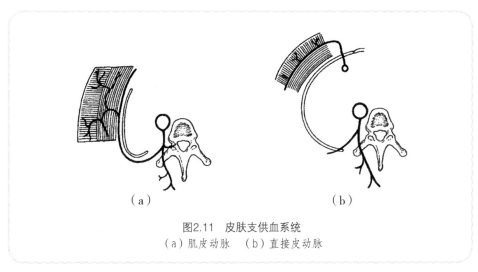

（a）　　　　　　　　　　　　（b）

图2.11　皮肤支供血系统
（a）肌皮动脉　（b）直接皮动脉

关于皮瓣的血供解剖,我国钟世镇教授于1994通过深入的研究,对皮肤的血供提出如下的见解:

(1)非轴型血供方式:这类皮肤的血供没有轴型血管(即直接皮动脉),其血供主要依靠真皮下血管网和筋膜上血管网等吻合稠密的血管侧支沟通。这类供区只能作为带蒂皮瓣的方式移位来修复近处创面,传统上称为随意皮瓣、任意皮瓣,现称为皮肤皮瓣。不能作吻合血管的游离皮瓣移植。

(2)轴型血供方式:这类皮肤的血供是以与皮肤呈现纵轴平行的轴型动脉与静脉,从而形成以轴心动脉(即直接皮肤动脉)供血,以轴静脉回流的一套完整区域性血液循环系统。这类皮肤既能以带蒂方式作轴型皮瓣或岛状皮瓣移位,又能作吻合血管远位移植,使皮瓣立即得到受区的血液供应。由于轴型血管的解剖学特点又分为:

① 直接皮动脉供血,即血供来源深筋膜深面的主干,穿出筋膜后在皮下组织与皮肤平行并分出分支滋养皮肤[见图2.12(a)]。

② 肌间隙皮血管供血,即深部主干血管分出主要分支通过肌块与肌块(即肌碎)之间组织间隙,然后穿出到深筋膜分布到皮下组织及皮肤[见图2.12(b)]。

③ 主要带小分支血管供血(即节段性供血),是以一条动脉主干贯穿皮肤,在沿途分出数量众多细小分支入皮肤提供血供[见图2.12(c)]。

④ 肌皮血供血,这类皮肤是通过供深部肌肉的血管供血。其轴心血管是由深部进入肌肉的血管束。其入皮肤的血供方式又分为肌支,即主干进入肌肉后再逐级分支穿过深筋膜及皮下组织进入皮肤;穿支,即主干穿过肌肉以接近垂直的方式穿过深筋膜进入皮下组织到皮肤;缘支,即血管的直接皮支,是由主干通过肌肉边缘进入到皮肤[见图2.12(d)]。

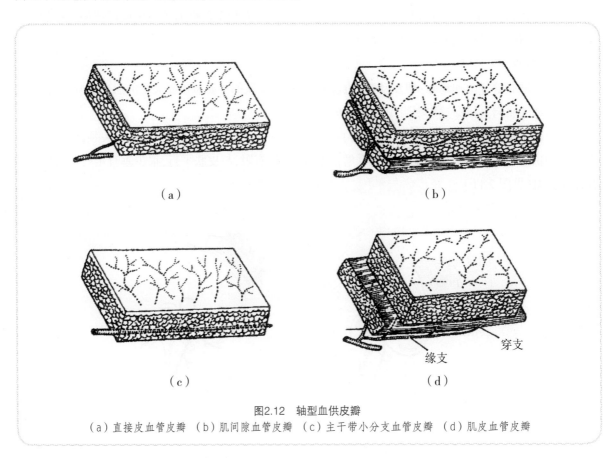

(a)　　　　　　　　　　　(b)

(c)　　　　　　　　　　　(d)

缘支　　穿支

图2.12　轴型血供皮瓣

(a)直接皮血管皮瓣 (b)肌间隙血管皮瓣 (c)主干带小分支血管皮瓣 (d)肌皮血管皮瓣

除上述两种皮肤的血供方式外,钟世镇教授还根据临床对皮瓣的需要,对皮肤的血供进行改造,即按解剖结构规律皮肤的血供方式,提供临床所需的特殊皮瓣。作者根据解剖规律提出以下3种方法。

① 将肌间隙皮血管供血改造为主干带小分支血管作供血:即将相邻的几个肌间隙皮血管,连同深部的主要血管共同的几处皮肤供区,成为一个大型皮肤供区。

② 将肌皮血管改为直接皮肤血管供血,即将肌皮上的供血方式在手术中结扎其肌支,只留其穿支和缘支及主干相连,制造成不带肌肉的单纯皮肤血管方式。

③ 将非轴型皮肤供血改造成轴型皮肤供血,即在非轴型供血的皮肤深面先移植一套轴血管,待此血管系统与皮肤血管通后(一般需 2~3 周),使其成为轴型血管供血的皮肤。

皮瓣作为创面的修复已被整形外科和手外科应用有一个世纪,早期是以带蒂皮瓣移位为主,随着显微外科的问世,20 世纪 60 年代初,国内外即开始研究通过小血管的吻合术,进行皮瓣吻合血管的游离移植的动物实验,提出了游离皮瓣。

2.2.2　皮瓣的分类

1)皮肤皮瓣

它是整形外科和手外科最早应用的传统皮瓣[见图 2.13(a)]。由于皮瓣内没有轴心血管,其血供由底部肌皮动脉与真皮下血管网吻合稠密的血管侧支沟通,故称之为非轴心血管皮瓣,以带蒂移位的方式来覆盖创面。在皮瓣的设计上传统认为长宽比例应限于 1.0∶1.5 或 1∶2,然而 Daniel 和侍德等的研究否定了这个概念。皮瓣的长度主要取决于皮瓣内血管网的灌注压,增加皮瓣的宽度仅增加了灌注压相同的血管数目,而血管的灌注压并没有增加,故不能同时增加长度,增加皮瓣的长度只能通过延迟术来完成。

2)动脉皮瓣

即在皮瓣的纵轴面含有轴心血管,而且是血供的主要来源,故称轴心皮瓣[见图 2.13(b)]。但因皮瓣的底部与皮瓣组织不切断,因此同时含有肌皮动脉供应的皮下血管网补充血供。由于皮瓣内含有轴心血管,不受长宽比例的约束,且皮瓣的长度与面积取决于轴心血管的灌注压和灌注范围。

3)岛状皮瓣

仅有轴心血管为蒂,除该血管蒂外,其余的皮肤、皮下组织都被切断,其血供仅由轴心血管来维持[见图 2.13(c)]。该皮瓣的长度和面积主要取决于轴心血管的灌注压和灌注面积。

4)游离皮瓣

系通过小血管吻合技术,将皮瓣内的轴心血管与受区血管吻合,一期远位移植成活的皮瓣[见图 2.13(d)]。皮瓣的长度和面积的设计,不仅根据轴心血管的灌注压,更重要的是受区不受动脉灌注压的影响。由于轴心血管的解剖特点,轴心血管皮瓣又可分为直接皮动脉皮瓣、肌间隙血管皮瓣、肌间隔血管皮瓣及主干带小分支血管皮瓣。

5)复合皮瓣

即采取皮瓣时由于受区的需要,同时将供区的肌肉、骨骼等组织与皮瓣一起作移植组织[见图 2.13(e)],其血供靠供给皮瓣的血管来供给。

6)组合皮瓣

即通过吻合血管的方法,把 2 个或 2 个以上各具独立血管蒂的游离皮瓣通过小血管吻合连接成 1

个具有共同血管蒂的皮瓣［见图2.13（f）］，使其能修复大范围的软组织缺损。由于组合方式的不同又分为并联和串联。并联是指一个皮瓣的血管蒂与另一个皮瓣的血管蒂作端侧吻合，或与另一皮瓣血管蒂上的分叉血管作端端吻合；串联皮瓣是指主干带小血管分支血管皮瓣，皮瓣动脉干远端与另一皮瓣的血管蒂作吻合组合的皮瓣，这一方式可呈二级或多级串联。

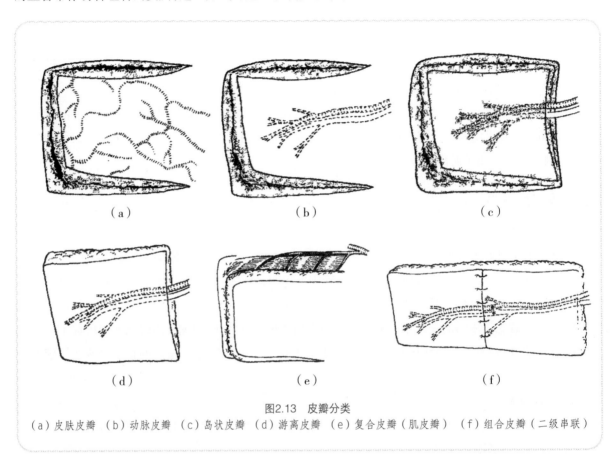

图2.13　皮瓣分类

（a）皮肤皮瓣　（b）动脉皮瓣　（c）岛状皮瓣　（d）游离皮瓣　（e）复合皮瓣（肌皮瓣）　（f）组合皮瓣（二级串联）

2.2.3　带蒂皮瓣移植

带蒂皮瓣移植是指将一块皮肤带有皮下脂肪的部分切下，留有1个或2个蒂与原处相连，这种留有1个蒂或2个蒂与原来的皮肤相连的皮瓣，用来修复邻近或远隔的较深的缺损。这种皮瓣的蒂部包含着足够供应整个皮瓣的血供和回流，在移植后不致发生血运障碍而坏死，待愈合后2～3周逐渐建立了新的血液循环后，此时可将蒂部切断，以完成皮瓣的移植。

1）带蒂皮瓣的分类

带蒂皮瓣为有一定特殊血管供血的皮下组织瓣。根据Daniel所提出皮瓣内所含血管的性质将带蒂皮瓣分为3类：即皮肤皮瓣、动脉皮瓣和岛状皮瓣。

2）带蒂皮瓣的适应证

（1）修复有深部组织暴露的创面，如骨骼和肌腱，主要有血管和神经等，游离植皮不能适用，可用皮瓣移植，皮瓣不但能消灭创面，而且可以改善局部的血液循环和进行组织营养，并能为后期修复骨骼、肌腱和神经等创造条件。

（2）可以修复洞穿性缺损，如颊部洞穿性缺损。

（3）某些瘢痕挛缩畸形，切除瘢痕后使畸形得到矫正，但有骨骼、关节、肌腱等暴露，因此可用皮瓣修复。

（4）修复慢性溃疡和压疮等。

（5）可作为人体体表器官的再造，如鼻、耳、手指、阴茎等缺损，均能以皮瓣为基础，根据各个器官的特点，配合软骨、骨骼及其他组织以完成器官的再造手术。

3）皮肤皮瓣–随意皮瓣移植

这类皮瓣常为一个蒂，但有的皮瓣较大、较长，也可以有2个或3个蒂，皮瓣可以在缺损的局部制备，也可以在缺损的远处制备，前者称为局部皮瓣，后者称为远位皮瓣，按皮瓣形成分为两类：

（1）扁平皮瓣。

扁平皮瓣的分类：

① 局部皮瓣：是用缺损局部的健康皮肤和皮下脂肪组织来修复缺损。这类皮瓣的特点：一是皮瓣取自缺损的局部皮瓣，故其色泽、厚度、质地与受皮瓣相同；二是一般一次能完成手术，但少数须先作一次延迟手术；三是不须作特殊固定；四是供皮区是否直接缝合或用游离植皮修复，都有新的瘢痕出现。由于局部皮瓣的转移方法不同可分为：a. 推进皮瓣，即自然滑行皮瓣。其方法是在缺损一侧设计一个皮瓣，切开皮肤在皮肤深筋膜浅层潜行分离，后利用皮瓣组织的弹性和伸延性向缺损处滑行，封闭创面，这种皮瓣的蒂部两侧根部皮肤皱褶形成，须作三角形切除。临床上的Y–V成形术就是一个例子（见图2.14）。b. 旋转皮瓣，这种皮瓣是在缺损处局部设计一个皮瓣，利用皮肤的直角方向的移动性，使皮瓣顺时针或逆时针方向旋转来覆盖创面，供皮区可直接缝合或用中厚皮片移植消灭之。在皮瓣旋转后，其蒂

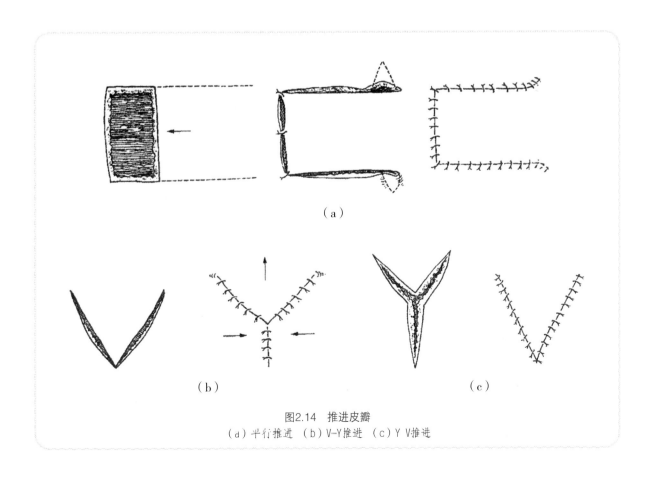

（a）

（b）   （c）

图2.14　推进皮瓣
（a）平行推进　（b）V–Y推进　（c）Y–V推进

部带有皱褶统称为"猫耳",不可行一期修整,须在3周后行二期修整。在设计旋转皮瓣时,须注意皮瓣的长径要大于创面,以免张力过大而裂开;亦可因皮瓣的血运受影响。设计时,如"O"为皮瓣的中心,则长轴"OM"须等于"O"到创面的最远点"N"的距离,即$OM=ON$,这样皮瓣转移后缝合无张力,可保证皮瓣的血运和创面一期愈合[见图2.15(a)、(b)]。c.内翻或翻转皮瓣:常用来修复洞穿性缺损,以作衬里,在制作翻转皮瓣时要注意以下问题:作为翻转皮瓣的蒂部常是不健康的组织,有浅表的溃疡,因此在术前要给予治疗;翻进去的皮瓣注意不能带毛。

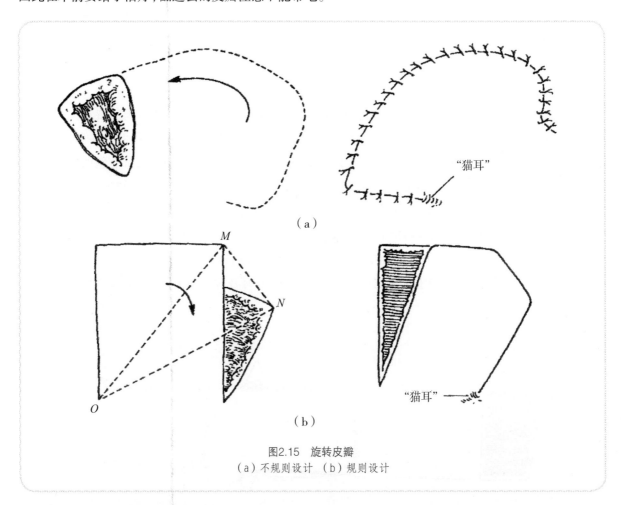

图2.15 旋转皮瓣
(a)不规则设计 (b)规则设计

② 邻近皮瓣:皮瓣来自创面附近的皮肤组织,但与受皮区不直接相连,转移时蒂部有角度形成。例如,用额部皮瓣作鼻再造的邻指皮瓣即属这一类。其特点是:

a. 供皮区在缺损的附近,故皮肤的色泽、质地与受皮区近似。

b. 需要特殊的固定。

c. 由于供皮区与受皮区之间有段正常皮肤组织间隔,所以转移后要3～4周断蒂。

d. 在转移时常有开放性创面暴露,因此术后宜定时换药。

③ 远距皮瓣:指用距离创面较远的部位的皮肤组织来修复缺损。例如,用胸腹皮瓣修复手背的缺损。特点是:

a. 不在局部造成过多的瘢痕。

b. 供应的皮瓣面积不受过多的限制。

c.转移时需将供皮区与受皮区互相接近,并固定在衔定的位置上。

d.手术须2次以上才能完成(见图2.16)。

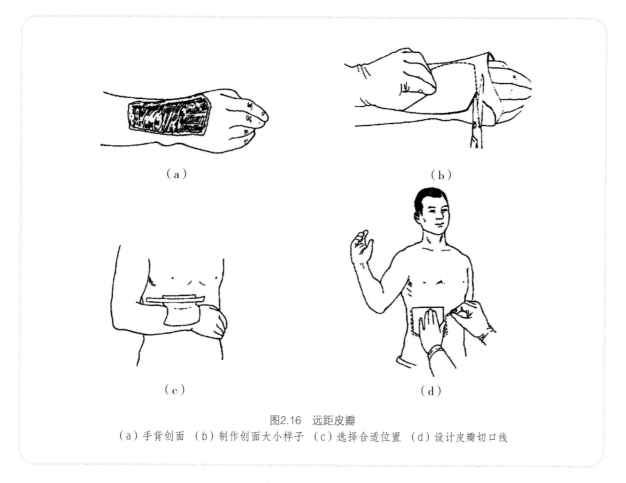

图2.16　远距皮瓣
(a)手背创面　(b)制作创面大小样子　(c)选择合适位置　(d)设计皮瓣切口线

扁平皮瓣移植的方法:

① 供皮区的选择:应该注意到局部情况,如皮肤颜色、质地、厚度、毛发及患者的年龄、性别和患者的要求。如局部健康皮肤较广,转移后的供皮区瘢痕,不影响功能与美观,则以局部皮瓣或邻近皮瓣为佳;如创面大,局部健康皮肤有限,或转移的瘢痕影响功能和美观,则应用远距皮瓣。

② 皮瓣的设计:一般采用逆行设计法,也就是先了解受皮区的情况,根据受皮区的要求来进行设计,故须注意以下几点:

a.对病变的大小估计要正确,病变大小并不代表缺损的大小,须与对侧健康部位作比较来估计。

b.皮瓣有收缩性,一般为10%～20%,故设计时要估计在内,也就是皮瓣要较创面放大10%～20%。同时要注意蒂部有足够的长度,以保证转移时的松动性。

c.长阔的比例,根据Daniel的理论,长阔的比例意义不大,但临床上应用多年尚可作参考。最理想为1:1,一般不超过1.5:1,但近来开始应用直接皮动脉供应的皮瓣,故比例超过了以上限制。

d.在躯干部的皮瓣不宜超过正中线,但在颈部、头面部则关系较小。

③ 皮瓣的成形:

a.在分离皮瓣时应在浅深筋膜之间进行,这样不损伤皮瓣的血液供应,而且出血也少。

b.皮瓣做成后,要检查血运情况、颜色、温度、出血等情况,以决定是否立即转移。如对以上情况有疑问,则不能立即转移,应缝回原处,作延迟手术(见图 5.17)。

c. 供皮区可以在局部应用局部皮瓣消灭,但须不影响皮瓣的血运、局部的功能和美观,方可应用局部皮瓣覆盖,否则应用游离植皮。

d. 手术时须注意无创技术和严密止血,以免发生皮瓣下血肿。

④ 皮瓣延迟术:当设计的皮瓣面积过大或长阔之比超过限度,立即转移可能发生皮瓣坏死,则可通过延迟手术,增加血运,而转移后不会发生坏死。其方式按原设计中的皮瓣,将其部分或全部切开支分离,然后行原位缝合,经 10~14d,再进行转移,也有再作一次延迟手术者,但延迟皮瓣不能超过 2 周以上,否则失去延迟的意义。延迟皮瓣之所以能增加血运,是由于血管管径增大,在皮瓣手术的最初期,皮瓣内的血管呈普遍痉挛收缩,以后小动脉和毛细血管在皮瓣端充分扩张,一般认为是切断交感神经的结果,表现为失张力现象,经 3~7d,这些血管再度收缩,血管张力逐渐恢复,7d 后血管即稳定在较正常为大的状态下,血流不再发生阻滞栓塞。其次是血管数目也有所增加,这是由于新血管由蒂部长入,再次是由于血管的侧支循环在皮瓣的纵轴方向扩张所致(见图 2.17)。

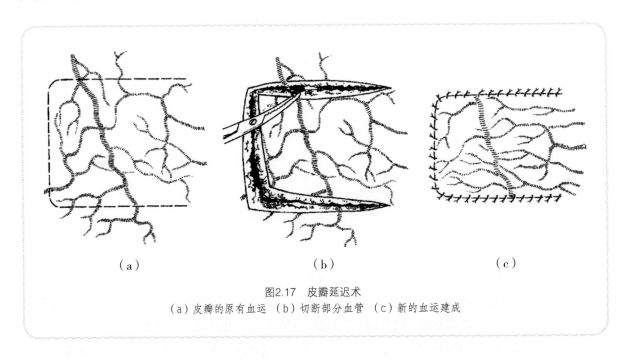

图2.17　皮瓣延迟术
(a)皮瓣的原有血运　(b)切断部分血管　(c)新的血运建成

皮瓣成形术注意点:

① 要确立在血运没有问题时,才能转移。

② 经过延迟的皮瓣,在分离时要注意层次,分离后要把下面的瘢痕修除,但不要损伤皮瓣的血运,并切除皮瓣缘的瘢痕。

③ 皮瓣缝合到转移部位,要避免有过度的扭转和张力,以免影响血运。

④ 皮瓣的蒂部应尽可能完全闭合,以免开放暴露造成感染或肉芽。

⑤ 皮瓣转移后的包扎要有一定压力,尤其是皮瓣向低垂部位转移,这样可以保持皮瓣与受皮区紧密贴合,以免形成孔隙以及减少水肿,减少纤维化,减少挛缩。水肿严重者还可影响血运。但压力要适当,也不能过紧而阻碍了血运。

⑥ 远距皮瓣要在适当位置上作固定,防止蒂部扭转,影响血运,撕脱皮瓣。

手术后处理：

① 手术后观察皮瓣血运非常重要，一般术后 6 ~ 12h 须作第 1 次检查，以后每天检查一次，连续 3d，每次检查后仍须包扎好，如有问题须及时处理。

② 一般术后 10 ~ 14d 拆线。

③ 3 周后可断蒂，或出现修"猫耳"现象。

手术后并发症：

① 皮瓣下血肿，往往由于止血不彻底所致。一旦发现应立即取除血肿，再作彻底止血。

② 皮瓣坏死，原因是多方面的，主要是由于动脉缺血或静脉回流不好，前者出现快，坏死很快，境界明显，坏死前无皮瓣水肿。后者发生慢，颜色逐渐改变，境界需 3 ~ 5d 才能清楚，反应面积较广，后局限，早期有水肿或水泡出现。处理方法：早期发现，解除原因，其次是局部按摩，促进回流，并应用血管扩张剂和低分子右旋糖酐等。当坏死不可避免时，处理方法是局部用乙醇敷料，保持成干性坏死，等坏死界限清楚后，再作手术，切除坏死组织，用其他方法补救修复，一般需要 2 周左右。

（2）管状皮瓣-皮管：皮管是一种封闭式的皮瓣，是将两侧相平行的双蒂皮瓣向内卷拢缝合成一个圆柱形的皮管，它是 1916 年费拉托夫首先应用于临床，故又叫费拉托夫皮瓣，由于显微外科在整形外科的应用，现临床应用减少。

皮管手术的方法：

① 供皮区的选择，要注意皮肤的颜色、质地、厚度、毛发及患者的年龄、性别和患者的要求。

② 皮管设计：采用逆行设计法［见图 2.18（a）］，但须注意受皮区的大小要充分估计；长与阔之比一般以 3∶1 为佳，对比较肥胖者，比例要小一些；躯干部的皮管不宜超过中缘。

③ 手术方法：根据设计的切线，先切开一侧的皮肤和皮下组织，并于浅筋膜与深筋膜之间进行分离，分到对侧后再于对侧切线切开皮肤和皮下组织［见图 2.18（b）］，使两切口贯通［见图 2.18（c）］，经彻底止血后，先作供皮区拉拢缝合，如有困难，也可作中厚皮片植皮，但须注意在缝合供皮区前，应先将皮管固定 2 ~ 3 针［见图 2.18（d）］，避免创面暴露，在缝合皮管两端三角处时，可采用 Ctillieds1917 年提出的缝合方法，即横行褥式缝合法。其他方法很多，不一一介绍［见图 2.18（e）］。

④ 皮管的延迟手术：其方法有以下几种：在一次形成时，在中央的一侧保留一段桥，形成皮肤蒂，第二次手术时此蒂切开缝合成皮管；先形成两个皮管，中间留一段皮肤，第二次手术将两个皮管中间的皮肤作二平行切口，后缝合使两个皮管合并成一个皮管；自皮管的一端向前处长皮管；在皮管的一端延迟一个皮瓣。

⑤ 皮管转移的时间与方式：关于皮管转移时间一般需 3 周后才适宜转移，也就是待血运建立后方可转移。关于如何鉴别血运是否建立，有以下几种方法：阿托品试验，即在皮管内注射阿托品，患者出现阿托品反应——脉率加快、视力模糊、口干等现象，出现的早晚，与对照部位相比较即可确定皮瓣血运建立情况；荧光素试验，用 5% 荧光素液静脉内注射，荧光素立即通过血流遍布全身各处毛细管中，在10 ~ 20s 内血循环良好的部位，就可以看见很清楚的金黄色光线，这种颜色的光，可用紫外线灯光照射下可直接从毛细血管中看到；近年来国际上广泛采用同位素的廓清试验和光电反应试验等来测定皮瓣及皮管的血运；蒂部用钳夹的方法，也可检查血运，并能训练皮管血运。

皮管的转移方式也有好几种：跳进转移，即将皮管一端切断如跳跃式转移［见图 2.19（a）］；蠕进转移，即将皮管一端切断，如蚯蚓蠕动式转移到受皮区［见图 2.19（b）］；手背或前臂携带转移，即将皮管

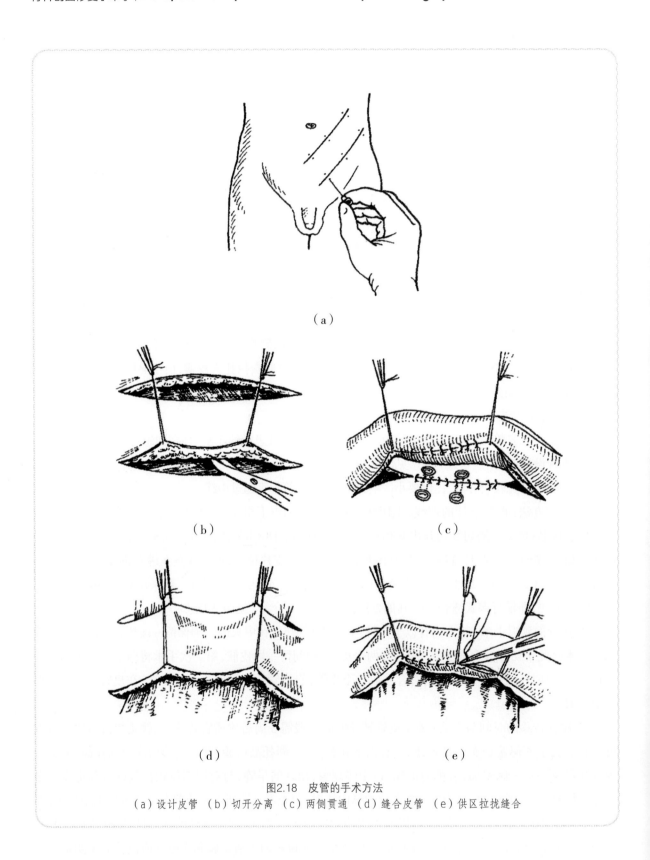

（a）

（b）　　　　　　　（c）

（d）　　　　　　　（e）

图2.18　皮管的手术方法
（a）设计皮管　（b）切开分离　（c）两侧贯通　（d）缝合皮管　（e）供区拉拢缝合

一端切断，通过手背或前臂携带转移到受皮区［见图2.19（c）］。

皮管制备的部位：

经常作皮管的部位有以下几处。

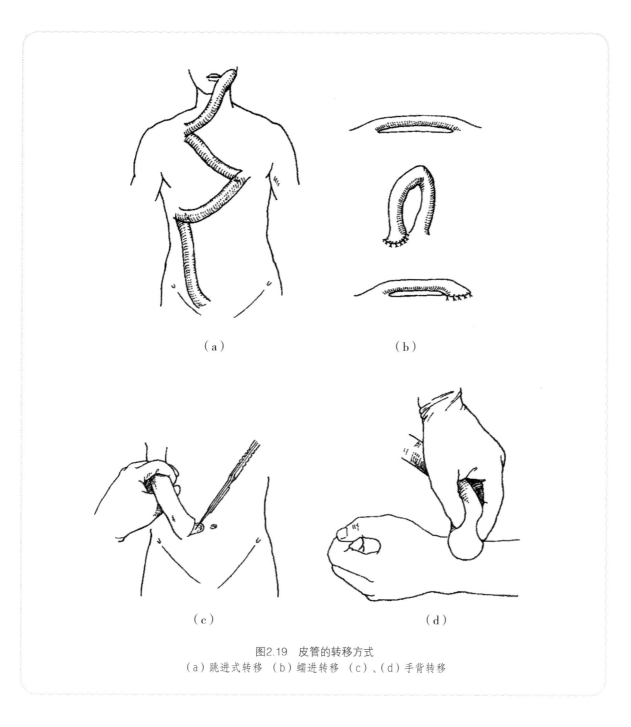

（a）　　　　　　　　　　　　　　（b）

（c）　　　　　　　　　　　　　　（d）

图2.19　皮管的转移方式
（a）跳进式转移　（b）蠕进转移　（c）、（d）手背转移

① 颈横和颈斜皮管：常作为修复耳轮或鼻小柱。

② 胸肩皮管：常作为修复手的拇指缺损或下唇缺损。

③ 胸腹皮管：可作较长的皮管，通过手或前臂的携带，可修复下肢较广泛的皮肤缺损。

④ 腹部皮管：可修复上肢、手、前臂的缺损，通过手及前臂携带，可修复下肢部位缺损。

⑤ 上臂皮管：可修复拇指的缺损，也可作整形科修复鼻缺损。

4）动脉皮瓣移植

（1）动脉皮瓣移植的适应证：凡是能够采用皮肤皮瓣修复的病变、外伤和畸形都可以采用动脉皮瓣，且效果和成功率较高。但受皮区的部位没有广泛皮肤皮瓣，将受到供皮区位置的限制。总之，在选择上，凡是能够以动脉皮瓣代替皮肤皮瓣修复的病变、外伤和畸形应该更多采用动脉皮瓣，以提高效果和成功率。

（2）动脉皮瓣移植的方法：动脉皮瓣的移植方法和皮肤皮瓣有很多相似之处，但也有它的特殊性。

①　供皮区的选择：在供皮区的选择上，除注意局部情况、皮肤颜色、质地、厚度、毛发及患者的年龄、性别及供皮区切除后的功能和外观的影响外，更重要的是要注意受皮区的面积和部位，因动脉皮瓣的供皮区部位有限，以及皮瓣的面积受到直接皮动脉的供血范围的限制，不可随意扩大。常用的供皮区有：胸三角、腹股沟、腹部、足背等有直接皮动脉供区（见图 2.20）。

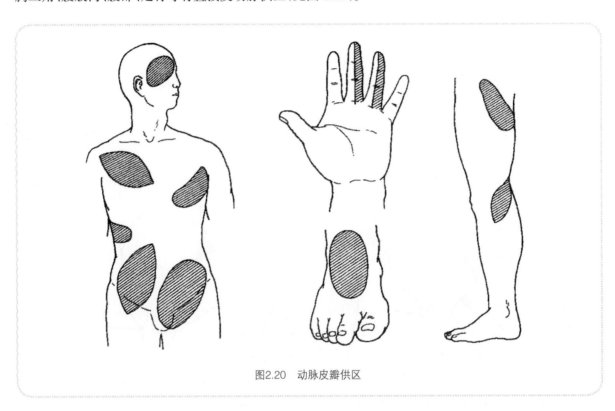

图2.20　动脉皮瓣供区

②　动脉皮瓣的设计、成形方法和注意事项：根据受皮区的要求，选择好供皮区后，皮瓣设计方法在面积估计和皮瓣收缩情况与皮肤皮瓣是一致的，但要注意其蒂一定要包含纵轴走行直接皮动脉，长度和宽度不能超过直接皮动脉供血范围。

当动脉皮瓣的设计完成后，即按照扁平皮瓣的分离方法进行分离。按切线切开皮肤皮下组织达深筋膜深面，后用支持线缝合这侧二角，在深筋膜深面进行分离，特别要注意保护直接皮动、静脉，有时为保护直接皮动、静脉须切开肌膜在肌膜下进行分离。皮瓣分离后亦需检查皮瓣颜色、温度和远端渗血情况，以了解皮瓣的血供。动脉皮瓣转位后供皮区的处理，同皮肤皮瓣。关于动脉皮瓣术后的处理和注意事项按皮肤皮瓣处理。

5）岛状皮瓣移位

岛状皮瓣移位术的发展是在动脉皮瓣临床应用的基础上展开的，它解决了动脉皮瓣旋转弧度的限制和免除第二次断蒂修整"猫耳"的手术，特别是能够通过一段正常的皮肤创面，但它仍不能作远位修复应用，而且只能按直接皮动脉的纵轴长度决定它的修复范围。超过直接皮动脉纵轴长度以外的部位，则不能应用。由于岛状皮瓣有以上缺点，因此它的临床应用范围就没有皮肤皮瓣和游离皮瓣那样广泛，仅应用于有直接皮动脉供血部位，以直接皮动脉纵轴长度为半径的范围内的须作皮瓣修复的各类病变。

关于岛状皮瓣移位的适应证、设计方法和注意事项的有关问题，与动脉皮瓣基本相似。但在技术上有更精细的要求，效果更比动脉皮瓣佳，在设计上要充分估计直接皮动脉的长度和供血的范围。其受区必须在直接皮动脉的半径范围内。在切取皮瓣时，除按上述动脉皮瓣的切取方法外，在作蒂部皮肤和皮下组织切断时，要严格保护蒂部直接皮动脉和静脉，根据长度的需要，并向近侧分离动静脉，使其形成一块仅仅有动静脉相连的岛状皮瓣，再在供区与受区之间的皮下作一较宽大的隧道，使其岛状皮瓣能顺利地通过隧道，并注意其动静脉血管蒂不能有扭转、压迫，覆盖于受区的创面上，其供区一般不作直接缝合，而作大块全厚或中厚皮片移植消灭，以免皮肤张力过大压迫岛状皮瓣的血管蒂而影响皮瓣的血运。

2.2.4 游离皮瓣（吻合血管的皮瓣）移植

1）游离皮瓣的分类

（1）皮肤支血管分布的游离皮瓣即直接皮动脉为蒂的游离皮瓣［见图 2.12（a）］：这种游离皮瓣的动脉蒂，大多是起源于动脉的主干，穿出深筋膜以前，经过肢体较大的肌腔隙，如腋窝、窝和股三角等，后走行于肌肉和筋膜之上，与皮肤平行，并有静脉伴行：

① 腹股沟部及下腹部游离皮瓣。

② 侧胸部位游离皮瓣或称腋下部位的游离皮瓣。

③ 小腿后部游离皮瓣。

（2）穿通支血管分布游离皮瓣：

① 肌间隙血管为蒂的游离皮瓣［图 2.12（b）］：

a. 胸三角游离皮瓣。

b. 肩胛冈下游离皮瓣。

c. 肩外部游离皮瓣。

d. 臂外侧中部游离皮瓣。

e. 臂上部游离皮瓣。

f. 臂下部游离皮瓣。

g. 股前外侧皮瓣。

② 肌间隔血管为蒂的游离皮瓣：

a. 臂内侧游离皮瓣。

b. 臂外侧下部游离皮瓣。

c. 股后外侧游离皮瓣。

d. 小腿内侧游离皮瓣，亦称隐神经血管游离皮瓣。

（3）节段支血管分布的游离皮瓣［见图 2.12（c）］：这类游离皮瓣的特点是血管蒂为一条动脉主干，并贯穿皮瓣的全长。沿途发出许多细小的节段性的分支，易合成网状供养邻近皮区，当应用该类皮瓣作移植时，必须切断并移走该条重要的动脉主干，因此只能在有两条以上动脉主干并存，而且互相侧支循环代偿能力丰富的部位，使该动脉主干切断移走后，对肢体的循环和它所支配的其他组织不发生血供障碍的情况下才能选用。此类游离皮瓣有：前臂游离皮、足背游离皮瓣、小腿前部游离皮瓣和小腿内部游离皮瓣。

2）游离皮瓣移植的优缺点

在优点方面，它除了具有皮肤皮瓣的优点外还具备以下优点：

（1）一次完成手术，避免了皮肤皮瓣（即带蒂皮瓣）转移时的多次手术，减少了患者的痛苦，缩短了疗程和住院时间。

（2）避免了带蒂皮瓣转移时难受的固定姿势和固定所引起的关节僵直等并发症。

（3）在外伤情况下或其他急症情况下，需要立即用大块带有脂肪的皮瓣修复缺损，而在无局部皮瓣利用时则游离皮瓣可以满足此需要。

（4）手术一般不受年龄的限制，而远离皮瓣转移对不合作的儿童和老人不宜应用。

在缺点方面：手术的时间长，技术要求高，须要特殊器械。因此，在目前情况下，在国内普遍推广有一定限制，特别是对受区的要求，一定要有可吻合的血管，如受区无可吻合的血管则不能应用。

3）游离皮瓣的适应证

（1）修复有深部组织（骨骼、关节、肌腱等）暴露的外伤或手术所造成的创面。

（2）修复手掌、前臂、足部等瘢痕挛缩，为四肢功能恢复创造条件。

（3）治疗长期不愈的慢性骨髓炎、小腿溃疡等。

4）游离皮瓣移植术的原则

（1）供皮区的要求：

① 皮瓣内至少要包含一根皮肤动脉和静脉，有适当的长度（2～3cm）和适当的口径（1cm左右），以便在手术显微镜下吻合。

② 皮瓣内的动静脉系统所形成的血管网的供应范围应有足够的大小，以保证皮瓣的血流供应。

③ 供吻合的血管应在一定的已知解剖范围内，尽量没有变异。

④ 皮瓣要有足够的大小（一般较创面大20%，减少缝合后的皮瓣张力过大而影响血运），毛发要少，皮瓣的颜色厚薄和柔软度要能满足供皮区的要求。

⑤ 皮瓣最好要有一根可供移植的神经。

⑥ 皮瓣取下后要对供皮部位的功能和形态影响不大。

（2）受皮区的要求：

① 受皮区或附近要有可供吻合的血管，变异要少，最好动静脉能平行，或相距较近。

② 受皮区的血管要健康，要有足够的长度，口径大小要适宜，最好血管的口径与皮瓣的血管口径一致。

③ 受皮区的血管与皮瓣内的血管吻合后，不引起该血管原来供应范围内组织的损伤和坏死。

（3）游离皮瓣移植的设计：游离皮瓣移植术费时较长，对患者有一定的侵袭，因此在决定该项手术前先要对患者有一个全面的了解，估计患者能否承担手术，特别是在急诊情况下要决定该项手术时要全面考虑，不应勉强施行，以免造成不良后果。在设计该项手术时，一般都是采取逆行设计方法，也就是先了解受皮区的情况，根据受皮区的情况来设计皮瓣，设计皮瓣时需注意以下几点：

① 正确估计受皮区的面积，包括清创中切除病变皮肤后扩大的面积，由于皮瓣游离后有收缩性，故应较扩大后的创面再放大20%，以免因皮瓣缝合后张力过大，而影响血液循环。

② 受皮区内是否须要修复深部组织,是同时修复还是二期修复,前者需在选择皮瓣的同时要注意该处是否有供需要的组织,如肌腱、神经、肌肉、骨骼等,后者在选择皮瓣时要有较多的皮下组织,以便二期修复深部组织。

③ 受皮区在头面部须注意美观,一般采用邻近的供皮区,常用的是胸三角皮瓣,在手掌或手背上选用足背皮瓣,因皮下脂肪较少,而且耐磨性也较相似。

5)游离皮瓣的移植方法

(1)供区的准备:根据创面的形态和面积放大 20% 选择好供区,再根据该皮瓣设计和切取方法设计好切线,按所选的皮瓣的切线解剖出血管蒂或血管神经蒂,之后根据该皮瓣切取方法切断,但暂不切断血管神经蒂。

(2)受区的准备:对外伤的创面彻底作创面清创,对瘢痕作瘢痕彻底切除,对体表肿瘤按肿瘤的切除原则彻底切除体表肿瘤组织,如作局部移位即可进行,对需作吻合血管的远位带血管游离皮瓣移植,则在受区找出可供吻合的动静脉或同时找出可供吻合的皮神经,以供吻合。

(3)移植方法:

① 切断皮瓣血管蒂移植到受皮区:根据皮瓣和受皮区供吻合血管的情况,决定切断皮瓣血管的部位和方式,先切断静脉,再切断动脉,以防充血和血栓形成,切断血管后无须行肝素液冲洗,根据受皮区血管的位置将皮瓣覆盖在受皮区的创面上,先固定数针准备作血管吻合。

② 进行微血管吻合:由于血管的口径较小,一般都要借助于手术显微镜或在放大镜下操作,先吻合静脉后吻合动脉,一般 1:1 即可,有条件也可同时吻合 2 根静脉和 1 根动脉,一般采取对端吻合,如口径不一致或受皮区血管不宜切断时,可采取端侧吻合。吻合方法:采用 9/0 ~ 10/0 带有无创缝针单丝尼龙线,进行二定点或三定点间断缝合;也可连续缝合,间距为 0.5mm。注意进针角度一般在距血管壁 0.5mm由内向外与血管壁垂直,不能 <60° 角进针,并需防止血管外膜带入吻合口内。在吻合过程中不断用肝素生理盐水冲洗管腔,缝合完毕后去除血管夹。如皮瓣边缘出血,即表示吻合成功。

③ 缝合皮肤和置橡皮引流条:血管接通后,应检查皮瓣及受皮区创面有无出血现象,如发现出血应作彻底止血,然后将皮肤松松缝合,不可缝得太紧,再在皮瓣周围放置 2 ~ 3 根橡皮引流条,以免渗血引起血肿;然后再检查皮瓣血运良好后用纱布覆盖包扎,注意不可过紧,以免影响血远。

6)游离皮瓣的术后处理

(1)全身应用一定量的抗生素,防止发生感染。

(2)常规使用抗凝、解痉药物:不用肝素,以免引起皮瓣下血肿。输注低分子右旋糖酐 500ml/d,阿司匹林 600mg 1 次 /4 小时,双嘧达莫(潘生丁)25mg 1 次 /8 小时,以上治疗持续 5 ~ 7d。

(3)注意患肢稍加抬高,以利静脉回流,48h 内每 2 ~ 4h 观察一次皮肤血运、毛细血管充盈情况及皮瓣的温度,一旦发现危象则应按危象处理原则进行处理,并及早进行探查,取出血栓或再次作血管吻合术。

2.2.5　临床常用皮瓣设计和切取方法

1)肩胛游离皮瓣的设计与切取

(1)皮瓣设计:是以旋肩胛动脉浅支的横、降 2 皮支为营养血管[见图 2.21(a)]。其设计以肩胛骨为标志,在肩背部作出长方形投影,根据创面的需要设计该皮瓣的切线[见图 2.21(b)]。

（2）切取方法：首先确定三边孔，即肩胛冈中点下 7cm 处。在此向外作横切口，切开皮肤、皮下组织和筋膜，向上牵开三角肌后缘，识别小圆肌、肱三头肌长头及大圆肌组成的三边间隙。在此间隙内解剖出旋肩胛动、静脉血管束，向近侧适当游离肩胛皮瓣的血管蒂，沿皮瓣切线切开皮肤、皮下组织和筋膜，在保护好血管蒂的情况下于筋膜深层解剖出全部皮瓣［见图 2.21（b）］。

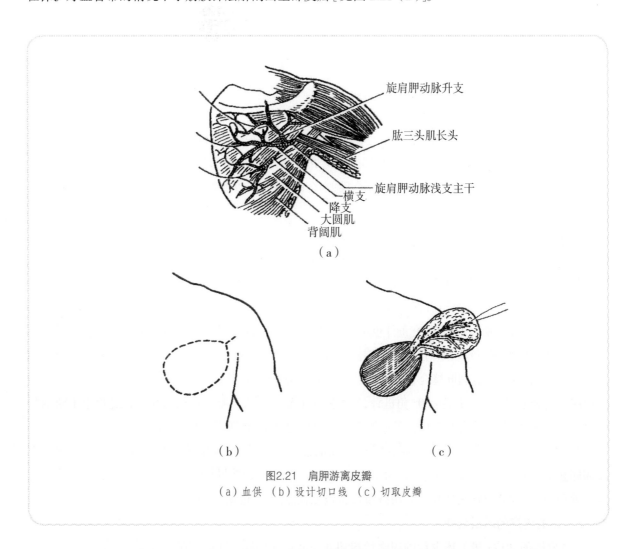

图2.21　肩胛游离皮瓣
（a）血供　（b）设计切口线　（c）切取皮瓣

2）腋窝下游离皮瓣的设计和切取方法

（1）皮瓣的设计：该皮瓣是以肩胛下血管系统为基础［见图 2.22（a）］，其皮瓣的设计以背阔肌前缘为皮瓣的长轴，上缘以腋毛皮肤的下缘，下缘到第 8 肋，根据受皮区创面面积和形态，画出皮瓣的切线［见图 2.22（b）］。

（2）皮瓣的切取方法：自触及的腋动脉起点作一 "Z" 形切口，长为 8~10cm，找出腋动脉和腋静脉，再解剖出肩胛下动脉和静脉。当肯定有适合的皮支血管时，即可作沿后下方的切线，切开皮肤、皮下组织，并切开背阔肌肌膜，将背阔肌神经保留下来。在少数病例未见到直接皮肤支时，皮瓣可包括一部分背阔肌一同剥离下来。到皮瓣前缘切线时，沿前缘切线切开皮肤、皮下组织和肌膜，这时皮瓣已完全与腋窝下相游离，仅余有肩胛下血管相连，待切断移植［见图 2.22（c）］。

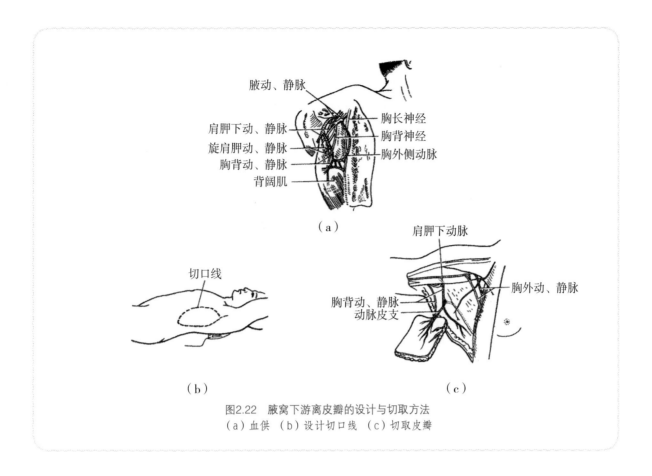

腋动、静脉

肩胛下动、静脉
旋肩胛动、静脉
胸背动、静脉
背阔肌

胸长神经
胸背神经
胸外侧动脉

（a）

切口线

肩胛下动脉

胸外动、静脉

胸背动、静脉
动脉皮支

（b）   （c）

图2.22　腋窝下游离皮瓣的设计与切取方法
（a）血供　（b）设计切口线　（c）切取皮瓣

3）前臂游离皮瓣的设计和切取方法

该皮瓣是我国杨果凡首创,故又称"中国皮瓣",广泛用于临床。但由于要牺牲桡动脉,故近年来为尺动脉和骨间动脉皮瓣所代替。

（1）皮瓣的设计:该皮瓣是以节段支血管分布的桡动脉血管为蒂［见图2.23（a）］,皮瓣的设计是在前臂掌侧,上缘可达肘关节平面,下缘可到腕关节的平面。由于桡动脉的口径较粗,只要受区动脉口径与其一致,桡动脉的灌注压较大,故内、外侧缘可根据需要超出前臂掌侧面。但此设计只按桡动脉轴线为长轴,在上述范围内画出所需皮瓣切线［见图2.23（b）］。

（2）皮瓣的切取:按上述设计的皮瓣切线切开皮肤和深筋膜。在游离肌肉表面时,应包括桡动、静脉周围的部分肌膜。在游离过程中,要小心保护被肌肉掩盖部分发出的皮支,并保证将动脉和静脉周围的深筋膜与皮肤之间的薄层组织（即桡动脉皮支的所在部位）与皮肤联系在一起,否则皮支将被破坏,皮瓣则因此失去血供。除桡动、静脉上、下端未被切断外,皮瓣和轴血管与周围的肌肉不相连,最后根据受区的要求,切断桡动脉的近端或远端作顺行或逆行移位,切断近、远端作游离移植［见图2.23（c）］。

4）下腹部游离皮瓣的设计和切取

（1）皮瓣设计:该皮瓣是以腹壁浅动、静脉为血管蒂［见图2.24（a）］。自股动脉至脐画一条线,以此线作为腹壁浅动脉游离皮瓣的轴心来设计皮瓣的宽度,其下缘在腹股沟韧带的下方5cm处,其上缘一般与脐平,按以上范围根据所需皮瓣的大小和形态,画出皮瓣的切线［见（图2.24（b）］。

（2）皮瓣切取:在皮瓣下缘股动脉的上端作长8cm的直切口,与皮瓣下缘切口相连成"Y"形切口。在此切口内可解剖出腹壁浅动脉、旋髂浅静脉和大隐静脉等,接着解剖出股动脉,沿其走向出下而上解

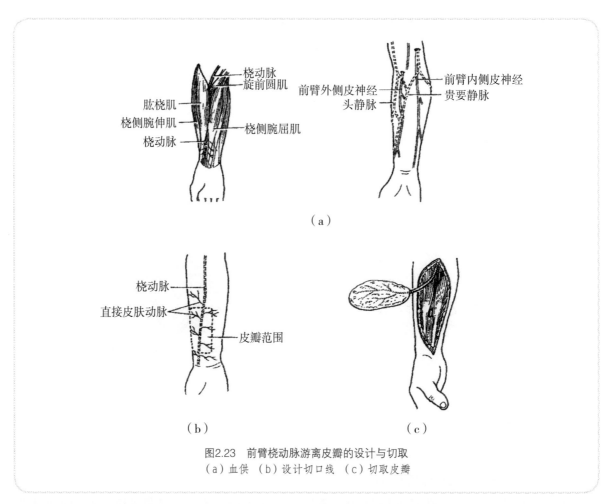

图2.23　前臂桡动脉游离皮瓣的设计与切取
（a）血供　（b）设计切口线　（c）切取皮瓣

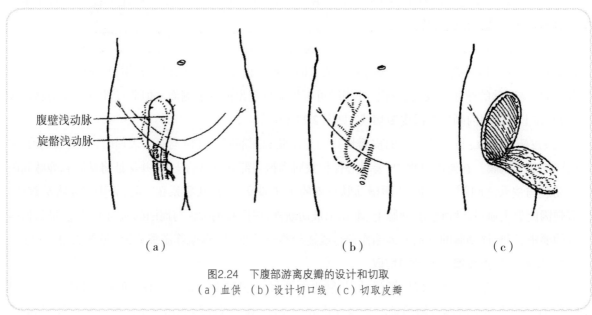

图2.24　下腹部游离皮瓣的设计和切取
（a）血供　（b）设计切口线　（c）切取皮瓣

剖出腹壁浅动脉和旋髂浅动脉，前者在股动脉的内侧，后者在股动脉的外侧，也有两者为共干者，也有两者之中缺一者。因此，在游离时要注意以上的变化。以上两根动脉分出后，继续沿腹壁浅动、静脉向上分离到皮瓣为止，遂再沿皮瓣周围切开皮肤直达腹外斜肌腱膜，再由外向内、由上向下，紧贴腹外斜肌腱膜分离皮瓣,直至全部与腹壁相游离,仅留皮瓣下端的血管相连[见图2.24(c)]。在手术分离中要注意保护血管,并随时检查远侧出血情况,这样就完成了游离皮瓣工作。等受皮区准备好后即阻断血管并切断之,供受皮区修复创面。

5)足背游离皮瓣的设计和切取

(1)皮瓣的设计:该皮瓣是以足背动脉和大隐静脉为血管蒂[见图2.25(a)]。足背皮瓣的范围近侧自伸腱支持带下缘,两侧以足背动脉为中心向两侧各5cm,远侧在所能触及的足背动脉点超过2cm[见图2.25(b)]。皮瓣内包括足背动脉、大隐动脉、足背内侧皮神经和足背中间皮神经及小隐静脉,亦可将拇长伸肌腱一并包含在内作移植用。

(2)皮瓣的切取方法:沿皮瓣内侧切线切开皮肤、皮下组织,解剖大隐静脉,继而切开足背深筋膜,连同大隐静脉皮瓣向中央解剖,暴露拇长伸肌腱、拇短伸肌腱;于近侧止点处切断拇短伸肌腱,向外上分离,可暴露出足背动脉远端的足背伸中趾动脉,并于远侧切断结扎;继向上解剖可见到足背动脉的分支——足底深动脉,在距足背动脉0.3~0.5cm处切断并结扎;继续向上解剖足背动脉,注意此时需将内侧的趾短伸肌包含在皮瓣内,这样可以保证足背动脉近侧与皮瓣紧密相连。遂沿皮瓣外侧切线切开皮肤、皮下组织,解剖出小隐静脉,切开足背深筋膜,连同小隐静脉向内分离与内侧会师。再从外侧解剖出足背同侧皮神经。此时足背皮瓣解剖结束,待切断血管、神经作移植[见图2.25(c)]。

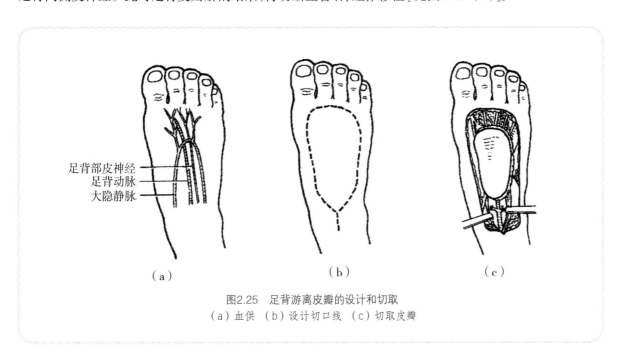

足背部皮神经
足背动脉
大隐静脉

(a)　　　　　　　　(b)　　　　　　　　(c)

图2.25　足背游离皮瓣的设计和切取
(a)血供　(b)设计切口线　(c)切取皮瓣

6)股前外侧游离皮瓣的设计和切取方法

该皮瓣是1983年首先由Back报道。由于其血管蒂长,尚有主要分支,加上血管变异少,供区隐蔽,切取面积大,可利用主要分支与其他游离皮瓣吻合成为组合皮瓣,故而近年来应用较广。

(1)皮瓣的设计:以旋股外侧动脉降支及肌皮动脉穿支为血管蒂[见图2.26(a)],取髂前上棘至髌骨外缘连线为轴线,以该轴线的中点(此处为旋股外侧动脉降支的第1肌皮动脉穿支的浅出点)为主要点,皮瓣设计时1/3长度在此点上方,2/3的长度在此点的下方,1/3的宽度在轴线内侧,2/3在轴线外侧。根据上述原则,按受区的需要,画出皮瓣的切线[见图2.26(b)]。

（2）皮瓣的切取：按设计切线先切开皮瓣的近侧，接着切开皮肤和阔筋膜，并在近侧沿轴向上适当延长切口，解剖出股直肌与股外侧肌间隙，找到旋股外侧动脉及其降支。再切开皮瓣的外侧切线至皮肤和阔筋膜，向内解剖找出到皮肤的动脉穿支或肌间隙动脉，继续在股外侧肌与股直肌之间向深部解剖，显露旋股外侧动脉的降支，沿神经血管束向远侧解剖至第1个肌皮动脉穿支，在该处切断部分股外侧肌，使第1个肌皮动脉从肌肉中分离出来或保留部分血管束周围肌纤维，以保护血管，继而分离第2、第3个肌皮动脉穿支，切开皮瓣的内侧缘和近侧端的皮肤和阔筋膜，向外侧翻转会师于股直肌与股外侧肌间隙内，注意保护皮瓣的第1、2、3肌皮动脉穿支，以免与皮瓣分离。此时仅有旋股动脉和静脉的降支，第1、2、3肌皮动脉穿支与皮瓣相连［见图2.26（c）］，待切断血管蒂移植。

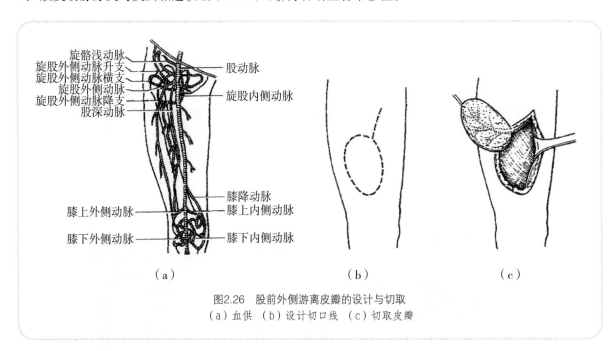

图2.26　股前外侧游离皮瓣的设计与切取
（a）血供　（b）设计切口线　（c）切取皮瓣

2.3　肌-肌皮瓣移植

2.3.1　肌-肌皮瓣的血管解剖

根据1973年Daniel的研究证明，肌皮动脉是皮肤血供的主要来源，1981年Mathes对肌肉的血供进一步研究，认为肌皮瓣的血供解剖类型可分5种类型。

1）肌皮瓣的血供解剖类型

（1）第1类：进入肌肉的仅有一组营养血管蒂，有阔筋膜张肌肌皮瓣、股直肌肌皮瓣等，它可作整块肌皮瓣局部转移，也可作游离移植［见图2.27（a）］。

（2）第2类：有一组主要的营养血管蒂，紧靠肌肉的止端进入肌肉，并有数组节段性小血管由紧靠肌肉的起端进入肌肉，两者均能独立滋养肌肉，有背阔肌肌皮瓣和胸大肌肌皮瓣等，通过临床应用，证明这一类型的肌皮瓣单独靠一组主要血管蒂滋养即能存活，切断次要的数组节段性小血管蒂并不影响该肌皮瓣的存活［见图2.27（b）］。

（3）第3类：进入肌肉有一组主要营养血管蒂加上数组小血管蒂，这一类主要血管由一侧进入肌肉，供应肌肉的大部分血液，而数组小血管由肌肉的另一侧进入，供应肌肉另一侧小部分的血液。这些小血管蒂完全切断后并不影响肌皮瓣的血供。这类肌皮瓣有股薄肌肌皮瓣、股二头肌肌皮瓣、半腱肌肌皮瓣、胸锁乳突肌肌皮瓣、腓骨长肌肌皮瓣等。它们只能应用主要血管供应营养作肌皮瓣局部转位或吻合血管的游离移植［见图 2.27（c）］。

（4）第 4 类：进入肌肉有两组主要营养血管蒂，它们各自供应肌肉的一半血供，有臀大肌肌皮瓣、腓肠肌肌皮瓣、腹直肌肌皮瓣等［见图 2.27（d）］。

（5）第 5 类：为节段性血管蒂，由多数小血管各分别进入肌肉，呈节段性分布，有胫前肌肌皮瓣和缝匠肌肌皮瓣等。这一类如须作肌皮瓣移植，应保持该肌肉和这些节段性血管蒂的完整性，才能保证该肌皮瓣的存活。如肌肉的节段性血管束源于一根知名动脉，而该动脉远端切断后不影响肢体的血供和其他肌肉的血供，则该肌皮瓣仍可作局部转移或游离移植，否则这一类就不可能作肌皮瓣移植［见图 2.27（e）］。

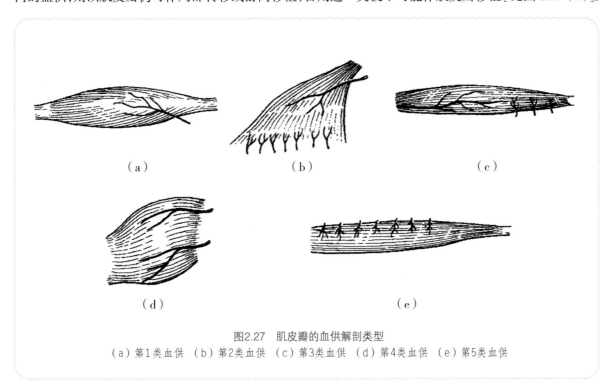

图2.27 肌皮瓣的血供解剖类型
（a）第1类血供 （b）第2类血供 （c）第3类血供 （d）第4类血供 （e）第5类血供

2）皮肤血供与深部肌肉血管供应区域的关系

肌皮瓣其所以能够应用于临床是基于人们早已知道皮肤深面的肌肉是皮肤的血管供应的一个很重要成分，然而由于存在着许多特殊的皮血管，被认为是皮肤血供主要来源。正是由于这个错误观点，因此过去没有很好重视，直到近 10 余年来对皮肤供血的进一步研究，才从理论上认识到肌肉是皮肤血供的主要来源，而直接皮动脉供应只是在某些部位起到与肌肉供血的一致作用。

皮瓣超出肌皮的范围是可能的，但不能超出肌皮动脉的灌注压的范围，这和设计皮肤皮瓣的原理一致。

肌瓣的血管分类和皮肤血供由深层肌肉血管供应，在肌瓣和肌皮瓣移植中有价值：

根据 Mathes 肌瓣的血管解剖分类，将肌瓣的血管解剖分为 5 型：其中第 1、2、3 和第 4 型肌肉因为它们有主要的大血管蒂，所以一般能作转位或游离移植后存活。相反，第 5 型肌肉表现为节段性血供分布，外科医师必须保持肌肉和这些血管蒂的完整性，才能保证肌肉成活，如该肌肉的节段性血管来源一根知名动脉，而该动脉远侧切断不影响肢体循环和其他肌肉的血供，则该肌瓣可作转位或游离移植，否则降低了第 5 型肌肉的转移的可能性。

第 2 型的胸大肌和背阔肌有一个主要血管蒂加上数个次要血管蒂,因此以它的主要血管蒂可和第1 型一样作游离或以主要血管蒂为轴作转移,但也可以以数根节段性小血管蒂作相反的安全性旋转移植,则不适宜作游离移植的血管吻合。由于皮肤血供来源于深部肌肉血管供应,因此凡能做肌瓣移植的肌肉类型,根据临床经验证明也可作肌-皮瓣移植。其皮瓣可根据各血管蒂的类型和灌注压不同适当地超出肌肉的范围。关于这方面的情况,Daniel 等都做过实验性预测。

第 4 型肌肉有两个主要血管蒂,故可以将这一类肌肉分为两半:一半肌肉留作原位,保持正常的存活和功能;另一半肌肉可作旋转移位或游离移植,如臀大肌就是一个典型的例子。

2.3.2 肌-肌皮瓣的临床类型

（1）单蒂肌皮瓣:肌皮瓣的周缘,除保留蒂部的皮肤、肌肉及主要的营养血管蒂,而其余 3 个缘作切开游离［见图 2.28（a）］。人体肌肉的血管解剖有 5 型,其中 1、2、3 和 4 型肌肉中为主要血管蒂,故可作带蒂转移。这一类型通过适当的旋转用于修复邻近肌皮瓣缘的创面。

（2）岛状肌皮瓣:除单蒂肌皮瓣的蒂部皮肤切断,使其呈岛状,称为岛状肌皮瓣。根据肌肉蒂是否切断,又可分为保留肌肉蒂、部分切断肌肉蒂以及完全切断肌肉蒂 3 种,但这 3 种都必须保留主要营养血管。故仅有解剖为 1、2、3 和 4 型的类型可作为岛状肌皮瓣。这一方法是为了增加肌皮瓣的弧度或延伸长度,也可以通过皮下隧道修复相隔一段正常皮肤的邻近创面,但都必须注意血管蒂的长度是否合适［见图 2.28（b）］。

（3）游离肌皮瓣:这一类肌皮瓣是在上述两种的基础上,在完全切断皮肤、肌肉蒂的岛状肌皮瓣的基础上再切断营养血管蒂,通过与受区血管蒂的吻合,可修复远侧创面,这类肌皮瓣称为游离肌皮瓣。这一方法目前应用较多,特别是骨科应用更广。在手外科用于前臂肌肉缺损和瘢痕挛缩的功能重建［见图 2.28（c）］。

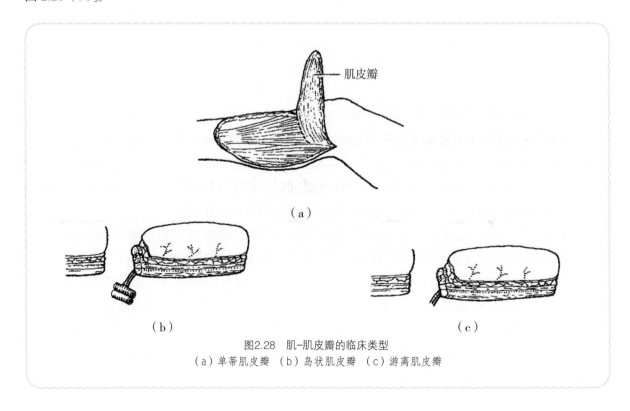

肌皮瓣

（a）

（b）　　　　　　　　　　　　　　　　　　　　（c）

图2.28　肌-肌皮瓣的临床类型
（a）单蒂肌皮瓣　（b）岛状肌皮瓣　（c）游离肌皮瓣

2.3.3 肌-肌皮瓣的优缺点

肌皮瓣在临床的应用中,除具备皮瓣和肌瓣的优点外,还具备更多的优点:

(1)肌皮瓣的面积大,体积厚,能一次修复大面积的深度创面。而皮瓣只能修复较浅的创面,对伴有深层软组织——肌肉、肌腱等广泛深在的缺损修复有一定困难。肌瓣或大网膜填充仍需作创面游离皮片移植,而肌皮瓣既能利用肌肉的体积填充深在的缺损,同时有皮肤存在,因此不残留创面。

(2)肌皮瓣的抗感染强。根据1982年Mathes的动物实验,给传统皮瓣与肌皮瓣下各接种金黄色葡萄球菌,则传统皮瓣发生感染坏死,而肌皮瓣无感染坏死。形成此结果的原因,是由于肌皮瓣的肌肉血液循环非常丰富,抗感染力强。因此,肌皮瓣可用于经适当处理后的感染创面。

(3)带有神经血管的肌皮瓣能一次修复因外伤造成肌肉缺损带来的功能障碍的创面。由于近代外伤程度较严重,常造成皮肤缺损外同时伴有大块的肌肉挫灭伤或缺损,引起功能障碍。对这样的患者,不仅仅要修复创面,而且应同时恢复肢体的功能。故须用带有运动神经的肌皮瓣移植才能满足以上的要求。其次,带神经血管的肌皮瓣尚可修复因肌肉失去神经支配的功能障碍和严重肌肉缺血性挛缩,使其恢复肢体的功能。

(4)肌皮瓣具有柔软的肌肉和皮下脂肪所形成的肌肉皮下脂肪垫,具有一定的耐压性。因此,肌皮瓣可修复压疮病灶,清除并切除突出骨质所造成的创面,并能预防压疮的复发。

(5)肌皮瓣的解剖恒定,血管口径一般较粗,切取时容易在肌间隙的蜂窝组织进行。因此出血少,血管蒂显露容易,故吻合血管游离效果好。

(6)肌皮瓣的血供丰富,对放射性溃疡及慢性骨髓炎等创面血液循环不良及瘢痕组织多者,可改善局部血运,有利于创面的愈合。

肌皮瓣虽有以上的优点,但由于肌皮瓣为复合组织,比较厚,修复浅在的创面外观臃肿,但肌皮瓣移植由于附丽部切断,张力消失,则体积缩小30% ~ 50%,特别是切断神经后的肌皮瓣,如不作神经吻合,肌肉将继续萎缩,臃肿现象将进一步改善,一般不需要作修整。其次,某些部位的肌肉,由于功能重要,不能作肌皮瓣移植,否则将影响功能。

2.3.4 肌-肌皮瓣移植的适应证

肌皮瓣用来修复创面有较多优点,但移植时对供区将产生不同程度的影响,因此选择修复方法时,必须根据创面的情况及给供区带来的损害作全面衡量,选择手术成功率高、功能与外形好、操作简单、给患者带来痛苦少的修复方法。只有在应用游离植皮和局部皮瓣或游离皮瓣不满意的情况下才应换取肌皮瓣,其临床适应证如下:

(1)可修复外伤性皮肤缺损伴深部肌肉缺损的创面,特别是有骨质、血管、神经外露创面者。

(2)慢性骨髓炎伴皮肤大面积瘢痕、放射性溃疡病灶清除后,一般创面比较广泛,软组织缺损较深,骨质外露或有残腔,血运较差。因此,用肌皮瓣修复既可修复创面,又可用于控制感染,是最好的修复组织。

(3)体表肿瘤切除后的皮肤缺损和深部软组织缺损,特别是四肢软组织肿瘤切除后,往往不仅仅是皮肤缺损,同时伴有肌肉切除带来的功能障碍,这种创面用吻合血管神经的肌皮瓣带蒂肌皮瓣修复,既可修复创面,又可同时改善肢体的功能。

（4）由于疾病、严重缺血性肌挛缩及外伤所致肌肉缺损或肌肉失去神经支配造成肌肉功能丧失，又不能利用局部肌肉代偿者，可用带有神经血管的肌皮瓣修复，以达到重建肌肉功能。

（5）由于截瘫或其他原因所致压疮，经病灶切除后所致的创面可采用肌皮瓣修复，既可消灭创面，又用于压疮的预防。

（6）可用于因手术、外伤或先天原因所造成的器官——乳房、阴茎等缺损的再造。

2.3.5　肌-肌皮瓣移植选择的原则

在进行肌皮瓣移植时，首先必须考虑该肌皮瓣的血供类型，即"决定性血供"。以该类型决定该肌肉存活情况，同时还必须了解该肌血管所供覆盖皮肤的预测存活面积。其次如肌皮瓣作为局部转位，必须知道该肌皮瓣的血管轴点及该血管所供肌皮瓣最大长度，该长度将决定该肌皮瓣的旋转弧，其弧的大小即为该肌皮瓣所能达到的范围。除此，尚须注意该肌切取后给局部功能带来的影响、有否协同肌代替，特别注意特殊职业对肌肉功能的要求，如长跑、跳高运动员，就不应选用腓肠肌肌皮瓣等。

此外，在考虑上述问题时，尚须根据伤面的大小、功能丧失情况及部位选择肌皮瓣。单纯软组织深在缺损，如创面范围较大可用背肌皮瓣或阔筋膜张肌皮瓣；创面范围中等可用股薄肌皮瓣和腓肠肌皮瓣等；创面范围小用趾短伸肌皮瓣较好。如皮肤肌肉缺损影响肢体功能，在修复创面的同时，还必须功能重建，选择时必须考虑带有运动神经的肌皮瓣来进行修复。如前臂外伤创面，造成伸肌或屈肌缺损影响伸或屈肘功能者，可用带有胸背神经的背阔肌皮瓣和带有胸前神经的胸大肌肌皮瓣。

另外，根据部位不同，能用不吻合血管的肌皮瓣转位修复的，就不用吻合血管的肌皮瓣移植术。发生在上臂创面可用带血管蒂的背阔肌皮瓣或胸大肌皮瓣；骶部、坐骨部创面可用臀大肌皮瓣；大腿下段、膝部、小腿中上 1/3 以上的创面可用带血管蒂腓肠肌皮瓣。如创面的邻近无适当的肌皮瓣可用，则应根据创面的大小、深度选用吻合血管游离肌皮瓣，并需了解受区的血管情况以便作血管吻合。对某些部位，因创面周围无理想的可供吻合血管，又无局部转位肌皮瓣，则可用交叉肌皮瓣，如小腿中下段较大创面，胫前、后动脉条件又差，不宜作血管吻合，而邻近腓肠肌皮瓣转位有困难，故应用对侧小腿的腓肠肌内侧头皮瓣，作交叉小腿转位来修复创面。

2.3.6　肌-肌皮瓣移植的手术方法

1）肌皮瓣的设计与切取方法

（1）肌皮瓣的设计：根据肌皮瓣移植术的选择原则选择供区（见图 2.29）。确定好供区，以肌皮瓣的血管为轴，根据 1977 年 Mc Craw 的肌皮瓣血供区域的预测范围，按受区创面形态、大小、深度设计肌皮瓣的切线。如局部转位，以肌皮瓣的轴点为轴心，按其旋转弧测量移位肌皮瓣的远端，使其能达到创缘的远端，再放长 20%；其面积与形成根据受区创面的面积与形态，再放大 20%。受区的位置紧邻供区，可作单蒂式肌皮瓣；创面不紧靠供区，但在旋转弧的范围内，为了增加旋转弧度或延伸长度，可作岛状肌皮瓣；如果受区与供区之间有正常皮肤相隔，可作皮下隧道，便于岛状肌皮瓣通过隧道转位到创面处；如作远位移植，可根据受区供吻合血管的位置，保留适当长度的血管蒂，切断后即可作远位吻合血管肌皮瓣移植。

（2）切取方法：

① 行切取法：即按肌皮瓣的血管蒂的解剖位置先将其显露出来，再根据设计的切线，切开皮肤、皮

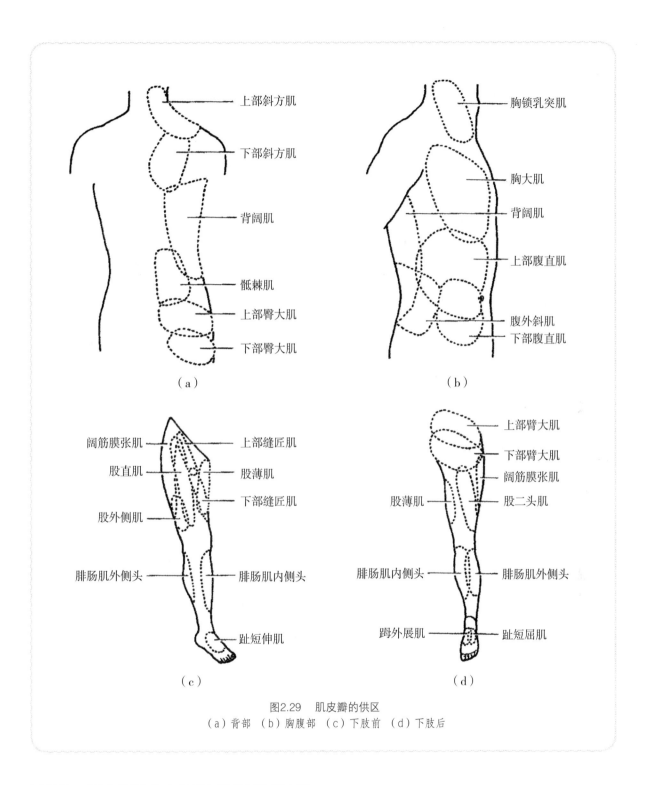

图2.29　肌皮瓣的供区

（a）背部　（b）胸腹部　（c）下肢前　（d）下肢后

下组织,于肌肉的深面,由远侧向近侧切取肌皮瓣。

　　②逆行切取法:先按肌皮瓣的设计切线切开皮肤、皮下组织,再于肌肉的深面,由远向近侧分离,直达血管蒂,并将血管蒂周围组织小心地切断,形成仅带血管或血管神经蒂的岛状肌皮瓣。该方法操作方便,较前者安全。

　　2）受区的准备及肌皮瓣移植

（1）受区的准备:对外伤性做好清创,瘢痕组织彻底切除,感染创面做好病灶清除,肿瘤作好满意切除,如仅仅是软组织缺损,先做好肌肉的固定点。固定点为骨骼者,应将骨质凿成粗糙面或掀起一骨片,并准备缝线孔;对需作功能重建者,应于创面的远侧找出供吻合肌腱,并切除变性的肌肉,以便缝合;如需作吻合血管的肌皮瓣移植,须显露出供吻合的受区血管,如同时作功能重建者,须于受区显露出供吻合的神经。

（2）移植肌肉或肌腱的固定:如果单纯作填充缺损和修复创面,先把肌肉固定于缺损处,再将肌皮瓣的远侧缝合于受区的最远处或适当部位,在缝合前用手轻轻牵拉肌皮瓣达到预定的位置,观察血管蒂的张力或长度,张力过大或长度不够将影响血运,则可将血管蒂适当地分离,以增加长度,有利血流通畅,再进行缝合。对功能重建者,必须将肌皮瓣的肌肉或肌腱与受区远端的肌腱或肌肉行残端吻合。吻合方式为:肌肉与肌肉行端断吻合,肌腱与肌腱行编织缝合,肌肉与肌腱则行肌腱埋入肌肉内缝合。在缝合时须保持其合适张力,一般等于肌肉最大张力的 7/10~8/10。张力过大,将造成肌纤维的断裂和影响血运;张力过小,则术后肌肉缺乏足够伸缩力,而不能发挥功能,须再次手术调整。

（3）缝合皮肤:如肌皮瓣局部转位,则无须进行血管缝合。故肌肉或肌腱固定后,如血运良好,经冲洗创面后,则可作皮肤缝合。对肌皮瓣远位移植,须作血管或血管神经吻合,除只留下供血管神经吻合的创面外,其周围的皮肤先进行吻合,这样有利于血管神经吻合。

（4）吻合血管神经:根据供移植组织的血管情况与受区的血管条件,如供体血管为单一血管断端,口径与受区血管口径一致,可行端端吻合;如口径不一致可将小血管剪成斜面行端端吻合;如受区无相应侧支,血管须与主干血管吻合,则应行端侧吻合。对供体血管直径较细,可追踪到分叉前主干血管,采取成"T"形与受区作镶嵌吻合,原主干血管采取后如对远侧血运有影响者可行端端吻合。这样,既保证了供体的血管口径,又保证了供区血运不受影响。

对需要作功能重建者尚需对供区运动神经与受区的运动神经作束间缝合。为了缩短神经再生距离,尽快恢复重建肌肉的功能,应使缝合处尽量靠近供体的肌肉。如术中发现神经有缺损,可进行神经移植。对单纯填充组织缺损和修复创面,则不需进行神经缝合。

最后对剩余创面经冲洗后进一步检查:血管吻合口和供体的血运,如无异常,则放置引流管或引流条,然后缝合剩余创面的皮肤。

2.3.7 肌-肌皮瓣术后处理

肌皮瓣移植术后处理包括采取对血循环情况观察、抗感染、抗血管痉挛及抗凝等措施,与游离皮瓣移植一致,本节仅就肌皮瓣术后的注意事项给予介绍。

（1）局部的包扎和肢体的制动:肌肉（肌腱）皮瓣的局部转位或远位移植,因部位的不同,要求也不一致。对头颈与躯干,重点是局部的妥善固定,并暴露部分皮肤以利于观察血液循环与测温。而四肢除须注意局部固定外,还须作肢体石膏托制动34周,石膏托的包扎不能过紧,避免压迫。此外,须适当抬高患肢,以利于静脉回流。

（2）肌-肌皮瓣肿胀的处理:如出现反应性水肿、静脉回流不畅等,必须找出原因作针对性处理。对于皮瓣下血肿,必须拆除创缘数针,清除血肿,并尽可能找出出血点,给予处理。对于静脉回流不畅,则应嘱患者患肢抬高,以促进回流。反应性水肿一般 48h 即可消退,无需特殊处理,但需严密观察。

（3）移植后期的修整:肌-肌皮瓣移植术后如局部有臃肿现象或受区肢体有不对称者,经 3~6 周的观察不能改善,可作局部臃肿修整术,切除多余的皮肤、肌肉及瘢痕等,尽可能使其外观达到一定要求。

对作带神经肌皮瓣移植术者,待神经功能有一定恢复后,如有肌腱粘连,影响肌肉发挥功能,可进一步行肌腱松解术。如肌张力过松、缺乏足够的伸缩力时,则需要作一次肌张力的改良调整术。

(4)肌电图的检查:对功能重建所作带神经血管肌皮瓣移植者,必须定期作肌电图检查,以了解支配肌肉的神经功能恢复情况。如不能按期恢复肌肉的功能,必须及时进行探查,了解吻合的神经情况,如有神经粘连,应行神经松解术;如吻合技术有问题,发生吻合失败,形成神经瘤,则须行切除再吻合。须特别注意的是由于对合错误,即运动支与感觉支或混合支吻合,则应切断后寻找运动支进行吻合。

2.3.8 几种常用肌皮瓣的设计

为了很好地选择一块肌皮瓣,必须知道靠决定性血供才能存活的肌长度。这块肌肉的长度将决定肌皮瓣的存活面积,只要知道了这一点,就可以通过"决定性"血管蒂的部位决定肌皮瓣的旋转弧。

要考虑肌肉所能发挥的功能,皮肤感觉的变化(从丧失到感觉,可恢复正常),肌肉的体积变化(当肌肉从止点切下时体积丧失50%,神经功能也将减少)。

关于肌皮瓣的肌皮血管区域,Mc Craw 于 1977 年作了详细描述,并用图和表作了说明,下面介绍几种常用肌皮瓣的血供区域。

1)背阔肌肌皮瓣

该肌皮瓣是 Schott Staedt 于 1955 年首先报道。背阔肌的血供分为 2 型,以胸背动静脉供血为主[见图 2.30(a)],其前半部可以与其浅面的皮肤一起移植,面积约为 12cm×35cm,其远侧可向髂棘上延长 5cm 而不需行延迟术。标准皮瓣是背阔肌前缘上 3cm 到背阔肌前缘,然后再在肌肉深部游离,肌肉宽度上缘为 15.8cm,后缘皮肤与肌肉重叠 3cm[见图 2.30(b)],其轴位于腋后皱襞的顶点[见图 2.30(c)]。

该肌皮瓣旋转范围为前上胸壁、后侧胸壁以及乳房的上部修复,也可作同侧上臂软组织缺损的修复,其游离移植可修复身体远位的各类创面,因为有肩部肌肉代偿,术后不影响功能。

2)胸大肌肌皮瓣

该肌皮瓣为 1973 年由我国已故陈中伟院士首先报道。胸大肌的血供分为 2 型,由胸肩峰动静脉的胸肌支供血为主[见图 2.31(a)],其神经支配为胸外侧神经和胸内侧神经[见图 2.31(b)]。

因分布在胸大肌的血管神经分支较为复杂,故胸大肌的肌皮瓣设计有较大的灵活性。但在胸大肌每一部分都存在一个主要的血管神经束。临床应用可根据设计的游离肌皮瓣,剖出其独立的主要血管神经蒂。胸大肌锁骨部血供主要来自胸肩峰动脉的三角肌支,支配神经为胸外侧神经锁骨支;胸肋部的血供来自胸肩峰动脉的胸肌支,支配神经为胸外侧神经上胸肌支;腹部的血供来自胸肩峰动脉的胸肌支或腋动脉的胸肌支,支配神经为胸内侧神经。由于胸大肌 3 个部分都有各自的血管神经束。因此,在切取时,可以分别或联合切取,制成胸大肌的游离肌皮瓣;也可作为胸大肌的游离肌瓣和带蒂肌瓣。

该肌皮瓣临床主要以游离肌皮瓣移植,用于上肢伸屈功能重建或修复软组织缺损[见图 2.31(c)]。

3)缝匠肌肌皮瓣

缝匠肌的血供解剖为第 4 型[见图 2.32(a)],由股深动静脉分出来的许多节段性血管供应。因此,它不能作为整块肌肌皮瓣,而是分为上下各半来做肌皮瓣。

(1)上半部缝匠肌肌皮瓣:以近侧蒂的 6cm×16cm 缝匠肌的上半肌皮瓣的轴在腹股沟韧带下方 8cm 处,由于节段性血供是由许多节段性血管供应,因此长度和宽度明显受限,应用受到一定的限制[见图 2.32(b)]。它的旋转弧能达到耻骨和髂嵴的脊杜前。该皮瓣的感觉很差,但功能很好。

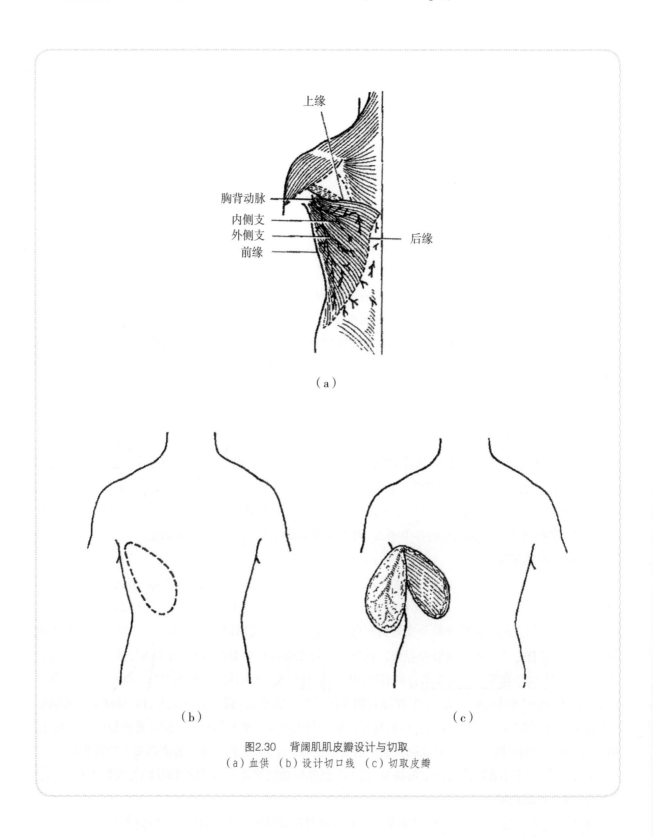

图2.30　背阔肌肌皮瓣设计与切取
（a）血供　（b）设计切口线　（c）切取皮瓣

（2）下半部缝匠肌肌皮瓣：由于该肌皮瓣的蒂部有膝部的隐支，因此它比上半部缝匠肌肌皮瓣长，一般为 6cm×20cm。肌皮瓣的轴在内收肌管附近［见图 2.32（c）］，皮瓣的弧可延伸到胫骨结节和根部，因此可以修复该部的缺损；也可作为交叉肌皮瓣用。如术中不损伤隐神经，尽管皮瓣感觉差，但功能不会丧失。

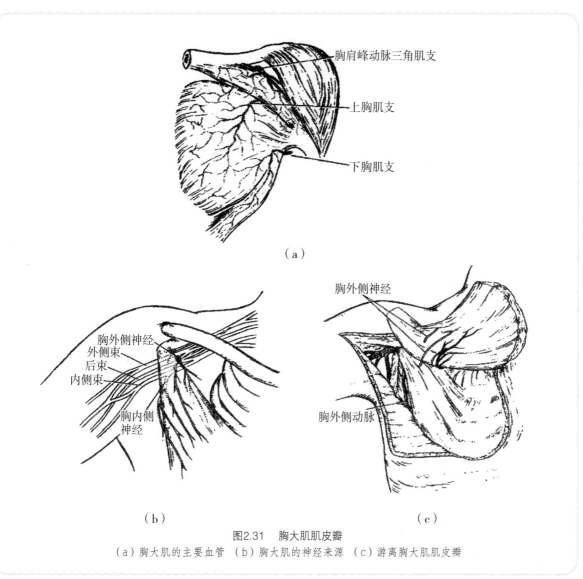

图2.31 胸大肌肌皮瓣

（a）胸大肌的主要血管 （b）胸大肌的神经来源 （c）游离胸大肌肌皮瓣

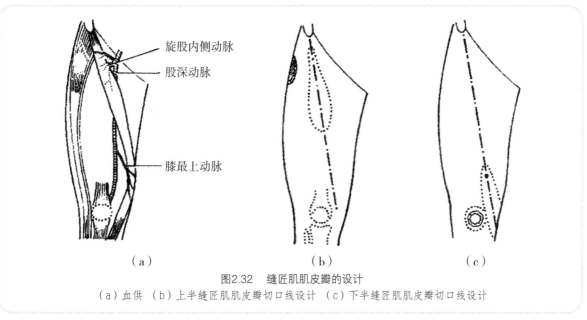

图2.32 缝匠肌肌皮瓣的设计

（a）血供 （b）上半缝匠肌肌皮瓣切口线设计 （c）下半缝匠肌肌皮瓣切口线设计

4）股内侧肌肌皮瓣

其血供解剖为 1 型，由股动静、静脉直接发出股内侧肌的滋养动脉［见图 2.33（a）］，其范围皮肤切线在股直肌与缝匠肌之间的皮肤可适当放大 2~3 cm［见图 2.33（b）］。但肌腹可直接游离，也可以带血管神经束作推进肌皮瓣，和股内侧肌皮瓣一样可用作修复膝关节部位软组织［见图 2.33（c）］。

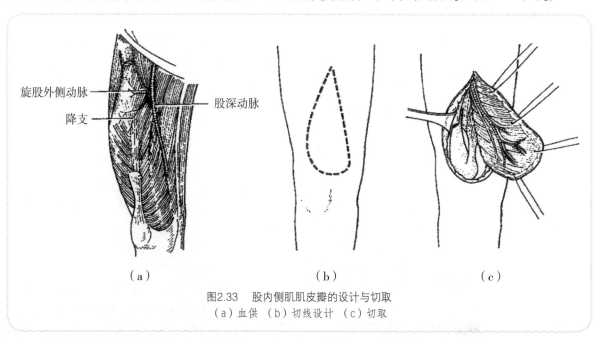

图2.33　股内侧肌肌皮瓣的设计与切取
（a）血供　（b）切线设计　（c）切取

5）股二长头肌肌皮瓣

股二头肌肌皮瓣由 James 于 1980 年首先报道。目前主要采用股二长头肌肌皮瓣。股二长头肌的血供解剖为第 3 型［见图 2.34（a）］，由股深动脉发出的第 2 穿支供血。由肌肉的中部进入有较多的变异，一般在坐骨下约 8 cm 处，面积约 12cm×35cm，是股后一块主要的肌皮瓣。其范围为：上缘在臀皱褶，下缘在窝上方，外缘在股二头肌的后缘，内侧过后中线。由于轴在股中部，而且有一定的变异［见图 2.34（b）］，因此限制了肌皮瓣弧的伸延。肌皮瓣旋转范围，可达到会阴和同侧坐骨。由于含有股后皮神经，所以感觉基本正常。功能方面由于有短头、阔筋膜张肌和半腱肌、半膜肌存在，故功能无明显影响［见图 2.34（c）］。

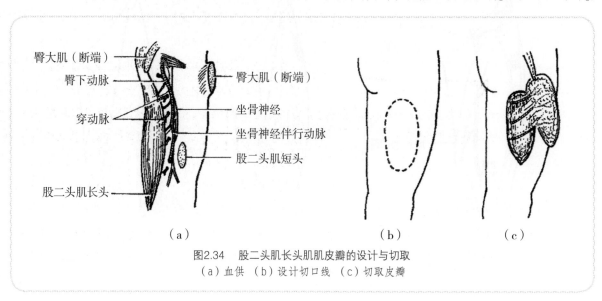

图2.34　股二头肌长头肌肌皮瓣的设计与切取
（a）血供　（b）设计切口线　（c）切取皮瓣

该肌皮瓣临床主要用于肢体外伤或肿瘤切除所致肌肉和皮肤缺损需修复肌肉功能者；因神经损害所致肌肉麻痹需修复肌肉功能者；以及前臂缺血性挛缩需修复肌肉功能者。

6）股薄肌肌皮瓣

由 Harii 于 1974 年首先报道。该肌皮瓣的血供解剖为第 3 型［见图 2.35（a）］。上段大部为一根由旋髂内动脉分出一支血管供血，而下段小部为数个小血管供血。因此，该肌皮瓣长度为肌肉上 2/3，约 24cm，阔度为 6cm 左右，其轴位于耻骨上、会阴、骶骨中部，髂前上棘。由于血管蒂的外径较大，为 1~2.5mm，故可以作游离移植，术后不影响功能［见图 2.35（b）］。

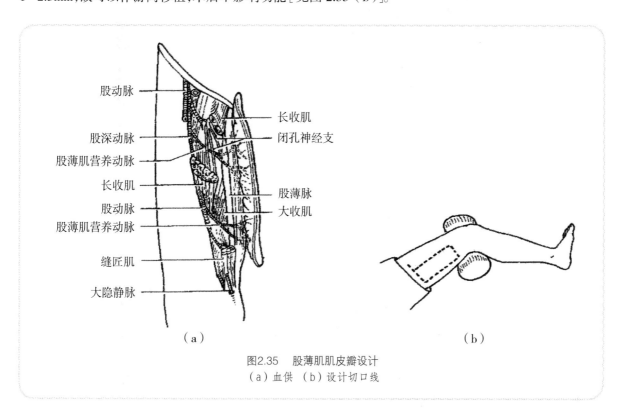

图2.35　股薄肌肌皮瓣设计
（a）血供　（b）设计切口线

该肌皮瓣临床主要用于肢体外伤或肿瘤切除所致肌肉和皮肤缺损需修复肌肉功能者；因神经损害所致肌肉麻痹需修复肌肉功能者；以及前臂缺血性挛缩需修复肌肉功能者。

7）阔筋膜张肌肌皮瓣

由 Hill 于 1978 年首先报道，阔筋膜张肌的血供解剖为第 3 型［见图 2.36（a）］。由旋股外动静脉的上升支供应，面积为 12cm×30cm，其范围上缘可超过髂嵴上 3cm，下缘到大转子下 15cm，前缘可超越阔筋膜张肌前缘 3cm，后缘可超越阔筋膜张肌后缘 3cm。该皮瓣的轴在髂前上棘的下方 7cm 左右。其旋转范围，上方可到同侧下腹部、会阴部、下方大腿的上半及内上方，其游离移植可修复身体远位的各类创面［见图 2.36（b）］。

8）腓肠肌肌皮瓣

由 Feldman 于 1978 年首先报道。腓肠肌的血供解剖为第 4 型［见图 2.37（a）］，分内侧头与外侧头，在肌皮瓣中都可以应用。它的血供是由动脉分出的内外各一支腓肠肌营养动脉。肌皮瓣的面积一般为 8cm×30cm。一般内侧头比外侧头区域要远一点。其范围内侧头可延伸到内踝尖上方 5cm，外侧头可延伸到外踝上 10cm。该肌皮瓣的旋转范围，由于皮瓣的轴在胫骨结节平面。血供由膝关节进入肌

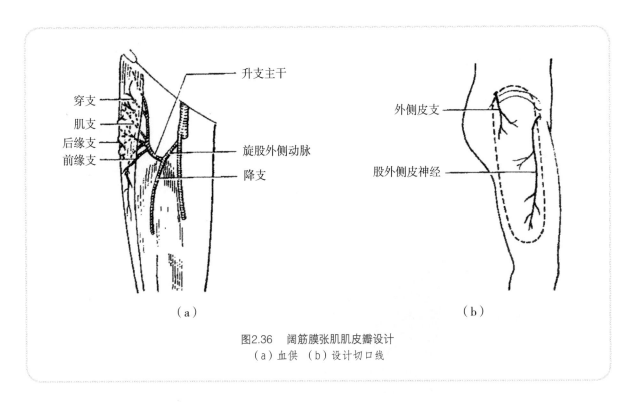

图2.36　阔筋膜张肌肌皮瓣设计
（a）血供　（b）设计切口线

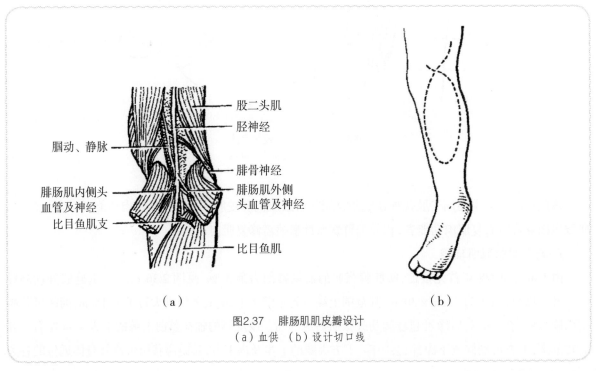

图2.37　腓肠肌肌皮瓣设计
（a）血供　（b）设计切口线

肉。因此，肌皮瓣的旋转弧较大，可到腓肠肌上半的小腿前方和整个膝区、腘窝及大腿的下方［见图2.37（b）］。由于血管口径在 1mm 以上，故亦可作游离移植，皮肤感觉差。如果只取一侧对功能影响不大，但对跑步有明显影响。因此，不能应用于运动员。

　　该肌皮瓣临床主要用于肢体外伤或肿瘤切除所致肢体肌肉和皮肤缺损需修复者，以及前臂缺血性挛缩需修复肌肉功能者。

2.4 骨瓣与骨膜瓣移植

传统骨移植的骨瓣是一块无血供骨块,实际上是"死骨移植",生长非常缓慢,新生组织沿新生血管或移植骨中原有的血管向前推进,Axhausen将此称为"爬行替代"。Uaba、O' Brien于1973年用血管吻合才将"活骨移植"用于临床。骨膜是"骨的母体组织",有很大的成骨潜力。作为带有血供骨瓣和骨膜瓣移植用于临床是从显微外科问世后才得到临床医师重视。

2.4.1 骨与骨膜的血供解剖

1)骨与骨膜的血供解剖

作为含有血供骨瓣和骨膜瓣游离或带蒂移植的关键是必须带血管,使移植骨瓣或骨膜瓣有充分的血液供应。因此,必须了解骨和骨膜的血供解剖。

(1)骨的血供解剖:骨的形态不同其血供稍有区别。

长骨的血供情况:主要有4种供应方式,即滋养动脉、干骺动脉、骨膜动脉和肌源动脉(见图2.38)。

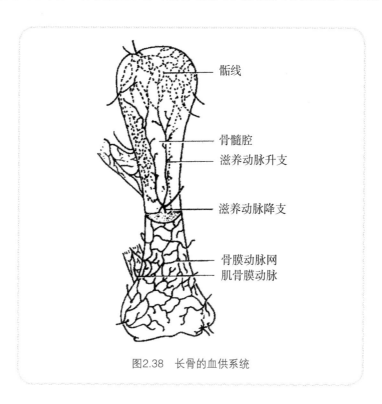

图2.38 长骨的血供系统

① 滋养动脉:多为一支,担负着长骨的主要血供。在进入骨滋养孔前,呈迂曲状,通过滋养孔进入髓腔成为骨髓动脉,分升支与降支,沿同内膜向两端走行,沿途发出很多分支。向骨髓发出的分支,是骨髓窦状血管系统的供血者。向外周发出皮质支,组成哈氏系统的血管,直到滋养骨密质内2/3的部分。其骨髓动脉两端分支与干骺动脉吻合。其静脉由两端细小静脉汇入骨髓腔的中央静脉窦,通过骨髓动脉出骨滋养孔。

② 骨膜动脉:骨膜动脉来源于多方面,但主要来源于骨骼附近的肌动脉,也有少数来源于附近的直

接皮动脉,在骨膜中形成血管弓或网。主要是滋养骨膜,但也有分支入骨密质,约滋养密质的外 1/3 的部分。其微细静脉都汇入伴行静脉。过去曾否认骨膜动脉分布于骨密质,但通过电镜、荧光镜等方法,经大量实验研究证明骨膜动脉起到滋养骨密质的作用。

③ 干骺动脉和骺动脉:它们是许多细小血管从邻近的动脉和关节周围的血管网发出。沿着关节囊附着线穿入干骺端者为干骺动脉;如果关节囊附丽于骨骺,沿关节面周围的骨孔入骨骺者为骺动脉。在儿童中由于骺软骨未闭合,干骺动脉无吻合支,成人则密切吻合,滋养着干骺端、骨骺、骺板(骺线)和关节软骨,担负着长骨的 20% ~ 40% 血供。其微细静脉都汇入伴行静脉。在发育中骨骼的骺动脉、干骺动脉和滋养动脉分布于骺软骨的每一侧,除少数有吻合外多数不吻合。

④ 肌源动脉:近来经许多学者研究,通过肌骨瓣的临床应用,认为附着于肌肉上骨组织可通过肌肉的血管网经骨膜而得到血供,这一认识为肌骨瓣的移植提供了解剖学依据。

扁骨的血供解剖:主要来源可通过 3 种形式:

① 滋养动脉供血:它不像长骨的滋养血管位置和数目恒定,而是数目多、位置不恒定。

② 骨膜动脉供血:它来源于邻近的动脉发出分支到达骨膜,与长骨骨膜动脉一样,在骨的表面互相吻合形成骨膜动脉网,分布到骨膜和骨质。

③ 肌源动脉:是扁骨血供的主要来源。它是通过附着于骨表面肌肉的血管网经骨膜来滋养骨质。当然,肌肉的血管网滋养骨质必须经该部骨膜到达骨质。

(2)骨膜的血供:骨膜的血供是非常丰富的,它的来源有来自邻近的动脉贴附骨膜形成骨膜动脉网,也有干骺动脉骨膜支、肌骨膜支和滋养动脉骨膜支,参与骨膜动脉网。它不仅使骨膜得到血供,而且通过哈佛管,向骨内导入细小支,对骨质的营养起重要作用。这是带骨膜骨瓣移植存活的保证。

认识了骨与骨膜的血供解剖,就可以掌握供骨瓣与骨膜瓣的血管及其解剖位置,并从众多的血管中找出解剖位置恒定、血管口径较粗、蒂较长,而且是该骨瓣或骨膜瓣的主要血供来源血管,有利于吻合血管的游离移植。

2)带血供骨瓣和骨膜瓣移植的理论基础

不带血供的骨移植已有近 200 年历史,经一个多世纪的研究与实践,如 Axhausen 所称的为"爬行替代",这种替代过程极为缓慢,小的骨块需数月,大的骨块时间更长或不能完全替代。为了改善这一不理想结果,故而提出带血供骨瓣和骨膜瓣的移植,显微外科的问世使这种技术完全成为可能。为了提供带血供骨瓣和骨膜瓣移植的理论依据,进行了实验研究。通过研究,证明带血供骨瓣和骨膜瓣不仅临床可行,而且具有再生和重建骨损伤和骨缺损的功能。

3)骨瓣与骨膜瓣移植的原则和适应证

(1)骨瓣与骨膜瓣移植的原则:

① 能够用传统骨瓣移植成功而它的效果与吻合血管的骨瓣移植一样,就不应该用吻合血管的骨瓣或带蒂骨瓣移植,如无缺损的骨不连和骨囊肿等,可以用传统的游离骨片移植可达到带血供骨移植的效果。

② 能够用近处带蒂骨瓣移植成功就不用远处吻合血管骨瓣移植,前者比后者成功率高,而且手术方法也较简单,效果是一致的。如股骨近端的病变,需用带血供骨瓣移植时可用带蒂肌骨瓣或带血管蒂骨瓣移植即可。

③ 能够用带血供骨膜瓣移植成功就不用带血管骨瓣,因前者不给患者造成供区的骨的形态和功能

改变,如骨不连或骨缺损在 2cm 以内,可只用骨膜瓣移植。

④ 用吻合血管的骨瓣移植供区的选择应以不影响功能与外观为原则,故一般以髂骨瓣为好;在长骨缺损较大(一般 6~7cm 以上)和作关节成形时,应选用可供吻合血管的腓骨近侧段为主。

(2)骨瓣与骨膜瓣的临床应用适应证:

① 骨不连接传统的治疗方法采用游离骨片,但如缺损过大,则游离植骨的成功率明显下降,可采用带有血供的带蒂或吻合血管骨瓣移植,因其具有正常骨愈合的作用,故成功率明显提高。

② 外伤性或骨肿瘤切除后大块骨缺损和先天性骨缺损应用带蒂骨瓣或吻合血管的大块活骨移植已是目前治疗的主要手段,其愈合过程完全是正常骨愈合机制。

③ 先天性胫骨假关节,过去对这类病例治疗虽有一些治疗方法,但失败的较多,自采用吻合血管游离植骨以后,治疗情况得到了改观,已成为目前治疗本病的主要手段。

④ 面部骨缺损畸形,应用带蒂复合骨瓣治疗面部骨缺损畸形,在显微外科问世以前已被整形外科与口腔外科应用于临床,显微外科问世以后就成为临床通过吻合血管的游离移植的可靠方法。

⑤ 骨感染造成骨缺损治疗,既往对这类病治疗都分为两个阶段,首先清除病灶,使感染愈合后才能作游离骨移植,治疗骨缺损。目前已可以在骨感染得到一定控制后,在清除病灶的基础上,同时作带有血供的骨瓣移植,把以往两个阶段治疗一次完成,这显示了活骨移植不仅能提高愈合率,同时有具备正常骨组织的抗感染机制。

⑥ 缺血性骨坏死。除以上的治疗范围外,近 10 年来,由于对骨缺血性坏死的研究,认识到带血供的骨移植是治疗骨缺血坏死以及修复坏死造成骨畸形的有效手段,该方法不仅给骨坏死提供血供,而且能提供骨的效应细胞及骨的生长因子。

带血供骨膜移植目前主要用于治疗骨不连或骨缺损不超过 2cm 者,也有用于治疗骨缺血性坏死者。

2.4.2 常用的几种游离骨瓣和骨膜瓣的设计与切取

1)选择骨瓣或骨膜瓣的原则

供区的要求:

(1)游离骨瓣或骨膜瓣的血供必须是知名血管,而且该动脉切断后不影响远侧的肢体或组织。

(2)供吻合的血管的解剖较恒定,尽量没有变异。

(3)供作吻合的血管蒂,须有一定长度(2~3cm),血管亦须有适当的口径,以便在手术显微镜下吻合。

(4)供移植的骨片要有足够的体积和长度,以便够受区的植骨使用。

(5)如需同时修复肌肉皮肤,则骨瓣必须能包含有肌肉和皮瓣,而且血供是一致的。

(6)供移植后局部功能和形成不受影响或影响不大。

2)骨瓣与骨膜瓣的设计与切取方法

(1)游离腓骨移植的设计与切取:腓骨移植是腓骨动脉为供血的[见图 2.39(a)],故以腓骨动静脉为血管蒂。手术方法:于小腿中上段外侧纵向切开长 18~20cm[见图 2.39(b)],其上端于腓骨小头斜向腘窝,切开皮肤、皮下组织及小腿筋膜,先将腓总神经找出,稍加游离牵向前侧予以保护,自腓骨长肌与比目鱼肌间隙进入,在跨长屈肌附丽处内上缘可见腓动脉、静脉,顺此血管向近心端游离至胫后动脉分叉处,暂不切断。游离时将比目鱼肌肌支切断,然后切开血管浅面的跨长屈肌肌腹,并锐性剥离附

着于腓骨前外侧的腓骨长短肌。沿血管束向远端游离至腓骨预定断面,于腓骨外侧将腓骨肌距附丽处
0.5cm 切断,留 0.5cm 之肌层作为"肌袖",以保护骨膜,并避免损伤腓浅神经[见图 2.39(c)],将腓骨外、
前、后侧游离,按需要长度截取腓骨[见图 2.39(d)]。

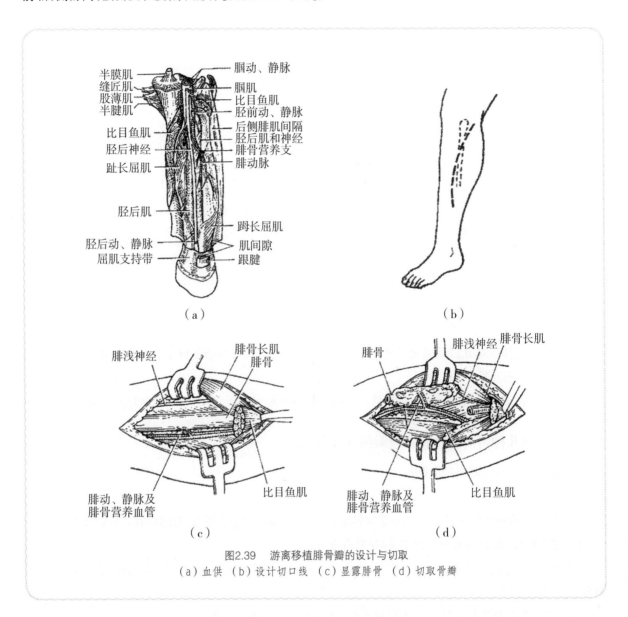

图2.39　游离移植腓骨瓣的设计与切取
(a)血供　(b)设计切口线　(c)显露腓骨　(d)切取骨瓣

（2）游离髂骨移植的设计与切取:

① 旋髂深血管的髂骨瓣游离移植的设计和切取:以旋髂深动静脉(见图 2.40)为蒂的髂骨骨瓣是
1979 年 Tayeor 等提出的。手术方法是沿髂骨行皮肤切口,由髂嵴中部向前切至髂前上棘之后,继续向
前沿腹股沟韧带切到刚越过股动脉处[见图 2.41(a)]。需将切口远端向股动脉走向延长 2～3cm,于
股三角的靠近腹股沟韧带处显露股动脉。在显露过程中如见到旋髂浅动脉,可将其结扎切断。在股动
脉外侧见到向外上方的动脉及其伴行静脉或在腹股沟韧带稍上方见到走向髂前上棘方向的血管束,可
能为旋髂深血管,后者正与发向内上方的腹壁下深血管相对。小心分离至髂瓣前上棘稍上方,继而于髂
骨嵴的外侧开始分离髂骨外面。先于髂前上棘远侧 2.5cm 处找出股外侧皮神经,并牵向内侧。后沿髂

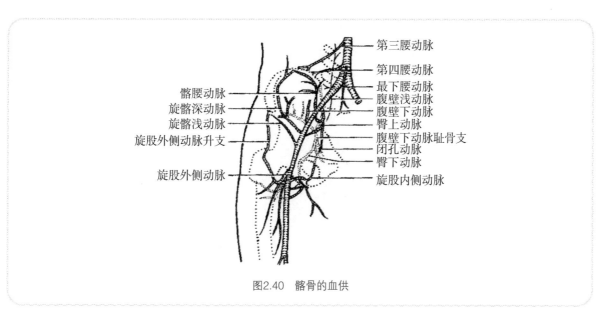

图2.40 髂骨的血供

第三腰动脉
第四腰动脉
最下腰动脉
腹壁浅动脉
腹壁下动脉
臀上动脉
腹壁下动脉耻骨支
闭孔动脉
臀下动脉
旋股内侧动脉

髂腰动脉
旋髂深动脉
旋髂浅动脉
旋股外侧动脉升支
旋股外侧动脉

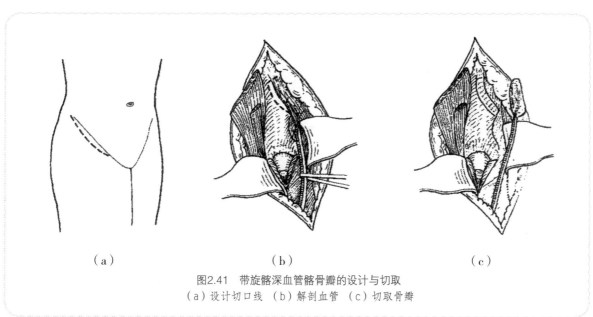

（a） （b） （c）

图2.41 带旋髂深血管髂骨瓣的设计与切取
（a）设计切口线 （b）解剖血管 （c）切取骨瓣

嵴外唇切开髂骨外侧面的肌肉附丽部,并作骨膜下剥离而显露骨外侧面。其髂骨嵴内唇及髂骨内面的髂肌附丽部均予保护,以保持旋髂深动脉进入髂骨的小分支完好无损[见图2.41（b）]。随后用骨刀从髂骨外侧骨皮质向内侧凿透内侧皮质为度。骨块凿断后,内侧面保留1cm厚的髂肌与骨块相连,其肌肉内带有旋髂深动脉终支及其分布于髂骨的许多骨营养支,也有回流的静脉。此时将带有内侧肌层的骨块与周围组织游离[见图2.41（c）]。在游离过程中要注意分离出髂腹下神经和髂腹股沟神经,如影响旋髂深动脉,则将其中一根切断,不强求保护神经而损伤血管。小心保护由旋髂深血管主干构成的血管蒂。此血管蒂一般长6~8cm,口径约1mm以上。

② 臀上血管的髂骨瓣游离移植的设计和切取:该骨瓣是以臀上动静脉为蒂(见图2.40)。手术方法:在臀部侧,由髂前上棘后3cm,沿髂骨嵴至髂后上棘前3cm,弯向下前方止于大转子[见图2.42（a）],切开皮肤和阔筋膜张肌后缘,并向前翻转,后在臀大肌起、止点处各切开2cm,将臀大肌瓣向后翻转,显露

臀中肌后下缘，于臀中肌表面可见臀上动、静脉浅支。在其根部下2cm处将臀中肌切开2cm，向前上方翻转臀中肌，显露臀动、静脉主干和分部于髂肌和臀中肌的分支。选取臀上动静脉深支臀中肌肌支，按需要确定带部分臀中肌的髂骨瓣的形成和面积［见图2.42（b）］。在相应的髂骨内板剥离骨膜，切取带臀上动静脉及部分臀中肌骨瓣［见图2.42（c）］。

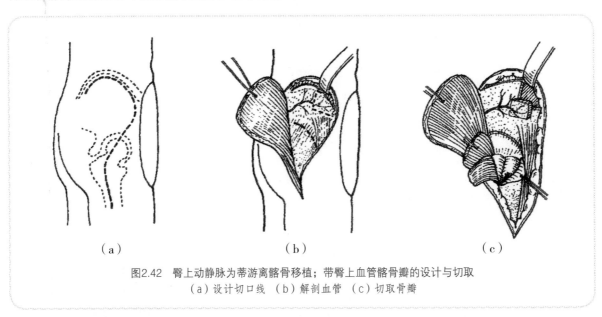

图2.42　臀上动静脉为蒂游离髂骨移植；带臀上血管髂骨瓣的设计与切取
（a）设计切口线　（b）解剖血管　（c）切取骨瓣

2.4.3　游离骨膜移植的设计与切取

　　游离骨膜移植设计与切取方法都与游离骨瓣移植基本一致，只是在最后切取时单纯剥离骨膜，而不切取骨骼。

　　以腓骨骨膜为例，在设计与切取方法上与游离腓骨移植一致。在皮肤切口，腓总神经的保护，腓动脉和静脉的暴露，以及沿血管束向远侧游离和保护进入腓骨的滋养血管到预定切断腓动静脉的平面，于腓骨外侧将腓骨肌距附丽处0.5cm切断，留0.5cm之肌层作"肌袖"，与骨膜不分离以保证骨膜的血供。在不损伤浅神经的情况下，将腓骨前、后、外侧游离，后按切取骨膜在显露腓骨的上下切断"肌袖"和骨膜，并切开腓骨的外侧骨膜，紧贴腓骨皮质，将腓骨骨膜与腓骨分离，则腓骨在不切断的情况下，切取带有腓骨动静脉蒂和"肌袖"的游离腓骨骨膜瓣。其他游离骨膜瓣的设计与切取亦按游离骨移植的设计与切取步骤操作，只切骨膜，不带骨块。

Title 3

肢体软组织缺损的修复重建

由于工业的发展、农业的机械化、交通工具速度的加快,事故引起的外伤均较严重而复杂。除全身影响外,局部损伤不仅是单纯性骨折或脱位,常常是开放性损伤。软组织损伤的程度也不仅是单纯的挫伤或皮肤裂伤,而常伴有大面积的皮肤挫伤或撕脱,常见肢体软组织缺损,深部的软组织如肌肉、肌腱、神经和血管等也常有损害。此外,还有瘢痕切除后的创面及皮肤或皮下组织肿瘤切除后的缺损等。因此,传统的骨科处理方法,如不结合整形外科技术和显微外科技术,已不能完全适应这类患者。故在掌握骨科技术的基础上,必须同时掌握修复重建技术才能较好地处理这类患者。特别自 1973 年 Daniel 等成功用髂股区带血管的皮瓣游离移植小腿创面以来,又为显微外科技术修复四肢创面打下了基础。1976年, Mccian 对肌皮血供进行了研究。1977 年, Matheo 报道了肌瓣、肌皮瓣在头颈、躯干和四肢创面的应用,成为显微外科技术修复创面不可缺少的手段。近 20 年来,我国广大骨科医师在实际工作中应用修复外科技术修复四肢外伤性创面,如 1978 年杨东岳等游离皮瓣移植在四肢创面中的应用,1985 年侍德等、1986 年朱盛修等肌皮瓣在骨科方面的应用,充分显示了修复外科技术在四肢外伤性创面应用的优越性。

3.1　概述

3.1.1　肢体软组织损伤性缺损创面的病因和临床表现

1）肢体外伤性创面的病因和临床表现

（1）皮肤切削伤:此类损伤多见于家务和木工,偶见于儿童手工作业。

临床表现:如系切割伤受伤,皮肤常裂开或伴有深部肌腱神经、血管损伤。肌腱的近端由于部位的不同都有程度不等的回缩和功能障碍。神经断裂,则引起神经支配的远侧感觉和运动障碍。血管断裂有不同程度缺血。由于手部血液循环丰富,一般不发生远侧血运障碍。如系削伤,常是皮肤或伴有深部软组织被削起或削去一块,使深部组织显露。一般不伴有骨折［见图 3.1（a）］。

（2）皮肤撕脱伤:此类损伤多见于工业,特别是以辗轴为主的工业损伤,偶见于车轮的辗伤。由于工作不慎,伤者衣袖或手套被机械辗轴卷入,手也被卷入机器,如伤手向相反方向抽出,而机器辗轴继续转动,将造成手部皮肤大面积逆行撕裂或撕脱。

临床表现:受伤手部大面积皮肤缺损或皮肤逆行剥脱。由于与动脉血行方向相反,故皮肤有淤血现象,呈紫红色;如皮肤被撕脱,缺损周围皮肤很少有潜行剥离,其深部软组织一般无明显损伤。如系手部手套式撕脱,则手指肌腱和神经血管束外露,2～5 指末节指骨常撕脱,但手掌、手腕深部筋膜完整［见图3.23（a）］。

（3）爆炸伤:此类损伤系爆竹、雷管、火枪等不规范操作造成的手部开放损伤,常同时合并有面部或其他部位损伤。

临床表现:轻者手部皮肤有多处火药烧伤,多数为软组织不规则炸裂伤,并有异物残留,重者有手指缺损。由雷管、火枪所致者,骨折同时存在,处理很困难。

（4）压砸性损伤:此类损伤系重物或打击直接打击手指或手掌,使受伤的皮肤、指甲和深部组织损害,常同时合并有受打击部位的横形或粉碎性骨折。

临床表现:如系指端压砸损伤,常出现指甲下血肿、指甲裂伤或甲根翘出,前者指甲下呈紫黑色,指甲与甲床有程度不等剥离。后者指甲的近端与甲床分离,并从甲后皮肤皱襞翘出,暴露在皮肤外。也可出现指端皮肤呈不规则形,缺损形态与打击物相似,有时伴骨外露。如手的其他部位发生压砸损伤,则出现皮肤挫裂伤,边缘不整齐,有时有多处散在性小伤口。这些伤口的位置与形态,正好是压砸工具的着力点部位的形态。伤口周围的皮肤和深部软组织也有不同程度的挫伤,且该部位常伴横形或粉碎性骨折。对这类损伤要正确判断皮肤和深部软组织的损害范围常有困难,且损害皮肤与正常皮肤间隔存在,处理非常棘手。一般应尽可能清除受损皮肤,可用整形外科或显微外科技术来进行修复。

（5）辗轧撕裂性损伤:这类损伤多见于工农业重型转轴机械所造成的损伤,如农业脱粒机和轧花机,以及汽车车轮辗轧伤。当手部受到辗轴挤压时, 除造成手部中心部骨折外, 皮肤和深部软组织亦产生严重挫灭或撕裂。

临床表现:手、前臂以及下肢等皮肤和深部软组织常呈广泛撕裂或脱套性撕裂,也有呈大面积皮肤和软组织撕脱,甚至呈不全性手、前臂以及下肢等离断,深部肌肉、肌腱、神经和血管亦发生严重挫灭或撕裂。手及前臂骨骼为多发或粉碎性骨折,移位也很严重,有时出现骨缺损[见图3.25（a）]。

（6）高速贯穿性损伤:这类损伤系由子弹或弹片等高速贯穿手部所造成开放性粉碎性骨折。当高速贯穿物穿入手部或肢体皮肤、深部软组织,击断骨骼后,又经对侧软组织和皮肤穿出者,称为贯通性损伤。如贯穿物留在体内,则称为非贯通性损伤。

临床表现:贯通性开放性骨折,有入口和出口;非贯通性开放性骨折,只有入口而无出口。注意如贯穿物残留在创内,清创时要尽可能给予摘除。创口的大小、性质取决于贯穿物的大小、速度及爆破力的强弱。除皮肤裂伤外,深部软组织——肌肉、肌腱、神经和血管亦因贯穿物性质不同,往往造成比皮肤更严重的损害,所致骨折常是严重粉碎性骨折。

2）肢体肿瘤切除肢体软组织缺损创面的病因和临床表现

由于近代肿瘤外科采用了在综合治疗的基础上广泛切除或根治肢体恶性肿瘤的手术代替传统的截肢,故需要进行修复重建,但并不是所有肢体肿瘤都要采用此种治疗方法,它仅适用以下几种类型:

（1）四肢软组织肿瘤:软组织肿瘤的种类繁多,大部分都发生于间叶组织,如纤维组织、脂肪组织、平滑肌组织、横纹肌组织、间皮组织、滑膜组织、血管与淋巴管组织等。周围神经和自主神经系统虽非间叶组织,但常由于与软组织分布在一起生长,故也属软组织肿瘤。

大部分良性软组织肿瘤切除后都不造成皮肤缺损和功能障碍,因此无须采用修复外科技术处理,但有部分良性软组织肿瘤因侵犯皮肤,或四肢肌肉或肌腱神经组织的肿瘤切除后,临床上表现为肢体皮肤和软组织缺损和功能障碍,则必须在切除的同时给予功能的重建。

其次是恶性软组织肿瘤,如恶性纤维肉瘤、血管或淋巴腺肉瘤、脂肪肉瘤、平滑肌肉瘤、横纹肌肉瘤、恶性巨细胞肉瘤、恶性周围神经鞘膜瘤等,常侵犯皮肤,经广泛切除或根治手术后,临床上都带来了大面积的组织缺损(包括皮肤)和功能障碍,必须作修复重建手术。

（2）皮肤及皮肤附件肿瘤:皮肤及皮肤附件良性肿瘤不多见,而且切除后很少带来广泛的软组织缺损和功能障碍。因此局部切除后都能缝合。而皮肤和皮肤附件恶性肿瘤,如基底细胞癌、鳞形细胞癌、皮肤原位癌和乳头 Paget 病、汗腺癌、Merkel 细胞癌、皮脂腺癌、毛囊癌等,即使是早期局部,亦需广泛切除,而传统的保守切除的复发率很高。对病灶范围大、浸润广的病例,必须采用广泛切除术,必要时尚需进行区域性淋巴结清除术。对局部广泛切除的创面,临床上轻者带来皮肤缺损,严重的除造成皮肤缺损外,其深部组织、肌肉、肌腱等亦需广泛切除,因而需要采用修复重建手术。

（3）恶性黑色素瘤:黑痣与恶性黑色素瘤,这是两种治疗和预后完全不同的病变。临床医师仅凭肉眼来鉴别是非常困难的,但临床医师应该做到能识别具有恶性倾向的征象,做到对可疑的患者不放过很重要。区别的方法可采用美国国立癌症研究所提出的 ABCD 标准(即 4 种早期诊断恶性黑色素瘤的征象):

① 不对称性(asymmetry):普通痣呈圆形或卵圆形,将其一分为二,两半对称,而恶性黑色素瘤呈不规则形,将其一分为二,两半不对称;

② 边缘(border):普通痣边缘规则光滑完整,而恶性黑色素瘤的边缘常参差不齐,呈锯齿样改变;

③ 颜色(color):普通痣为棕黄色、棕色或黑色,恶性黑色素瘤在棕黄色或棕褐色的基础上掺杂粉红色、白色、蓝黑色等;

④ 直径(diameter):普通痣直径一般都 <0.5cm,而恶性黑色素瘤常 >0.5cm。之所以强调上述的区别,因为普通痣一般不需手术切除,而恶性黑色素瘤要广泛切除,必要时尚需给予区域性淋巴结清除术。区别有困难者则必须作病理切片确诊,以决定手术方式。作广泛切除或结合区域性淋巴结清除者必须作修复重建术。

(4)骨肿瘤:应包括以下几个方面:

① 凡发生于骨骼系统各种组织如骨、软骨、纤维组织、脂肪组织、造血组织、神经组织和未分化的网状内皮结构等,均为原发性骨肿瘤。

② 通过直接侵袭或血运、淋巴系统转移到骨组织为继发骨肿瘤(转移癌)。

③ 尚有部分骨组织内的病变未能确定其性质是否是真性骨肿瘤即称为骨肿瘤样病损。对良性的骨肿瘤和骨肿瘤样病损一般都采用刮除、残腔植碎骨片;对侵犯较广泛、刮除不能达到目的者采用局部整块或整段切除术,再通过大块或一段骨移植术来修复重建,而恶性骨肿瘤,如成骨肉瘤、软骨肉瘤、恶性巨细胞瘤、骨纤维肉瘤、Ewing 肉瘤等以往大多采用截肢疗法,近年来采用综合治疗,即放疗、免疫疗法和联合化疗等的综合措施,再结合局部保留肢体的广泛病段切除术。广泛病段切除后骨缺损,一种采用自体的病段肿瘤灭活后再植,另一种采用自体正常活骨移植或义体来修复重建。只有少数恶性骨肿瘤侵袭皮肤,广泛病变切除后才合并肢体软组织缺损。

3)肢体瘢痕切除后缺损的创面的病因和临床表现

(1)开放性创伤未能早期修复创面,引起感染,产生肉芽创面,经多次换药愈合或表皮皮片移植愈合的创面,常发生瘢痕挛缩,特别是在关节附近或手部,引起畸形和功能障碍。为了矫正这类畸形和改善功能,必须作瘢痕切除。对伴有深部肌腱或神经损伤及骨与关节畸形者,只有用皮瓣修复后才能给予处理。

(2)肢体严重烧伤后造成瘢痕挛缩。轻度的关节部挛缩多由束条状或片状瘢痕引起,造成关节伸屈困难。这种瘢痕由于关节伸屈活动而受到经常性牵拉,容易发生皲裂,发生溃疡后又经久不愈,故须作瘢痕挛缩切除。轻度的关节部挛缩切除后作大张中厚植皮,如影响到深肌肉、肌腱、神经、骨、关节等,只需用皮瓣、肌皮瓣修复。

3.1.2　各类创面修复前的处理原则与步骤

1)外科修复技术修复肢体开放性损伤的处理原则与步骤

外科修复技术修复外伤性创面早期处理原则是在维护患者的生命前提下,如何使创面得以正确的早期处理并及时闭合创面,促进创面早期愈合。为达到此目的,必须遵循以下几个原则与步骤。

(1)首先重视全身情况的处理:由于近代工业飞跃发展,农业机械化,交通工具速度的加快,武器的现代化,引起的外伤都比较严重而复杂。除肢体局部造成严重的开放性损伤外,常合并其他部位的损伤。如脑部、胸部或腹部损伤以及休克等。因此,在处理这类损伤时,必须重视全身检查,如有休克则必须立即采取输血、补液等抢救措施。如合并有脑部或危及生命其他内脏的损伤应先给予正确的治疗,然后再处理肢体损伤,但有些肢体损伤如不及时处理会影响全身情况的恢复,则两者必须同时进行。近代抗休克方法和麻醉技术的进步,为处理全身合并创伤创造了有利条件。因此,在一些抢救中心,对严重复合伤的患者都采取了全面及时的综合处理,使严重复合伤抢救的成功率有了显著提高。

(2)及时彻底清创:清创是处理一切开放性损伤的重要措施。只要患者全身情况尚可,就必须在急症的情况下进行清创,拖延时间会促使细菌繁殖和扩散,降低清创的彻底性,增加创口的感染率,导致修复手术的失败。在应用修复外科技术进行四肢创伤性创面清创时,除减少创伤周围皮肤的污染,切除失去活力的组织,清除创口的异物和彻底止血外,对精细组织如血管、神经、肌腱等须在放大镜下用显微外科器械进行清创,便于用显微外科技术修复,这是一项非常细致、责任心很强的工作,应严格执行。

(3)尽可能恢复损伤组织的解剖结构:严重的开放性损伤除皮肤挫伤或撕脱外,深部软组织——肌肉、肌腱、神经和血管等都有不同程度的损伤,且常伴有骨折或脱位,因此必须尽可能及时恢复损伤组织的解剖结构。

在恢复严重开放性损伤的解剖结构时,应首先恢复骨折解剖结构,并保证其稳定性。它是为恢复其他组织的解剖结构打下基础,也是目前治疗严重开放性骨折的重要课题。骨折的不稳定,将引起许多复杂的问题。如不利于处理和骨折同时存在的肌肉、肌腱、神经和血管等的损伤,也不利于用修复重建技术来修复创面。因此,及时正确地恢复骨折解剖结构和稳定性是非常重要的。常用的方法有内固定或穿针外固定。近年来,多数作者主张一期采用有效的内固定来处理这类患者,力求方法简单,不作更多的软组织和骨膜剥离,而且固定效果力求可靠,否则就不能体现内固定的优越性。

除骨折的处理外,恢复肌腱、神经解剖结构也很重要。但首先必须考虑创面能否一期或延期消灭。如能做一期和延期消灭创面,才具备修复肌腱和神经的条件。其次,肌腱和神经的修复要看损伤本身的程度。如肌腱和神经损伤严重,则不能进行一期修复,应等待后期处理。但为防止肌腱和神经暴露和收缩,应于清创后将暴露的肌腱和神经作适当的断端固定和用软组织覆盖,这样可避免肌腱外露坏死或感染而增加后期修复的困难。

对于血管损伤的处理,应首先决定血管本身的解剖特点。对肢体的主要血管损伤,因其影响到肢体血液循环,严重的会产生肢体坏死,故需早期给予正确处理。当四肢损伤伴有周围循环障碍时,必须立即探查。对单纯血管受压,只要解除压迫即能恢复血循环;对动脉痉挛引起的周围循环不良,应设法解除血管痉挛,如保温、75%罂粟碱溶液或哌替啶溶液外敷及外膜剥离等。如以上处理仍不能解除血管痉挛,可用生理盐水或0.5%普鲁卡因分段加压注射,使其被动扩张;如仍不能解决者,可作痉挛血管切除直接吻合或作血管移植;对血管挫伤或裂伤,可作血管修补;血管断裂可作吻合或血管移植。总之,主要的血管损伤一定要设法使其通畅,不可轻易作结扎。对不影响外周血液循环的次要血管损伤,清创后吻合方便的作血管吻合,吻合困难的才行结扎止血。

(4)肢体严重开放性损伤的创面闭合:肢体严重开放性损伤创面的闭合即修复,是修复外科技术或重建外科技术在肢体严重开放性损伤应用的主要措施。这一措施能有效地控制开放性损伤的感染,以及有利于肢体功能的恢复和后期的功能重建。对单纯皮肤撕脱伤,可采用游离皮片移植;对伴有深部软组织缺损或肌腱、神经、骨骼外露者,如创面不大、局部有足够的皮肤皮瓣或轴状肌皮瓣转位者,可对创面应用局部皮瓣、轴状皮瓣或肌皮瓣转位复位；如创面较大，局部又无足够的皮瓣或肌皮瓣转位者，则须采用吻合血管游离皮瓣或肌皮瓣移植。关于这些方法的具体运用，将在下面讨论。

（5）术后制动和功能锻炼：术后制动即固定，是治疗骨折的主要措施；肌腱、神经和血管损伤后经修复也同样需要制动；应用显微外科技术和修复外科技术修复创面后也需制动。它有利于术后骨折、肌腱、神经和血管的愈合，也有利于移植的皮片、皮瓣或肌皮瓣的存活和愈合。固定时间过长，以及未固定的关节未能及时活动，将影响肢体功能恢复。因此，未固定的关节和肢体必须有步骤地指导其早期进行功能锻炼，以及固定解除后更需有计划地开展康复训练，只有重视制动和功能锻炼的矛盾的统一，才能保证肢体功能的恢复。

2）修复重建外科技术在四肢骨和软组织肿瘤应用的原则和步骤

（1）修复重建外科治疗四肢骨和软组织肿瘤的原则：对肿瘤手术治疗，术前必须明确诊断，对恶性肿瘤尚需分期。四肢的骨肿瘤和软组织肿瘤，如准备作修复重建治疗的话，也必须在术前明确诊断，恶性者尚需分期。要充分估计手术切除的可能性。只有在肿瘤尚限于原发部位或仅限于区域性淋巴结转移者，病变才能作广泛切除或加用区域性淋巴结清除以达到根治的目的。为了保证患者术后的生存质量，需通过切除后修复重建，使病变肢体的外形和功能得到改善。然而很多肿瘤患者在临床诊治时已有微小或亚临床的转位病灶，为手术治疗带来了困难。由于近代对肿瘤治疗观点有新的突破，仍有人主张在作原发灶切除的同时，结合转移灶切除，再结合其他综合治疗来提高患者的生存率和生存质量。对这样的患者，只要得到患者和家属谅解，也应做手术后的修复重建。

① 术前要做到明确诊断，恶性肿瘤要明确分期，要充分估计手术根治的可能性。部分患者术前确诊有困难，需在术中作冷冻活检来明确诊断；同时做好患者的全身检查，估计其对手术的耐受性。

② 估计手术对局部造成损害范围和程度，对外形和功能带来的危害，在做大范围和根治手术后，必须通过修复重建手术使外形和功能有明显的改善，以保证患者的生存质量。

③ 良性巨大肿瘤，则作肿瘤整块切除或病段切除；对恶性肿瘤，在切除病变组织的同时必须切除周围可能受累的组织。当然，周围受累范围的切除也要恰当。因此，必须熟悉肿瘤的病理性质。如皮肤基底细胞癌为局部浸润性生长，很少有淋巴管转移，只要作局部较广泛切除即可，不必作区域性淋巴结清除术。而对于皮肤黑色素瘤，则必须在局部作广泛切除的同时作区域性淋巴结清除，以免引起局部播散。肢体软组织恶性肿瘤如横纹肌肉瘤则需要将受累及的肌肉自起止点作整块切除。骨肉瘤原则上最好作整根骨骼切除，以免肿瘤细胞通过髓腔播散，当有一定困难时，须作扩大的整块骨骼或大段骨骼切除。

④ 防止医源性播散也是一个重要的环节。为了做到这一点，术前局部检查要轻柔，严防粗暴；术前皮肤准备也要轻，尽量不用局部麻醉，以免局部压力增高，造成肿瘤细胞播散，而且也不利于手术进行。手术时切口要充分，使暴露野清楚，便于操作。手术要仔细轻巧，尽量采用锐性分离，少用钝性分离。用电刀切割，既减少出血，又可以使小血管和淋巴管被电刀封闭。先结扎静脉，后结扎动脉，以免肿瘤细胞随血运播散。切除瘤体时，应先切周围，再切除肿瘤邻近部位，做到整块清除。切除后创面不仅要用大量生理氯化钠溶液冲洗，还需加用抗癌药物溶液冲洗，而且要更换敷料和用器械再进行修复重建手术，以免发生肿瘤细胞的种植。

⑤ 术后必须作其他综合性抗癌治疗，其中以化疗较为常用。因手术后复发的主要原因可能是在术前已存在微小转移灶或由于手术中操作所致，因此手术后化疗是提高疗效的关键。而且要在术后早期应用，用量要充足，用药时间不宜太长，以 6～8 个月为宜。有条件的患者最好术前先作化疗，使局部病

灶得到控制或缩小。术后再继续化疗,疗效就会更好。

(2)修复重建外科治疗四肢骨和软组织肿瘤的步骤:在遵守上述治疗原则的基础上,第1个步骤是彻底切除肿瘤,按肿瘤性质和患者体质的可能条件作广泛切除或行根治手术,彻底切除肿瘤后必要时尚需作区域性淋巴结切除。第2个步骤是按修复重建的原则,对广泛切除或根治手术造成的缺损和功能障碍进行修复重建,分以下步骤:

① 选用恰当方法修复切除的缺损(软组织或骨骼)。

② 对采用吻合血管组织移植者必须重建血液循环。

③ 对骨缺损重建需做好可靠的固定。

第3个步骤是做好术后处理和综合性的抗肿瘤治疗。

彻底切除肿瘤:按肿瘤性质和患者体质的可能,广泛地切除或作根治手术彻底切除肿瘤组织。由于病变的性质不同,切除方法亦有所不同。

a. 皮肤附件恶性肿瘤。切除时按肿瘤恶性程度做到既彻底切除病灶,又不过多地损害周围正常组织。对基底细胞癌,面积小者距肿瘤边缘 2cm 即可;对肿瘤面积大、浸润广的患者只需距肿瘤边缘 5cm以上。其深度根据深部浸润程度而定,一般不需作区域性淋巴结清除。对鳞形细胞癌,切除的范围基本与前者一致,但需注意区域性淋巴结肿大者要作区域性淋巴结清除术。对恶性黑色素瘤,需做到原发病变广泛切除,即病灶直径超过 1cm 者切除范围需超过边缘 5cm,同时作区域性淋巴结清除术,上肢作腋窝淋巴结清除术,下肢作腹股沟或髂腹股沟淋巴结清除术。

b. 软组织肿瘤。对软组织较大良性肿瘤,在完整的包膜外作局部大块切除即可;对低度恶性软组织肿瘤,切除范围应包括"反应区"以外的正常组织;对高度恶性者,上述切除范围尚不够理想,还需适当地扩大化,而且要作区域性淋巴结清除术。肿瘤来自肌肉或累及附近肌肉者,必须作肌肉的起止点整块切除。对受侵犯的神经,应把神经外膜一并切除,只保留神经纤维结构,以维持其功能;对主要血管最大限度地保留,如保留有困难,影响手术彻底性,则作病段切除和血管移植术;对附近骨组织如无骨破坏,则作骨膜切除;对有骨破坏者,则作病段切除。由于采用修复技术,其皮肤的切除都不可保守,以免复发。

c. 骨肿瘤和骨的瘤样病变。必须按骨肿瘤的切除原则进行。常规手术进路显露病变,若为良性骨肿瘤或骨肿瘤样病变,采取局部彻底刮除,有困难者则作大块切除或病段切除。对低度恶性骨肿瘤,须做到彻底大块或病段切除,要超过正常骨组织 1 ~ 2cm。对恶性程度较高者,传统采用超关节截肢。近年来,在综合抗肿瘤治疗的前提下,主张用保留肢体的手术,其生存率和截肢一致,要求作整条骨骼切除,这对非主要长管骨是能做到的;对主要长管骨,如股骨、肱骨、胫骨等目前只是采用病段切除,一般以超过 5cm 以上为好。

(3)按修复重建的原则对上述彻底切除的创面进行修复:首先对创面进行"清瘤"处理,即用大量生理氯化钠溶液冲洗,再用抗癌溶液冲洗,更换所有敷料、器械,医师更换手术衣和手套,行修复重建术。修复的原则是手术成功率高、功能和外形好、操作简单、痛苦小、花钱少。修复步骤如下:

① 选择恰当的供体。对皮肤和附件肿瘤广泛切除后缺损局部缝合有困难者,一般选大张皮片移植。如肌腱、骨骼外露,则采用局部皮瓣移位来修复,有困难者才考虑用远位皮瓣。对软组织恶性肿瘤广泛切除的创面,如伴有深部软组织(肌肉、肌腱等)缺损,单纯皮瓣局部移位或远位皮瓣移植虽可消灭创面,但无论是外形和肌肉,肌腱的功能都不能替代。因此,采用肌皮瓣较理想。局部有理想肌皮瓣者最好,如无理想肌皮瓣转位者,则可采用远位的肌皮瓣。目前常用的以背阔肌皮瓣较满意。对于骨肿瘤患者,

单纯的局部病灶刮除带来的残腔可采用自体松质骨片填充或加用人造骨。对骨骼部分缺损或骨段缺损,前者选择供吻合血管大块松质骨瓣移植,对后者如系负重长管骨干,亦应采用供吻合血管的坚质骨移植。目前常用的为带血管自体腓骨移植为主。对合并有局部软组织缺损者,则应采用带血管蒂的肌骨瓣,或皮肌骨瓣或采用吻合血管肌骨瓣或皮肌骨瓣移植。

② 可靠的固定。对软组织以移植局部组织适当地缝合固定即可。对大块骨缺损或骨段缺损,移植来的骨块或骨干需进行恰当、有效的内固定,对吻合血管或带蒂的骨移植,选择内固定方法时应考虑不破坏移植骨的血供,故不宜采用具有破坏骨髓腔血管的髓内针,一般应采用金属接骨板植骨片插入受骨区的髓腔或切成阶梯状镶嵌于骨缺损区,并用螺丝钉上、下固定。

③ 对采用吻合血管的组织移植必须重建血液循环。重建血液循环吻合血管是组织移植的重要环节,只有重建血液循环,才能保证修复成功,故保证吻合血管的通畅很重要,要做到这一点,必须重视吻合血管细节。

术后处理和综合性抗肿瘤治疗:应用组织移位或移植修复肿瘤广泛切除后创面,术后处理与常规组织移植处理一致;如果采用吻合血管组织移植,尚需按吻合血管组织移植的术后注意事项进行处理,同时还须按肿瘤术后进行抗肿瘤的综合治疗。

3)修复技术在肢体瘢痕挛缩切除后的创面处理原则与步骤

修复技术在肢体瘢痕挛缩切除后的创面处理,没有像前面两项那样,有一组完整的处理原则与步骤,但术前必须重视全身检查,对引起肢体瘢痕挛缩的原因要有全面了解,包括瘢痕挛缩对肢体关节造成的畸形程度,术中切除瘢痕后骨关节畸形的矫正、关节固定及创面修复。

3.1.3 肢体软组织缺损的修复时间选择

创面的类型不同修复的时机也不一致。对皮肤肿瘤、皮下肿瘤或瘢痕等病变,均可采用择期手术,作病变切除,同时修复创面。

对严重的开放性损伤在全身准备、彻底清创和恢复解剖结构后,必须进行创面的闭合,但如何正确地选择闭合创面的时机也是非常重要的环节。在20世纪70年代前,多数学者强调了一期闭合的重要性,认为如一期不能增长闭合即失去了及时闭合的时机。但近10年来,对选择闭合创面的时机有了新的认识,研究发现在条件许可的情况下行一期闭合效果最好;如患者的全身情况欠佳或局部条件并不十分理想,也可以采用延期闭合。当前,由于工农业的机械化和交通速度的加快,所造成的肢体损伤都较严重而复杂。患者常有严重的全身并发症,局部创面也较严重,早期常不能判断皮肤等软组织的健康程度。因此,常不能一次清除不健康的组织,须经一定时间观察。故一期闭合创面有困难,经48~72h的观察,才能决定是否能作创面的闭合即延期闭合。近20年来的临床实践证明,延期闭合创面并不影响疗效。笔者近20年来的临床经验也证明这种方法是可行的,它和一期闭合有同样效果。如患者失去了早期和延期处理的机会,可加强创面换药,争取条件作晚期创面闭合。当然,晚期创面也可以通过修复外科技术来修复,但效果较差,甚至还需作一次择期的瘢痕切除,并用皮瓣修复才能使功能得到恢复。

当前肢体损伤多较严重,一般病例常有严重全身并发症,局部创面比较严重,早期常不能判断皮肤等软组织的活力。因此,常不能一次彻底清除灭活的组织,需经一定时间观察,才能决定是否能作创面闭合,此时作创面闭合并不影响疗效。有经验的手外科医师,工作认真负责,则创面的一期闭合成功率高,但对大多数经验不足的医师来说,无论在正确判断皮肤和深部肌肉损伤的程度及范围及闭合创面技巧方面都存在困难,容易发生清创不彻底、遗留坏死组织或勉强缝合创口,造成张力过大,形成新的组织坏死。此外,有些组织在伤后处于演变阶段,如勉强缝合,术后会发生严重水肿,使循环更加不良,就会使这部分本来尚存有一点血供的组织演变为完全缺血而坏死,在闭合的创口内液化,增加感染的因素,使创口再度开放。任何勉强的一期闭合创口是有害无益的。相反,延期闭合可进一步判断创面组织的健康和污染情况,再一次进行扩创,根据创面情况决定闭合方法,这就可避免以上问题的发生,有利于控制感染和创面的愈合。但延期闭合创面,并不排除早期彻底清创。任何拖延早期彻底清创的做法都有害。根据患者的全身、创面情况及医师的经验选择不同的时机来闭合伤口,显得非常重要。一般创口的闭合可分为 3 个时机,即早期闭合、延期闭合(创后 3 ~ 5d)和晚期闭合。

具体的选择适应证如下:

(1)早期修复:是指受伤后经术前的充分准备、清创及恢复解剖结构的处理,立即作创面修复。这一时机适用于以下的几种情况:

① 全身情况好,无严重的全身合并伤和休克。

② 局部创面污染不严重,并能排除厌氧菌感染。

③ 受伤手部外周血液循环良好。

④ 来院及时,一般不超过 12h。对具备以上条件的病例,应在清创后立即作创面修复,这样并不影响患者的全身情况,且有利于防止感染和创面早期愈合。

(2)延期修复:是指早期清创后不能立即作创面修复。这一时机适用于以下几种情况:

① 受伤后患者有其他合并伤以及休克。

② 局部损伤严重,早期修复创面对患者影响较大。

③ 创面污染严重,特别是不能排除厌氧菌感染者。

④ 受伤肢体外周循环欠佳,虽经血管的修复,仍不能排除发生肢体坏死者。

对有以上情况之一者,就不宜在急症情况下作一期创面修复,应在清创后先用抗生素纱布覆盖创面,并作出适当加压包扎,观察 3 ~ 5d 后进一步检查创面。如条件改善,再作创面修复。

(3)晚期修复:是指由于失去早期和延期修复创面时机或由于发生创面早期修复失败和感染,经 2~3 周的创面准备再进行修复。这一时机适用于以下情况:

① 患者早期未能得到正确处理,失去了早期或延期修复的时机。

② 由于患者全身情况严重,短期内不能得到纠正,因此不能作早期或延期修复。

③ 由于创面污染严重,经早期清创观察 72h 发现有严重感染,不能作延期修复创面。

④ 早期或延期修复的创面修复失败。

基于以上 4 种原因,使患者失去了早期或延期处理的机会,不得不采用加强创面换药,争取条件作晚期创面闭合。当然,晚期创面也可通过修复外科技术修复,但效果较前两种情况要差,甚至还需要再作一次择期的瘢痕切除,并用皮瓣修复才能恢复功能。

3.2 肢体软组织缺损的创面修复

将修复外科技术应用于肢体创面的修复,已成为骨科不可缺少的手段,但必须按我国 1987 年显微外科座谈会提出的原则即手术成功率高、功能和外形好、操作简单、患者痛苦小、花钱少的方案,能够用整形外科的方法就不用显微外科,只有前者应用有困难和不增加患者痛苦者时才用显微外科。由于创面的性质、程度和部位的不同,选用的方法也有些差别。对单纯的皮肤缺损,深部软组织损害不严重,肌腱骨骼等未暴露或能用血运良好的肌肉或肌膜覆盖者,则可用游离中厚皮片移植术。对深部软组织损害严重,有肌腱或骨骼暴露者,则需用带蒂皮瓣、肌皮瓣或吻合血管的游离皮瓣或游离肌皮瓣等来修复。

下面通过骨科不同部位软组织缺损的具体病例来对修复方法予以介绍:

3.2.1　推进皮瓣修复指端和指腹创面

1)适应证

(1)拇指端和指腹外伤性软组织缺损创面不大于 1.5cm。

(2)指端和指腹外伤性缺损骨质外露创面不大于 1.5cm。

(3)上述部位瘢痕切除创面。

(4)上述部位外伤性软组织缺损感染经术前准备、扩创后的创面。

2)体位

平卧于手术台上,患肢置于手外科手术台上。

3)麻醉

指神经阻滞麻醉或臂丛阻滞麻醉。

4)手术步骤

(1)清创后的患指创面[见图 3.1(a)]。

(2)于两侧正中作切线,按切线切开手指两侧皮肤、皮下组织,暴露两侧指神经血管束,在保护指神经血管束不与皮瓣分离的情况下紧贴指屈肌腱鞘膜浅层将皮瓣游离到掌指横纹处[见图 3.1(b)]。

(3)向前推进,如能在松弛情况下覆盖创面则游离结束。如有张力,患指适当屈曲,将掌侧皮瓣向前推进,在双侧指神经血管束松弛的情况下用支持线将皮瓣远端作 3 针固定,将固定好的皮瓣作皮瓣缘与创缘结节缝合[见图 3.1(c)]。

5)术后处理

(1)术后将患指作常规包扎,用三角巾将患肢悬吊于胸前,并注意皮瓣血运。

(2)注射抗生素 3~4d。

(3)术后 10~14d 拆线。

(4)鼓励患者作患指功能练习。半年后的功能如图 3.1(e)、(f)所示。

注解:该皮瓣切开皮肤在皮肤深筋膜浅层潜行分离后,利用皮瓣组织的弹性和伸延性向缺损处滑行,封闭创面,方法简单,皮色、感觉、弹性都正常。

3.2.2　岛状推进皮瓣修复指端和指腹创面

1)适应证

(1)拇指端和指腹外伤性软组织缺损露,创面大小达 1.5cm。

(2)指端和指腹外伤性缺损骨质外露创面大小达 1.5cm。

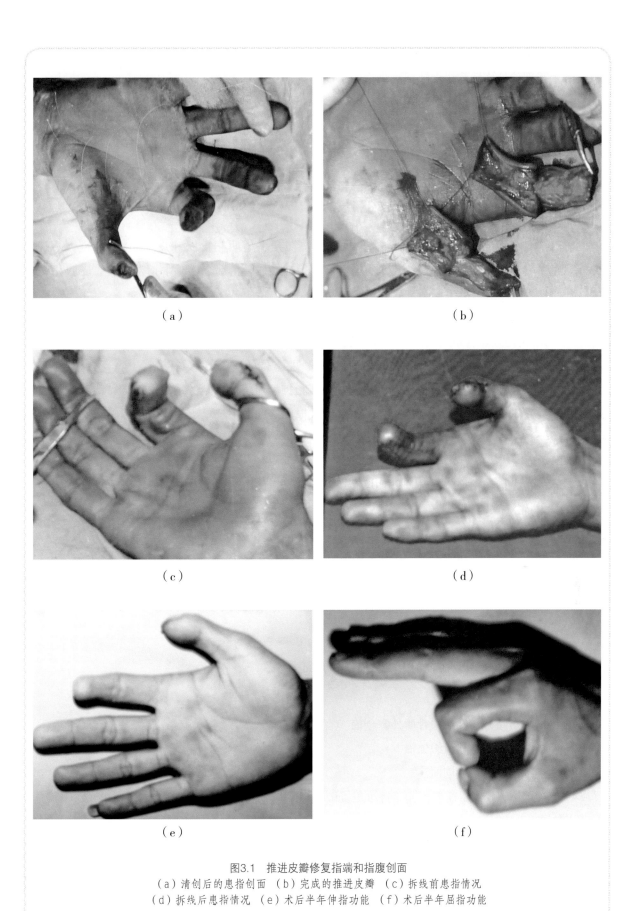

（a）　　　　　　　　　　　（b）

（c）　　　　　　　　　　　（d）

（e）　　　　　　　　　　　（f）

图3.1　推进皮瓣修复指端和指腹创面
（a）清创后的患指创面　（b）完成的推进皮瓣　（c）拆线前患指情况
（d）拆线后患指情况　（e）术后半年伸指功能　（f）术后半年屈指功能

（3）上述部位瘢痕切除创面。

（4）上述部位外伤性软组织缺损感染后经术前准备、扩创后的创面。

2）体位

平卧于手术台上，患肢置于手外科手术台上。

3）麻醉

指神经阻滞麻醉或臂丛阻滞麻醉。

4）手术步骤

（1）清创后拇指指端创面如图 3.2（a）所示。

（2）在拇指根部作止血管带，于拇指的两侧正中切开手指两侧皮肤和皮下组织，如创面直径 > 1.5cm，则作拇指掌横纹稍远侧切口，并在不损伤两侧指神经血管情况下切开手指根指横纹皮肤和皮下组织［见图 3.2（b）］。

（3）在保护指神经血管束不与皮瓣分离的情况下紧贴指屈肌腱鞘膜浅层，将皮瓣游离到指横纹处，在保护不切断指神经血管束的情况下分开皮肤、皮下组织，使皮瓣成带两侧指神经血管束的岛状皮瓣，以减少皮瓣的张力，则皮瓣能进一步更好地向前推进［见图 3.2（c）］。

（4）患指适当屈曲，将掌侧皮瓣向前推进，在双侧指神经血管束松弛的情况下用支持线将皮瓣远端作三针固定。将固定好的皮瓣作皮瓣缘与创缘缝合，根部的创面用全层皮片覆盖创面，作结节缝合，并用油纱布覆盖，再填碎纱布少许，作打包固定［见图 3.2（d）］。

5）术后处理

（1）术后将患指作常规包扎，用三角巾将患肢悬吊于胸前，并注意皮瓣血运。

（2）注射抗生素 3～4d。

（3）术后 10～14d 拆线。

（4）鼓励患者作患指功能练习［见图 3.2（e）、（f）］。

注解：该皮瓣切开皮肤在皮肤深筋膜浅层潜行分离，为了增加修复面积，切成带两侧指神经血管束的岛状皮瓣后，利用皮瓣组织与指神经血管束的疏松性和伸延性向缺损处滑行，增大了封闭创面面积，方法简单，皮色、感觉、弹性都正常。

3.2.3　带指背神经邻指皮瓣修复指端和指腹侧创面

1）适应证

（1）指端和指腹外伤性缺损骨质外露创面。

（2）手指掌侧外伤性软组织缺损。

（3）上述部位瘢痕切除创面。

（4）上述部位感染经术前准备、扩创后的创面。

2）体位

平卧于手术台上，患肢置于手外科手术台上。

3）麻醉

臂丛阻滞麻醉。

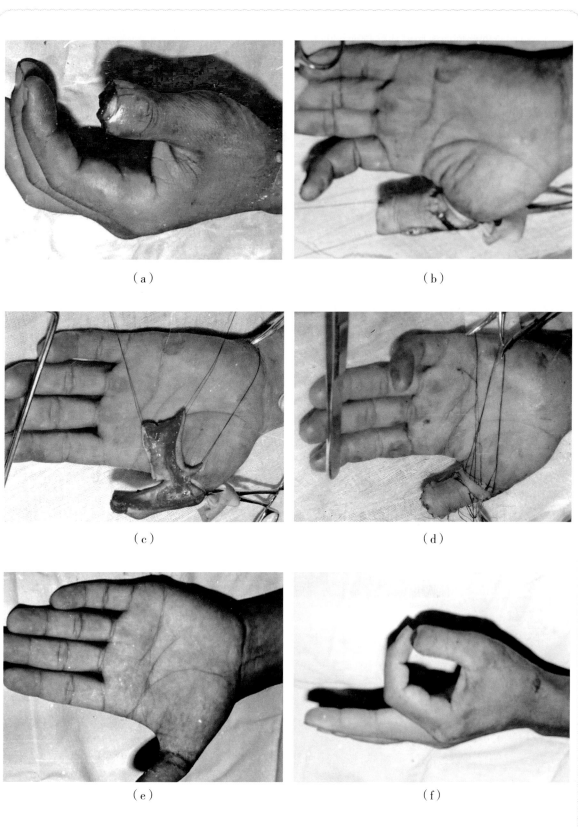

（a）

（b）

（c）

（d）

（e）

（f）

图3.2　岛状推进皮瓣修复指端和指腹创面
（a）清创后拇指指端创面　（b）岛状皮瓣初步切分离　（c）完成神经血管束的岛状皮瓣
（d）完成修复创面　（e）术后半年伸指功能　（f）术后半年屈指功能

4）手术步骤

（1）根据清创后创面或瘢痕切除创面［见图3.3（a）］。

（2）用纸片设计一带蒂皮瓣形态，于邻指背侧按纸形作蒂，在保留伸腱膜的情况下将皮瓣游离向伤指侧翻转，伤指适当屈曲，将邻指皮瓣覆盖在伤指创面上，将皮瓣缘与创缘作结节缝合［见图3.3（b）］。

（3）供区用全厚皮片覆盖缝合［见图3.3（c）］。

（4）2～3周后在臂丛阻滞麻醉下，作掌侧解剖邻指皮瓣的指神经与分出的指背神经切线［见图3.3（d）］。

（5）于掌侧切线切皮肤，解剖邻指皮瓣的指神经与分出的指背神经，于患指作邻近皮瓣指的指侧侧方近侧切开，将邻指皮瓣的指神经与分出的指背神经移位于指侧侧方近侧切口内，作邻指皮瓣蒂部切断，注意保护邻指皮瓣的指神经与分出的指背神经不与邻指皮瓣分离，切断后作适当创面修整，并作结节缝合［见图3.3（e）］。

5）术后处理

（1）术后患指作常规包扎，用三角巾将患肢悬吊于胸前，注意皮瓣血供。

（2）注射抗生素3～4d。

（3）术后10～14d拆线。

（4）鼓励患者作患指功能练习［见图3.3（f）］。

注解：该方法不仅有邻指皮瓣修复指端和指腹侧创面的优点，而且能恢复感觉。

3.2.4　交义门式皮瓣修复双指外伤创面

1）适应证

（1）双指掌侧外伤性软组织缺损或骨质外露创面。

（2）双指背侧外伤性软组织缺损或骨质外露创面。

（3）上述部位瘢痕切除创面。

（4）上述部位体表肿瘤切除后创面。

（5）上述部位外伤性软组织缺损或骨质外露感染经术前准备、扩创后的创面。

2）体位

平卧于手术台上，患肢置于手外科手术台上。

3）麻醉

臂丛阻滞麻醉。

4）手术步骤

（1）清创后的患指创面［见图3.4（a）］。

（2）于健侧臂部设计"H"形切线，按切线切开皮肤，经游离缝合形成门式皮瓣术后处理［见图3.4（b）］。

（3）将双指掌侧或双指背侧创面，置于健侧臂部门式皮瓣处，将皮瓣于创面上，创缘和皮瓣结节缝合，妥善包扎固定［见图3.4（c）］。

（4）4周后去包扎固定，在局麻下断蒂，缝合创口［见图3.4（d）］。

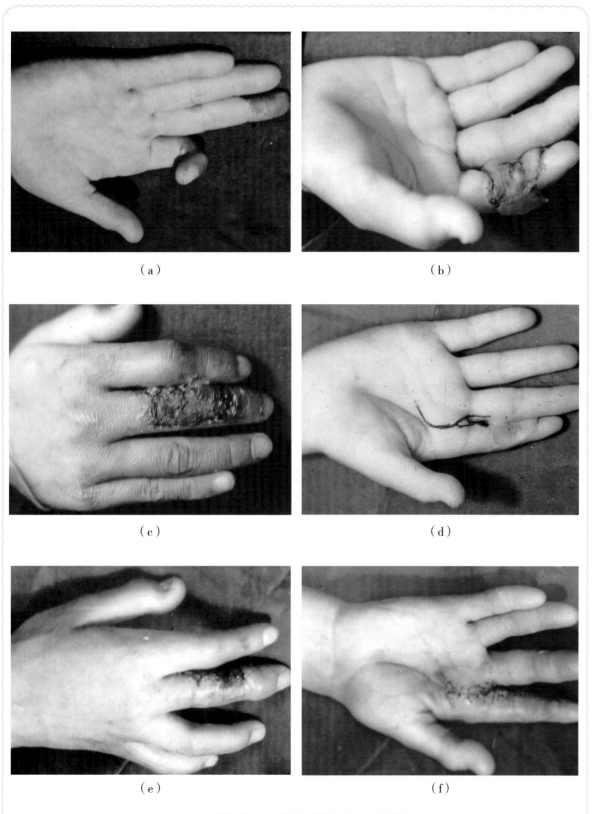

（a）　　　　　　　　　　　　　　　　　（b）

（c）　　　　　　　　　　　　　　　　　（d）

（e）　　　　　　　　　　　　　　　　　（f）

图3.3　带指背神经邻指皮瓣修复指端和指腹侧创面
（a）瘢痕切除前手指挛缩情况　（b）邻指皮瓣覆盖瘢痕切除后创面　（c）供区用全厚皮片覆盖
（d）邻指皮瓣的指背神经切线　（e）指背神经移位患指后切口缝合　（f）拆线后伸指情况

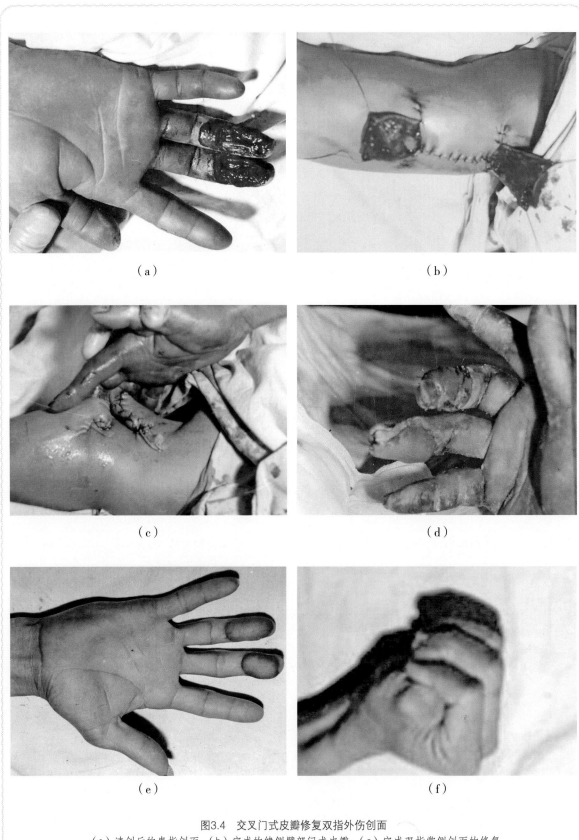

（a）　　　　　　　　　　　　　　　　　（b）

（c）　　　　　　　　　　　　　　　　　（d）

（e）　　　　　　　　　　　　　　　　　（f）

图3.4　交叉门式皮瓣修复双指外伤创面

（a）清创后的患指创面　（b）完成的健侧臂部门式皮瓣　（c）完成双指掌侧创面的修复
（d）断蒂缝合后患指情况　（e）术后半年伸指功能　（f）术后半年屈指功能

5）术后处理

（1）术后将患指作妥善包扎,用三角巾将患肢悬吊于胸前,并注意皮瓣血运。自引流条者24~48h后拔除引流条。

（2）注射抗生素3~4d。

（3）术后10~14d拆线。

（4）鼓励患者作患指功能练习［见图3.4（e）、（f）］。

注解:该皮瓣方法简便于基层医院应用,能修复双指掌侧或双指背侧外伤性全部软组织缺损或骨质外露的创面。但患手要与健侧臂部包扎固定4周,会给生活带来不便。

3.2.5 鱼际皮瓣和邻指皮瓣联合修复双指指腹创面

1）适应证

（1）双指端软组织缺损骨质外露的创面。

（2）上述部位瘢痕切除创面。

（3）上述部位感染经术前准备、扩创后的创面。

2）体位

平卧于手术台上,患肢置于手外科手术台上。

3）麻醉

臂丛阻滞麻醉。

4）手术步骤

（1）清创双指指腹创面,切除挫灭软组织［见图3.5（a）］。

（2）鱼际皮瓣:将患指屈曲,对指甲严重破碎者将甲床和指甲及甲沟皮肤皱襞全部切除,拇指在小鱼际部印一血迹,示、中指在大鱼际部印一血迹,按血迹边缘画一鱼际皮瓣切缘,其蒂在近侧或尺侧。邻指皮瓣;根据清创后创面,用纸片设计一带蒂皮瓣形态,于邻指背侧按纸形作蒂,在创指侧的皮瓣切线,按皮瓣切线切开皮肤与皮下组织,在不损伤指伸腱膜的情况下将皮瓣游离向伤指侧翻转［见图3.5（b）］。

（3）将患指屈曲,使鱼际皮瓣覆盖在手指端的创面上,结节缝合,供区用推进皮瓣消灭。用胶布将患指屈曲固定于鱼际部［见图3.5（c）］。

（4）于2~3周后在局麻下作蒂部切断,创面作适当修整后作结节缝合［见图3.5（d）］。

5）术后处理

（1）术后患指作常规包扎,用胶布将患指屈曲固定于鱼际部,并用三角巾将患肢悬吊于胸前。注意皮瓣血供。

（2）注射抗生素3~4d。

（3）术后10~14d拆线。

（4）鼓励患者作患指功能练习,以保证患指伸、屈功能。

注解:该皮瓣方法简单,能修复双指指腹软组织缺损或骨质外露的创面,但在大鱼际形成瘢痕,故目前应用较少。

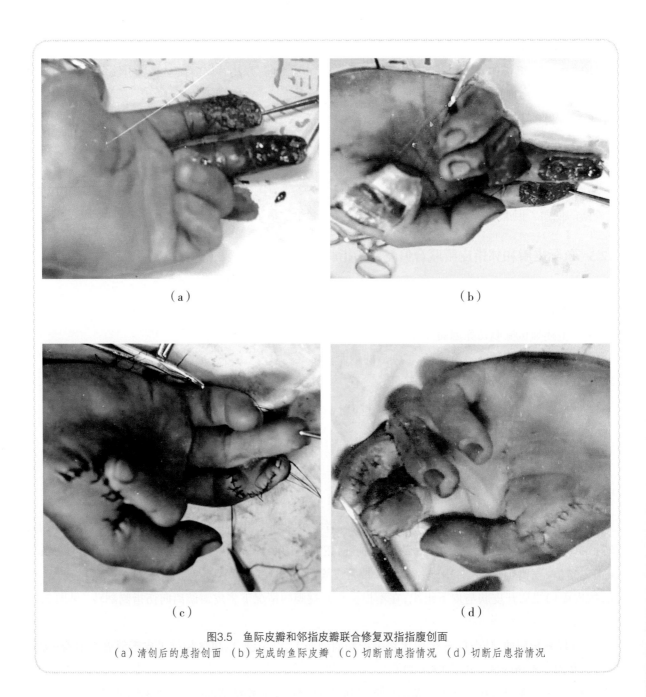

（a）　　　　　　　　　　　　　　　（b）

（c）　　　　　　　　　　　　　　　（d）

图3.5　鱼际皮瓣和邻指皮瓣联合修复双指指腹创面
（a）清创后的患指创面　（b）完成的鱼际皮瓣　（c）切断前患指情况　（d）切断后患指情况

3.2.6　示指背侧带神经血管岛状瓣修复拇指指腹创面

1）适应证

（1）拇指指端外伤性软组织缺损或骨质外露创面。

（2）上述部位瘢痕切除创面。

（3）上述部位体表肿瘤切除后创面。

（4）上述部位外伤性软组织缺损或骨质外露感染经术前准备、扩创后的创面。

2）体位

平卧于手术台上，患肢置于手外科手术台上。

3）麻醉

用臂丛阻滞麻醉。

4）手术步骤

（1）拇指清创后的创面［见图3.6（a）］。

（2）在示指近节背侧设计一皮瓣切线，再于第2掌骨背侧作"S"形切线。按"S"形切线切开皮肤，在筋膜浅层将皮肤向两侧游离，解剖出由桡神经浅支发出的第1、2指背神经和伴行的桡动脉发出的腕背支。解剖时需保留周围的组织和筋膜。一般游离到桡侧茎突长5～6cm。如血管细或变异，可将指背神经周围的软组织多保留些，并将掌骨背侧骨膜浅层也游离在蒂内，使其成为一较宽的软组织蒂。按皮瓣切线切开示指背侧皮肤，在深筋膜深层游离，注意必须将指背神经与桡动脉腕背支包在示指皮瓣内［见图3.6（b）］。

（3）彻底止血。在拇指创面与第2掌骨背侧切口之间作一较宽大的隧道，后用血管钳由拇指创面通过隧道至第2掌骨切口。如张力过大，也可在两切口之间作切口。

（4）将皮瓣通过皮下隧道或切口移位到拇指创面上［见图3.6（c）］。

（5）并覆盖在创面上作皮瓣缘与创缘结节缝合［见图3.6（d）的右上角］，注意皮瓣蒂不能旋转、急转弯或压力、张力过大。在前臂切取一块全层皮片覆盖供区创面，作结节缝合［见图3.6（d）］，再打包固定。必要时放置引流条。

5）术后处理

（1）术后将患指作妥善包扎，用三角巾将患肢悬吊于胸前，并注意皮瓣血运。自引流条者术后24～48h拔除引流条。

（2）注射抗生素3～4d。

（3）术后10～14d拆线。

（4）鼓励患者作患指功能练习［见图3.6（e）、（f）］。

注解：示指近节背侧皮瓣是1978年Foucher正式应用于临床。但早在1963年，Wilson和Holevich就报道了以示指根部桡侧带神经血管蒂皮瓣移位到拇指作拇指感觉重建。1969年，Gaul和Bralliar也推荐带桡神经示指背侧皮瓣，但需作2次手术才能完成。1973年，Vilai和Iselin采用"旗状皮瓣"或"风筝式皮瓣"可以一次完成手术，但手术要仔细和准确。随着显微外科的问世，显微外科解剖学也随之出现。至1979年，通过对示指近节背侧皮瓣的血供研究，才使示指近节背侧皮瓣的临床应用更加完善。

3.2.7　趾腹游离皮瓣修复手指指腹缺损

1）适应证

（1）拇指端指腹、指端指腹外伤性软组织缺损或伴骨质外露创面。

（2）拇指端指腹、指端指腹外伤性软组织缺损或伴骨质外露创面早期处理失败。

（3）上述部位瘢痕切除创面。

（4）上述部位体表肿瘤切除后创面。

（5）上述部位外伤性软组织缺损感染后经术前准备、扩创后的创面。

2）体位

平卧于手术台上，患肢置于手外科手术台上。

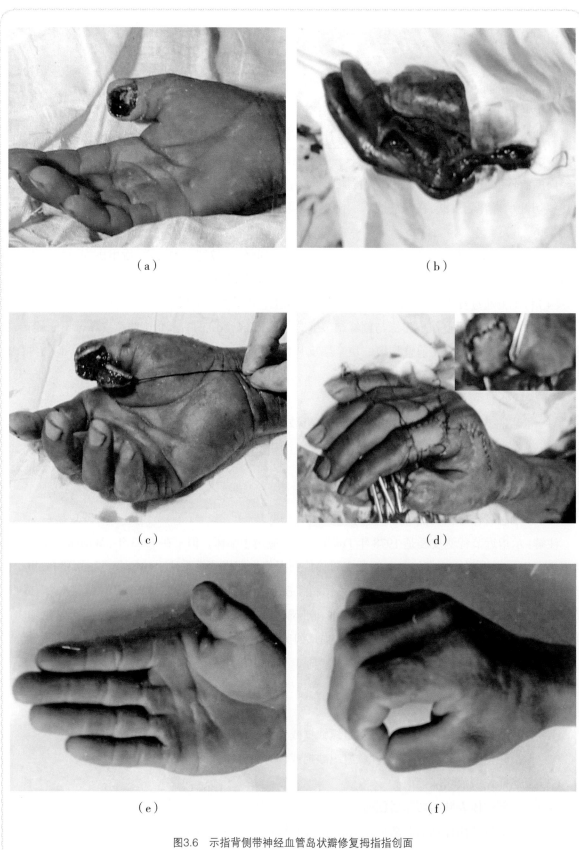

（a）　　　　　　　　　　　　　　　　（b）

（c）　　　　　　　　　　　　　　　　（d）

（e）　　　　　　　　　　　　　　　　（f）

图3.6　示指背侧带神经血管岛状瓣修复拇指指创面
（a）清创后患指创面　（b）完成的带神经与桡动脉示指皮瓣　（c）通过皮瓣隧道移位到拇指创面
（d）拆线前患指情况　（e）术后半年伸指功能　（f）术后半年屈指功能

3）麻醉

臂丛阻滞麻醉和硬脊膜外阻滞麻醉。

4）手术步骤

（1）拇指指腹外伤性软组织缺损创面早期处理失败创面［见图3.7（a）］。

（2）拇指指腹外伤性软组织缺损创面早期处理失败，经扩创后的创面［见图3.7（b）］。

（3）于踇趾趾腹根据踇指创面扩创后形状大小放大20%设计趾腹游离皮瓣［见图3.7（c）］。

（4）根据手指清创后创面形态与大小，在踇趾趾腹设计的一个皮瓣切线和到第1趾趾撲相连切线在止血带的控制下按切线切开皮肤，先在皮瓣切口跖侧近缘内小心寻找并分离跖侧真皮下较粗的静脉，并向近端分离达足够长度，若跖侧未能找到合适的静脉，则沿该皮瓣近缘向背侧作延长切口，小心保护皮瓣内细小静脉向背侧汇集的交通直达趾背静脉。

上述操作可在放大镜或手术显微镜下操作完成。皮瓣的静脉切取是本手术成败的关键操作。后沿皮瓣近缘到第1趾趾撲相连切口内分离趾底神经及趾底固有动脉及其相延续第1跖背（底）动脉达足够长度，随后沿切口掀起皮瓣，此时除皮瓣的血管、神经蒂相连外，其余组织均已离断，开放止血带，血管蒂敷以罂粟碱，待皮瓣恢复血液循环后可断蒂［见图3.7（d）］，供区创面取全厚皮片移植加压包扎。

（5）于手指彻底清创后，于指腹近侧缘仔细寻找1~2条较粗的皮下静脉并予以标记，如找不到，也可于手指近节背侧作斜切口显露较粗的指背静脉。继于创缘手指侧方向近端作延长切口，分离出正常的手指指动脉。受区做好准备后，趾腹皮瓣断蒂移至受区。根据血管、神经蒂位置，调整皮瓣位置，用3-"0"缝线与受区皮缘缝合，并注意将罗纹对齐。于镜下先修复尺侧指神经，再缝合指-趾静脉及动脉，重建趾腹皮瓣血液循环［见图3.7（e）］

5）术后处理

（1）严密观察皮瓣血循环，有危象须即时处理。

（2）常规应用抗生素和常规给予阿司匹林和低分子右旋糖酐静脉滴注。

（3）定期换药。

（4）术后14d折线。

（5）拆线后康复训练［图13.7（f）］。

注解：以0.3mm下小血管吻合成功，并较普及，才是踇趾趾腹皮瓣成功地应用于临床的标志。踇趾趾腹皮肤较厚，皮肤与深层结合致密，与踇指指腹很相似，故踇趾趾腹皮瓣临床应用较多。该方法在顾玉东、王澍寰、侍德主编的《手外科手术学》再版中程国良教授介绍的"手指部分缺损的修饰性修复与重建"中详细介绍。

3.2.8　游离足背双叶皮瓣修复多手指指腹创面

1）适应证

（1）多手指指腹外伤性软组织缺损或伴骨质外露。

（2）多手指指腹外伤性软组织缺损或伴骨质外露创面早期处理失败。

（3）上述部位外伤性软组织缺损感染后经术前准备、扩创后的创面。

2）体位

平卧于手术台上，患肢置于手外科手术台上。

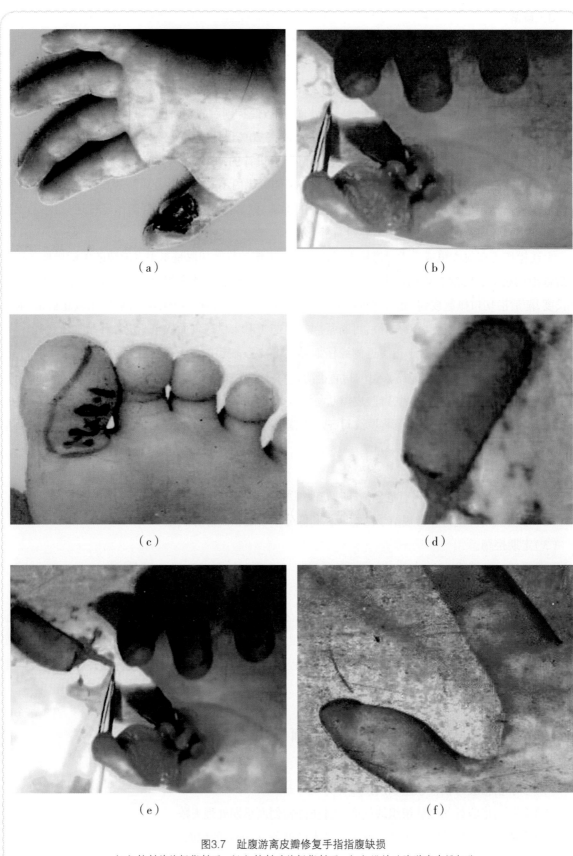

（a）　　　　　　　　　　　　　　　（b）

（c）　　　　　　　　　　　　　　　（d）

（e）　　　　　　　　　　　　　　　（f）

图3.7　趾腹游离皮瓣修复手指指腹缺损

（a）扩创前的拇指创面　（b）扩创后的拇指创面　（c）设计趾腹游离皮瓣切线

（d）完成的趾腹游离皮瓣　（e）进行趾腹游离皮瓣修复拇指创面　（f）修复后拇指情况

3）麻醉

臂丛阻滞麻醉和持续硬膜外麻醉。

4）手术步骤

（1）第1、2、3手指指腹外伤性软组织缺损[见图3.8（a）]。

（2）根据第2、3手指指腹外伤性软组织缺损形态、面积于足背设计一双叶皮瓣切线，即一叶为第1、2跖骨间区，另一叶为在足背外侧趾短伸肌外缘区或内侧区舟骨粗隆附近，通常选择足背外侧趾短伸肌外缘区，原因在于其血管蒂较长[见图3.8（b）]。

（3）切开胫前动脉-足背动脉表面的皮肤，打开伸肌支持带，在趾长伸肌腱和𧿹长伸肌腱之间找到血管束，然后向远端解剖寻找可靠的外侧血管分支——趾外侧动脉，再沿趾外侧动脉血管的走行解剖到所要切取的皮瓣，按皮瓣设计切线切开皮肤、皮下组织、深筋膜，将皮肤、深筋膜固定数针，足背外侧区的皮瓣，血管一般走行于趾长伸肌腱的深面，解剖时可不切断肌腱，将血管蒂及皮瓣一起从趾长伸肌腱深面拉出来即可。第1、2跖骨间区皮瓣，按皮瓣设计切线切开皮肤、皮下组织、深筋膜，将皮肤、深筋膜固定数针。最好将𧿹短伸肌腱切断，带部分𧿹短伸肌连于血管蒂和皮瓣上，在皮瓣的远端切断结扎第1跖背动脉。则足背双叶皮瓣切取完成，等受区准备好，切断结扎胫前动脉-足背动脉，将足背双叶皮瓣移到受区。解剖动脉一定要注意，保留少许组织以免损伤伴行静脉而影响皮瓣的血液回流[见图3.8（c）]。

（4）手部创面经过彻底清创后，将分叶皮瓣按设计覆盖于第2、3手指掌侧相应的创面，先将皮瓣与创缘固定数针。于第2手指桡侧、第3手指尺侧创面与指根间切开皮肤、皮下组织。再于鼻烟窝处作横切口切开皮肤，于拇短伸肌腱尺侧深层找到桡动脉及其伴行静脉并予以分离。在鼻烟窝切口与第2、第3手指指根间切口间手背侧作贯通皮下隧道，将其血管蒂部可以通过皮下隧道，在鼻烟窝处作足背动、静脉与桡动、静脉吻合。检查血运良好，作创缘与皮瓣缘、鼻烟窝切口缝合。供区直接缝合或全厚植皮。拇指指腹创面较浅作全厚植皮。

5）术后处理

（1）严密观察皮瓣血液循环，发现危象须及时处理。

（2）常规应用抗生素和常规给予阿司匹林和低分子右旋糖酐静脉滴注。

（3）定期换药。

（4）术后14d折线。

（5）拆线后患手康复训练[见图3.8（d）]。

注解：足背皮瓣以胫前动脉-足背动脉为营养，最早由O'Brien于1972年作为吻合血管的游离移植应用于临床。近年来，诸多学者以胫前动脉-足背动脉的一些分支营养的非主要足背功能区的皮瓣为供区，形成了足背双叶皮瓣和三叶皮瓣修复手部多个分开的小创面，获得了较为满意的临床疗效。在顾玉东、王澍寰、侍德主编的《手外科手术学》再版中谢仁国作了详细介绍。

3.2.9 前臂逆行岛状皮瓣修复虎口创面

1）适应证

（1）虎口外伤性大面积的软组织缺损合并骨质外露。

（2）虎口大面积的瘢痕挛缩切除后创面。

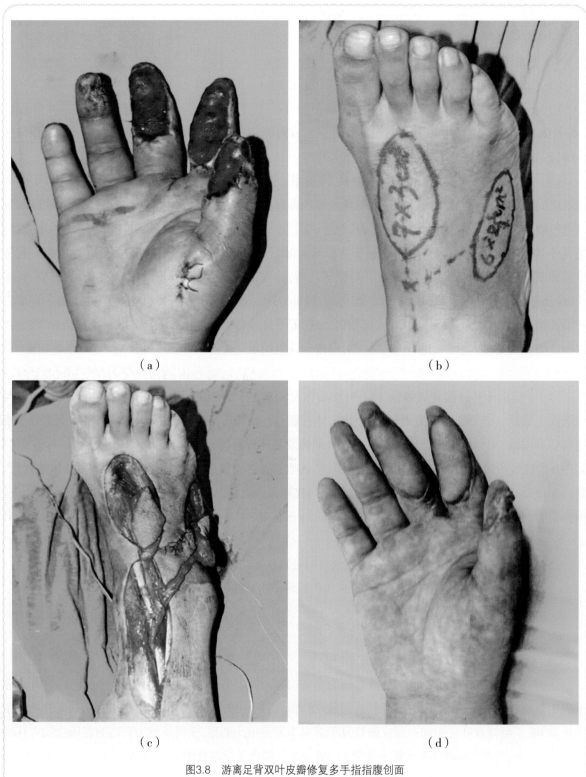

图3.8　游离足背双叶皮瓣修复多手指指腹创面
（a）清创后的第1、2、3手指创面　（b）足背设计一双叶皮瓣切线　（c）完成的足背双叶皮瓣　（d）拆线后患指情况

（3）虎口外伤性大面积的软组织缺损感染性扩创切除后创面。

（4）上述部位体表肿瘤切除后创面。

2）体位

平卧于手术台上,患肢置手外科手术台上。

3）麻醉

用臂丛阻滞麻醉。

4）手术步骤

（1）清创后或瘢痕切除后的虎口创面[见图3.9（a）]。

（2）清创后创面,瘢痕切除后的虎口创面,体表肿瘤者作体表肿瘤合并深部组织切除的创面及污染严重的创面或创伤到手术时相隔太久,如超过8～12h,可予清创后延时3～4d再作皮瓣修复术。感染的创面经术前准备,并进一步扩创伤面。现以感染的创面经术前准备,并进一步以扩创的伤面为例说明手术步骤。在前臂掌侧以桡动或尺动脉为轴,以及在腕横韧带动脉搏动处轴点,确定所须血管蒂的长度(一般蒂的长度应为轴点到创面近侧缘放大1～2cm),再根据创面的形态大小放大20%。按桡动脉或尺动脉的投影画出皮瓣的切线和轴点到皮瓣缘的切线(注意在设计时尽量将头静脉或贵要静脉设计在皮瓣外,若操作困难则在切取时将其游离出来[见图3.10（b）]。

（3）在止血带的控制下,沿设计的切线切开皮肤和深筋膜,并作皮瓣缘与深筋膜固定缝合5～6针,以防皮瓣与深筋膜分离,继之在深筋膜与肌间隙之间向轴血管方向解剖,见到轴血管发出数支小血管进入皮瓣后,即可将轴血管与皮瓣整块掀起,保留轴血管不断,并小心切断由血管分向前臂肌肉的小分支。在结扎切断近侧端轴血管前,先用血管夹夹住此血管,放止血带,观察皮瓣和手部血循环。确定皮瓣和手部循环良好后,再作近侧端轴血管切断结扎,形成带有轴血管的逆行岛状皮瓣[见图3.9（c）]。

（4）在虎口创面与皮瓣血管蒂根部(轴点处)之间作一皮下隧道或作皮肤切开,将前臂逆行岛状皮瓣旋转约180°角,由皮下隧道或皮肤切口转移覆盖虎口处的创面上,注意防止血管蒂扭曲受压,将皮瓣缘与创缘结节缝合固定[见图3.10（d）],并放置一根引流条。供区作全厚皮片游离移植,打包固定;手部在虎口充分外展、背伸的情况下包扎固定。

5）术后处理

（1）手部妥善包扎后用石膏托固定,患肢抬高30°角。

（2）严密观察皮瓣血液循环,并按显微外科术后护理,3 d后拔除引流条。

（3）常规应用抗生素、抗凝和解痉药物。

（4）术后10～14d拆线和拆石膏。

（5）拆线后鼓励患者作患手康复训练[见图3.9（e）、（f）]。

注解:该皮瓣为我国杨果凡教授于1981年首先报道。由于该皮瓣质地好,肤色与手一致,常被用于手部较大创面的修复。缺点是需牺牲一根桡动脉,因此目前为尺动脉或骨间前动脉为轴的逆前臂皮瓣所代替。

3.2.10 第1、2趾趾蹼游离皮瓣移植修复虎口创面

1）适应证

（1）虎口外伤性组织缺损合并骨质外露。

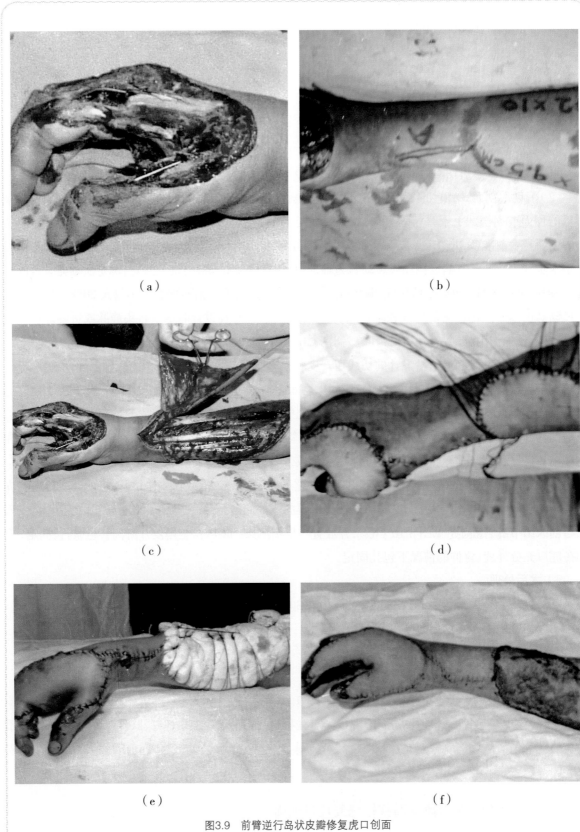

（a）

（b）

（c）

（d）

（e）

（f）

图3.9　前臂逆行岛状皮瓣修复虎口创面

（a）清创后的虎口创面　（b）前臂掌侧以桡动脉为轴设计皮瓣切线　（c）完成的前臂逆行岛状皮瓣
（d）虎口创面修复后情况　（e）拆线前情况　（f）拆线后情况

（2）虎口瘢痕挛缩切除后创面。

（3）上述部位体表肿瘤切除后创面。

（4）上述部位感染经术前准备、扩创后的创面。

2）体位

平卧于手术台上，患肢置手外科手术台上。

3）麻醉

臂丛阻滞麻醉或全麻。

4）手术步骤

（1）了解虎口瘢痕情况［见图3.10（a）］。

（2）瘢痕挛缩作瘢痕切除；外伤性组织缺作清创；体表肿瘤者作体表肿瘤合并深部组织切除；以及污染严重的创面或创伤到手术时相隔太久，如超过8～12h，可予清创后延时3～4d再作皮瓣修复术。感染的创面经术前准备，并进一步扩创伤口。按瘢痕切除后虎口创面的形态、大小，在第1、2趾趾蹼供区（一般有足部、臂外侧、臂内侧、胸外侧、股外侧、腹股沟等），以足背动脉为轴线设计一个大于受区20%的皮瓣切线和分离足背血管的切线［见图3.10（b）］。

（3）在止血带的控制下显露切口切开皮肤、皮下组织，适当向两侧游离，显露大隐静脉 后在踇长伸肌腱与趾长伸肌腱之间解剖出足背动脉，并给予保护。按皮瓣切线，切开皮肤、皮下组织和筋膜，并作5～6针固定以预防皮瓣与筋膜分开。在第1、2跖间隙解剖出第1跖背动脉使其包含在皮瓣内。再将皮瓣内、外侧筋膜掀起，向第1跖背动脉和足背动脉游离。在游离内侧时，注意把大隐静脉包含在皮瓣内，并保护趾长伸肌腱的腱膜。将踇短伸肌腱切断不包含在皮瓣内。在游离外侧时，注意保护趾长伸肌腱的腱膜。沿足背动脉与静脉的走向，在踇长伸肌腱与趾长伸肌腱之间自跗骨上小心解剖，滋养皮瓣的分支，在第1、2跖骨间动脉和足底深动脉须予保护。这时皮瓣已完全游离，在温盐水纱布保护下放松止血带，观察皮瓣的血循环并彻底止血［见图3.10（c）］。

（4）在伤口鼻烟窝处作横切口，解剖出头静脉与桡动脉，后将制备好的第1、2趾蹼游离皮瓣于高位结扎切断足背动、静脉和大隐静脉，移位到手部创面［见图3.10（d）］。

（5）将皮瓣与创缘作5～6针固定。供区作中厚皮片移植消灭创面。将血管蒂通过虎口部创面移到鼻烟窝的皮下隧道，大隐静脉与头静脉、足背动脉与桡动脉作端端吻合。检查皮瓣血运良好后结节缝合鼻烟窝的创口及皮瓣缘与手部创缘［见图3.10（c）］，放置一根引流条后妥善包扎，用石膏托固定［见图3.10（e）］。

5）术后处理

（1）手部妥善包扎后用石膏托固定，患肢抬高30°角。

（2）严密观察皮瓣血液循环，并按显微外科术后护理，术后3d拔除引流条。

（3）常规应用抗生素、抗凝及解痉药物。

（4）术后10～14d拆线和拆除石膏。

（5）拆线后鼓励患者作患手康复训练［见图3.10（f）］。

注解：该皮瓣是足背皮瓣向第1、2趾蹼的延伸，仅适用指蹼、虎口创面修复，手术中注意解剖向第1跖背动脉和足背动脉游离时不要使向第1跖背动脉与皮瓣分离。

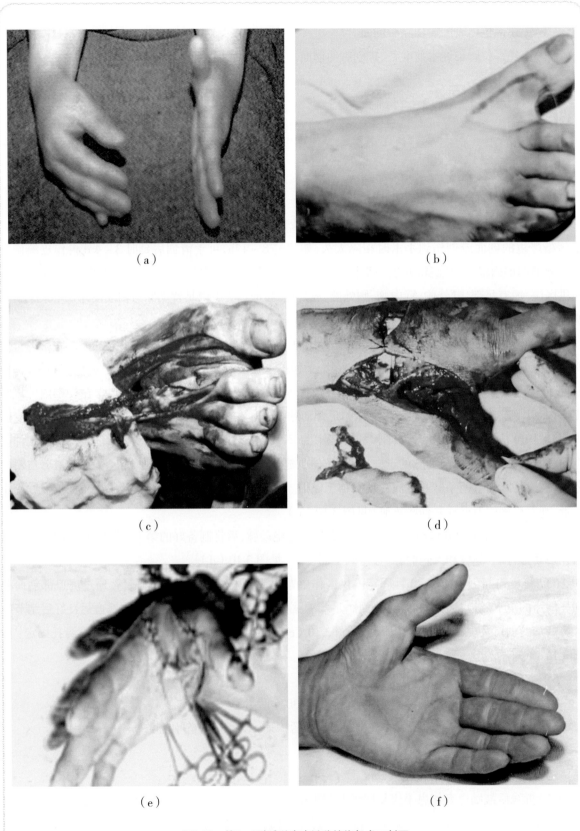

图3.10　第1、2趾蹼游离皮瓣移植修复虎口创面
（a）虎口瘢痕情况　（b）在第1、2趾蹼区设计皮瓣切线　（c）完成第1趾趾蹼皮瓣切取
（d）皮瓣移位到虎口创面　（e）完成虎口创面的修复　（f）半年后功能情况

3.2.11　腹部带蒂皮瓣移植修复手掌、手背、手腕创面

1）适应证

（1）手掌、手背、手腕软组织外伤缺损、肌腱或掌骨外露者。

（2）上述部位瘢痕挛缩切除后创面。

（3）上述部位组织外伤缺损感染性创面病灶扩创后创面。

（4）上述部位体表肿瘤切除后创面。

2）体位

平卧于手术台上，患肢置手外科手术台上。

3）麻醉

臂丛阻滞麻醉。

4）手术步骤

（1）手背、手掌或手腕创面，先行彻底清创［见图3.11（a）］；瘢痕挛缩者作瘢痕挛缩切除的创面；体表肿瘤者作体表肿瘤合并深部组织切除的创面；以及污染严重的创面或创伤到手术时相隔太久，如超过8~12h，可予清创后延时3~4d再作皮瓣修复术。感染的创面经术前准备，并进一步扩创的伤面。

（2）之后在腹部或适当供区，根据创面大小制作一带蒂皮瓣切线［见图3.11（b）］。

（3）按皮瓣切线，切开皮肤，作适当游离，供区可以采用推进皮瓣的方法或大张中厚皮片给予覆盖：将手移到腹部，手背尺侧创缘与供区皮片或推进皮瓣缘作结节缝合（注意打结须打在皮肤面）；皮瓣覆盖于手掌或手背的创面上，作皮瓣缘与创缘结节缝合，妥善包扎，用胶布或石膏托固定［见图3.11（c）］。

（4）3~4周后去除石膏、拆线，作蒂部切断，适当修理后，蒂部创缘与手剖白缘结节缝合，供区创缘亦行结节缝合［见图3.11（d）］。

5）术后处理

（1）在创面妥善包扎后将患肢用三角巾悬吊于胸前。

（2）注射抗生素3~10d。

（3）术后10~14d拆线。

（4）拆线后鼓励患者作患手康复训练。如皮瓣较厚，3个月后可作皮瓣修薄手术。

注解：该皮瓣方法简单，成功率高，效果好，便于推广。

3.2.12　髂腹股沟轴型皮瓣移植修复手掌、手背、腕部创面

1）适应证

（1）修复手部手掌、手背、腕部外伤性缺损伴肌腱或骨质外露。

（2）上述部位瘢痕切除创面。

（3）上述部位深部组织，包括神经、肌腱、血管及骨关节外露，并有感染的创面。

（4）上述部位体表肿瘤切除后创面。

2）麻醉与体位

全身麻醉，或上肢用臂丛阻滞麻醉，腹部用连续硬膜外麻醉。患者取平卧位，患肢外展90°角。

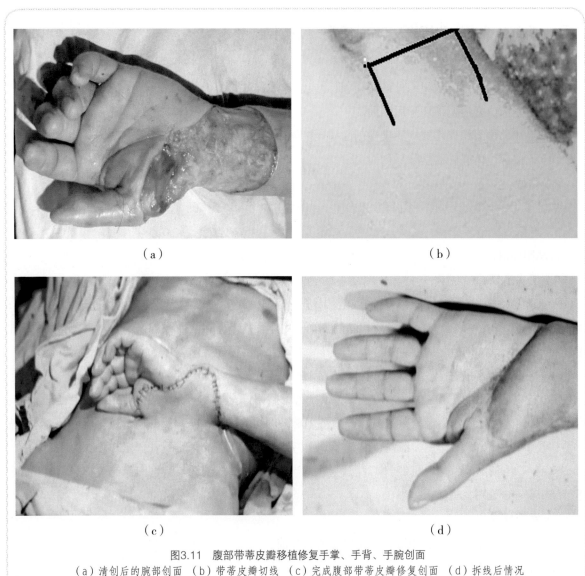

图3.11 腹部带蒂皮瓣移植修复手掌、手背、手腕创面
（a）清创后的腕部创面 （b）带蒂皮瓣切线 （c）完成腹部带蒂皮瓣修复创面 （d）拆线后情况

3）手术步骤

（1）急性开放性手外伤者应彻底清创。瘢痕挛缩者行瘢痕切除，体表肿瘤者行体表肿瘤切除，污染严重的创面或创伤到手术时相隔太久，如超过8~12h，可予清创后延时3~4d再行皮瓣修复术。感染的创面经术前准备，并给予扩创［见图3.12（a）］。

（2）根据创面形状、大小于腹股沟适当位置，设计髂腹股沟轴型皮瓣切线；在同侧腹股沟韧带下2~3cm股动脉搏动处为髂腹股沟轴型皮瓣的蒂部。设计髂腹股沟轴型皮瓣切线［见图3.12（b）］。

（3）设计髂腹股沟轴型皮瓣切线，切开皮肤和深筋膜，于深筋膜下适当游离，制成髂腹股沟轴型皮瓣。将手部创面置于腹股沟轴处［见图3.12（c）］。

（4）将髂腹股沟轴型皮瓣覆盖于手部创面，皮瓣的皮下组织与创面缝合数针以固定，之后作皮瓣缘与创缘缝合［见图3.12（d）］。

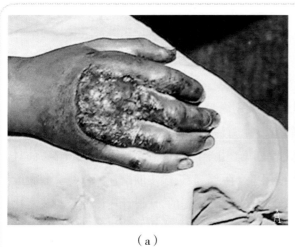

（a）

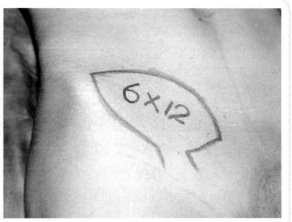

（b）

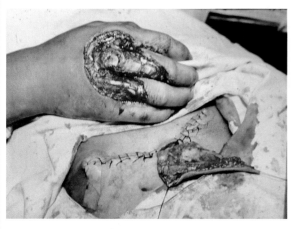

（c）

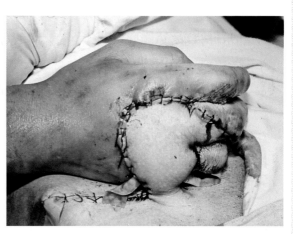

（d）

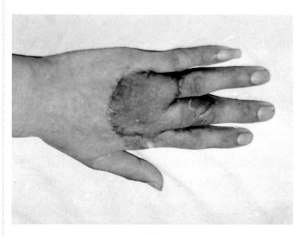

（e）

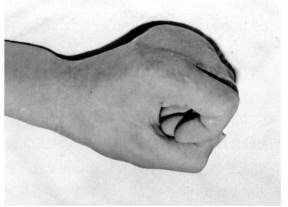

（f）

图3.12 髂腹股沟轴型皮瓣移植修复手掌、手背、腕部创面

（a）清创后的手背创面 （d）髂腹股沟轴型皮瓣切线 （c）切成的髂腹股沟轴型皮瓣
（d）修复手背创面情况 （e）术后半年伸指功能 （f）术后半年屈指功能

4）术后处理

（1）妥善包扎,用胶布或石膏固定。

（2）注射抗生素 3~10d。

（3）术后 10~14d 拆线。

（4）3~4 周后去除石膏,作蒂部切断,适当修理后,蒂部创缘与手部创缘缝合。

（5）拆线后鼓励患者作患手康复训练。如皮瓣较厚,3 个月后可作皮瓣修薄手术[见图 3.12（e、f）]。

注解：1973 年,McGregr 首先报道了髂腹股沟轴型皮瓣。由于该皮瓣手术方便,成活率高,而且部位特别隐蔽,很快被广泛用于手外科与整形外科,还被用于会阴部、股近段皮肤缺损的修复。髂腹股沟皮瓣是应用体表的知名血管——旋髂浅动脉及其伴行静脉来营养皮瓣的,使设计皮瓣的长与宽之比打破了传统的不得超过 1.5:1.0 的限制。皮瓣可带有长长的蒂。修复手部的皮肤缺损时,蒂可卷成皮管,伤口可以完全闭合；还可使患肢固定体位比较舒适。所以该皮瓣在手外科的应用发展最快,用得也最多。至今用该皮瓣来修复手部皮肤缺损仍是一个常用而良好的方法。

3.2.13 前臂逆行岛状皮瓣修复手掌、手背、手腕创面

1）适应证

（1）手背、手掌、手腕较大面积的外伤缺损伴肌腱或骨质外露。

（2）上述部位瘢痕挛缩切除后创面。

（3）上述部位外伤缺损感染性创面病灶清除后创面。

（4）上述部位体表肿瘤切除后创面。

2）体位

平卧于手术台上,患肢置手外科手术台上。

3）麻醉

臂丛阻滞麻醉。

4）手术步骤

（1）外伤性手掌的创面所见[见图 3.13（a）]。瘢痕挛缩者作瘢痕挛缩切除创面；体表肿瘤者作体表肿瘤合并深部组织切除创面；污染严重的创面或创伤到手术时相隔太久,如超过 8~12h,可予清创后延时 3~4d 再作皮瓣修复术。感染的创面经术前准备,并进一步扩创伤面。

（2）于患手的前臂掌侧以桡动脉或尺动脉投影的轴和腕横纹处的动脉搏动点为轴点,确定所需血管蒂的长度。再根据创面的形态、大小并放大 20%,按桡动脉、尺动脉或骨间前动脉投影线画出皮瓣的切线。在止血带的控制下,按设计切线,切开皮肤与皮下组织和筋膜,在筋膜与肌间隙之间向轴血管解剖,见轴血管发出数支小血管进入筋膜瓣后即可将轴血管与筋膜瓣整块掀起,残留轴血管蒂不断并小心切断由轴血管分向前臂肌群的小支,切断结扎。在切断近侧轴血管前先用止血夹夹住此血管,放松止血带,观察皮瓣与手部血液循环良好后再切断近侧轴血管,并双重结扎在手部创面与皮瓣蒂的根部之间作皮下隧道或作皮肤和筋膜切开[见图 3.13（b）]。

（3）将前臂逆行岛状皮瓣旋转约 180° 角,由皮下隧道或切口移至掌部覆盖手部创面。注意防止血管蒂扭曲和受压。皮瓣缘与手部创面的皮肤缘作结节缝合。根据前臂创面的形态与大小,于腹部或股内侧取一全厚皮片覆盖在前臂的创面上,并作皮片缘与创缘皮肤结节缝合,放置引流条 1 根,妥善给予

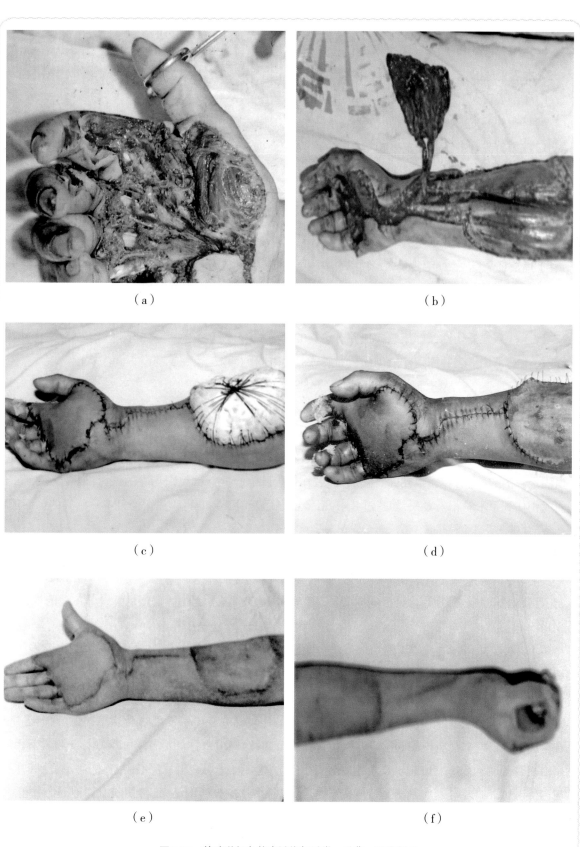

（a）　　　　　　　　　　　　　　　（b）

（c）　　　　　　　　　　　　　　　（d）

（e）　　　　　　　　　　　　　　　（f）

图3.13　前臂逆行岛状皮瓣修复手掌、手背、手腕创面
（a）外伤性手掌的创面　（b）切取前臂逆行岛状皮瓣　（c）修复好的手掌创面
（d）拆线前的情况　（e）术后半年伸指功能　（f）术后半年屈指功能

固定［见图 3.13（c）］。

（4）观察拆线前所见［见(图 3.13（d）］。

5）术后处理

（1）手部妥善包扎后用石膏托固定，患肢抬高 30°角。

（2）严密观察皮瓣血液循环，并按显微外科术后护理，术后 3d 拔除引流条。

（3）注射抗生素和抗凝剂 3~4d。

（4）术后 10~14d 拆线和拆除石膏。

（5）拆线后鼓励患者作患手康复训练［见图 3.13（e）、（f）］。

3.2.14　游离皮瓣修复手掌、手背侧、腕部创面

1）适应证

（1）修复手部，包括手指、手掌、手背侧、腕部的外伤性皮肤和深部组织缺损。

（2）上述部位瘢痕或深度灼伤切除创面。

（3）上述部位外伤性深部组织缺损并有感染的创面。

（4）上述部位体表肿瘤切除后创面后肌腱或骨质外露创面。

2）麻醉　受区臂丛阻滞麻醉，供区硬脊膜外阻滞麻醉。

3）体位　平卧于手术台上，患肢置手外科手术台上。

4）手术步骤

（1）手指、手掌深度灼伤［见图 3.14（a）］，如外伤性皮肤和深部组织缺损，清创后有骨折者作可选择内固定；瘢痕挛缩者作瘢痕切除、体表肿瘤者作体表肿瘤合并深部组织切除的创面；以及污染严重的创面或创伤到手术时相隔太久，如超过 8~12h，予清创后延时 3~4d 再作皮瓣修复术。感染的创面经术前准备，并进一步扩创创面。

（2）对手指、手掌深度灼伤作清创痂切除［见图 3.14（b）］。

（3）根据清创后的手背或手掌创面的形态、大小，以足背动脉投影为轴，足背动脉是胫前动脉的延伸，在足背动脉近端处为轴点，再根据创面形态大小放大 20%，轴点在远侧，即足背设计皮瓣的切线［见图 3.14（c）］。

（4）切取步骤和方法。皮瓣的切取方法：沿皮瓣内侧切线，切开皮肤、皮下组织，解剖大隐静脉，继之切开足背深筋膜，连同大隐静脉皮瓣中央解剖，暴露踇长伸肌肌腱、踇短伸肌肌腱，于近侧止点处切断踇短伸肌肌腱，向外上分离，可暴露足背动脉远端的足背伸中趾动脉，并于远侧切断结扎，继而向上解剖可见到足背动脉的分支——深足跖动脉，在距足背动脉 0.3~0.5cm 处切断并结扎，继而向上解剖足背动脉。注意此时需将内侧的趾短伸肌包含在皮瓣内，这样可以保证足背动脉近侧与皮瓣紧密相连。之后沿皮瓣外侧切线，切开皮肤、皮下组织，解剖出小隐静脉，并切开足背深筋膜，连同小隐静脉向内分离与内侧会师。再从外侧解剖出足背同侧皮神经，这时足背皮瓣解剖结束，待切断血管神经作移植［见图 3.14（d）］。

（5）在手掌侧创面的腕部解剖出桡动脉和静脉及头静脉［见图 3.14（e）］。

（6）之后将足背准备好的足背动脉皮瓣作血管蒂部切断，近侧结扎。后移到手掌，先将皮瓣与创缘固定数针，后作足背动脉与桡动脉、大隐静脉与头静脉行端-端吻合，检查血运良好后，缝合皮肤。手指

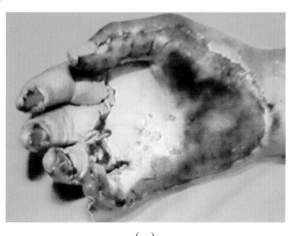

（a）

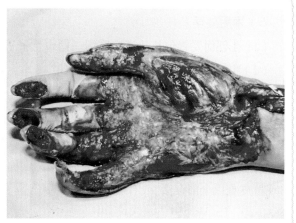

（b）

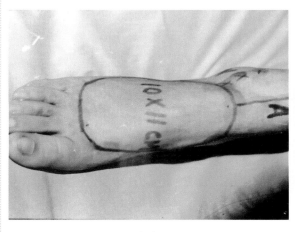

（c）

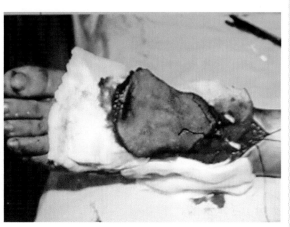

（d）

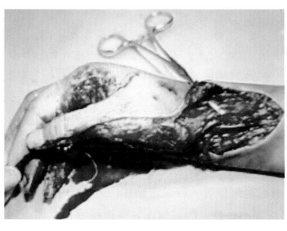

（e）

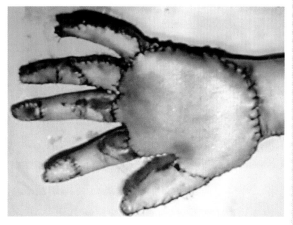

（f）

图3.14　游离皮瓣修复手掌、手背侧、腕部创面
（a）手掌深度灼伤创面　（b）切痂后手掌创面　（c）足背设计皮瓣的切线足
（d）切成的足背皮瓣　（e）腕部解剖出桡动脉　（f）修复后的手掌

创面和供区大张植全厚皮片[见图 3.14（f）]。

5）术后处理

（1）在创面妥善包扎后将患肢用三角巾悬吊于胸前。

（2）注射抗生素和抗凝剂 3~4d。

（3）术后 10~14d 拆线。

（4）拆线后鼓励患者作患手康复训练[见图 3.14（f）]。

注解：该方法修复手背效果最理想，因足背皮肤的质地、功能与手背皮肤相似。1972 年，O'Brien 作为吻合血管的游离移植应用于临床，对手背创面的修复较为适合。但是由于切取之后，足背创面常常出现植皮难以全部存活，或有形成不耐磨的瘢痕的缺点。

3.2.15　前臂逆行岛状皮瓣与游离皮瓣联合修复双手掌或双手背创面

1）适应证

（1）双手背或双手掌较大面积的外伤缺损伴肌腱或骨质外露。

（2）双手背或双手掌大面积瘢痕切除后肌腱或骨质外露创面。

（3）上述部位外伤缺损感染性创面病灶扩创后创面。

（4）上述部位体表肿瘤切除后创面。

2）麻醉

臂丛阻滞麻醉。

3）体位

平卧于手术台上，患肢置手外科手术台上。

4）手术步骤

（1）清创后双手掌的创面[见图 3.15（a）、（b）]。如伴有桡尺骨骨折者作可选择内固定；瘢痕挛缩者作瘢痕挛缩合并肌肉挛缩切除；体表肿瘤者作体表肿瘤合并深部组织（包括浸泛的神经、肌肉、肌腱）切除的创面；以及污染严重的创面或创伤到手术时相隔太久，如超过 8~12h，可予清创后延时 3~4d 再作皮瓣修复术。感染的创面经术前准备，并进一步扩创的伤面。

（2）于患手的前臂掌侧以桡动脉或尺动脉投影的轴和腕横纹处的动脉搏动点为轴点，确定所需血管蒂的长度，再根据双手掌创面的形态、大小并放大20%，按桡动脉或尺动脉投影线画出皮瓣的切线[见图 3.15（c）]。

（3）在止血带的控制下，按设计切线，切开皮肤与皮下组织和筋膜，在筋膜与肌间隙之间向轴血管解剖，见轴血管发出数支小血管进入筋膜瓣后即可将轴血管与筋膜瓣整块掀起，保留轴血管蒂不断，并小心切断由轴血管分向前臂肌群的小支，切断结扎。在切断近侧轴血管前先用止血夹夹住此血管，放止血带。观察皮瓣与手部血循环良好后，再切断双皮瓣连接处轴血管并行双重结扎[见图 3.15（d）]。

（4）在对侧手掌侧创面的腕部解剖出桡动脉、静脉及头静脉。继而将在对侧前臂准备好的前臂掌侧近段前臂桡动静皮瓣作血管蒂部切断，近侧结扎。之后移到对侧手掌，先将皮瓣与创缘固定数针，后作桡动脉与桡动脉、头静脉与头静脉行端端吻合，检查血运良好后，缝合皮肤[见图 3.15（e）]。

（5）在同侧手部创面与皮瓣蒂的根部之间作皮下隧道或作皮肤和筋膜切开，将前臂逆行岛状皮瓣旋转约180°角，由皮下隧道和切口覆盖于手部创面。注意防止血管蒂扭曲和受压。皮瓣缘与手部创面

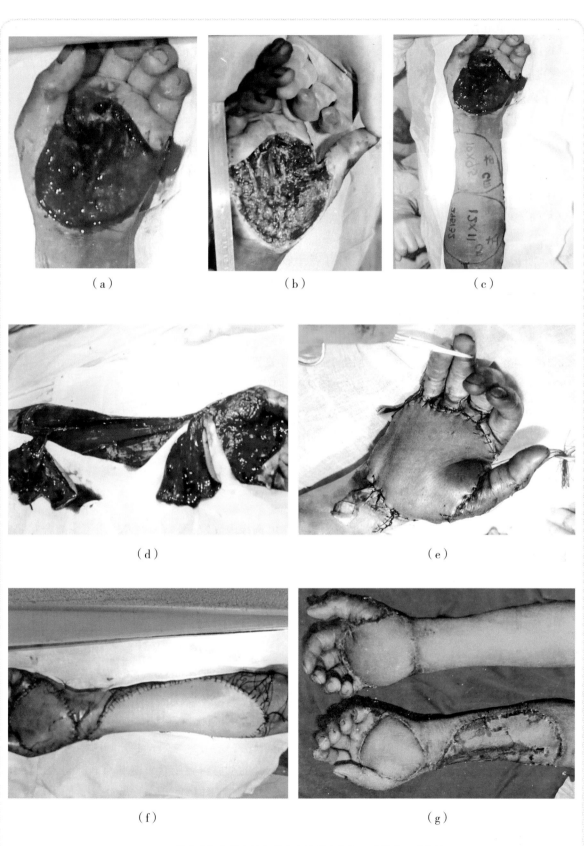

（a）   （b）   （c）

（d）   （e）

（f）   （g）

图3.15 前臂逆行岛状皮瓣与游离皮瓣联合修复双手掌或双手背创面
（a、b）—清创后双手掌的创面 （c）患手的前臂掌侧线划出皮瓣切线 （d）按切线切取的皮瓣
（e）完成皮瓣同侧手部创面的修复 （f）完成皮瓣对侧手掌侧创面 （g）拆线后双手掌情况

肢体软组织缺损的修复重建

的皮肤缘作结节缝合[见图 3.15（f）]。

（6）根据前臂创面的形态与大小,于腹部或大腿内侧取一全厚皮片覆盖在前臂的创面上,并作皮片缘与创缘皮肤行结节缝合[见图 3.15（f））],放引流条一根,妥善给予固定。

5）术后处理

（1）手部妥善包扎后用石膏托固定,患肢抬高 30° 角。

（2）严密观察皮瓣血液循环,并按显微外科术后护理,3d 后拔除引流条。

（3）注射抗生素 3~4d。

（4）术后 10~14d 拆线和拆石膏。

（5）拆线后鼓励患者作患手康复训练[见图 3.15（g）]。吻合血管的游离皮瓣移植。

3.2.16 游离肌皮瓣修复手掌、手背伴前臂严重软组织缺损创面

1）适应证

（1）适用于手掌、手背伴前臂广泛严重软组织缺损。

（2）上述部位瘢痕合并肌肉挛缩切除的创面。

（3）上述部位深部组织,包括神经、肌腱、血管及骨关节外露,并有感染的创面。

（4）上述部位体表肿瘤合并深部组织,包括神经、肌肉、肌腱切除后创面。

2）体位

背阔肌取肌皮瓣采取侧卧于手术台上,患侧在上;胸大肌取肌皮瓣采取平卧位于手术台上。

3）麻醉

全麻。

4）手术步骤

（1）经清创后的创伤,如伴有桡骨、尺骨骨折者作可选择内固定、瘢痕挛缩者作瘢痕挛缩合并肌肉挛缩切除切除、体表肿瘤者作体表肿瘤合并深部组织（包括侵犯的神经、肌肉、肌腱）切除的创面,以及污染严重的创面或创伤到手术时相隔太久,如超过 8~12h,可予清创后延时 3~4d 再作皮瓣修复术。感染的创面经术前准备,并进一步扩创创面[见图 3.16（a）]。

（2）于同侧背部或胸前根据创面的形态、大小、肌肉缺损范围设计一背阔肌肌皮瓣切线[见图 3.16（b）]。

（3）先按背阔肌肌皮瓣的设计切线切开皮肤、皮下组织,再于肌肉的深面,由远向近侧分离,直达血管蒂,并将血管蒂周围组织小心地切断,形成仅带血管蒂的岛状肌皮瓣,并保护血管,等受区解剖出作吻合的血管,将背阔肌肌皮瓣血管蒂切断,移位到受区,近端血管结扎止血,供区可直接缝合或行中厚皮片移植[见图 3.16（c）]。

（4）将背阔肌的血管神经蒂的动脉与受区解剖作吻合的动脉进行吻合。静脉与静脉吻合,背阔肌近侧与残存的前臂肌腹缝合,远端残存肌腱缝合固定,注意保持肌肉有适当的张力,缝合皮肤[见图 3.16（d）]。

5）术后处理

（1）严密观察皮瓣血液循环,出现有危象须即时处理。

（2）常规应用抗生素与常规给予阿司匹林和低分子右旋糖酐。

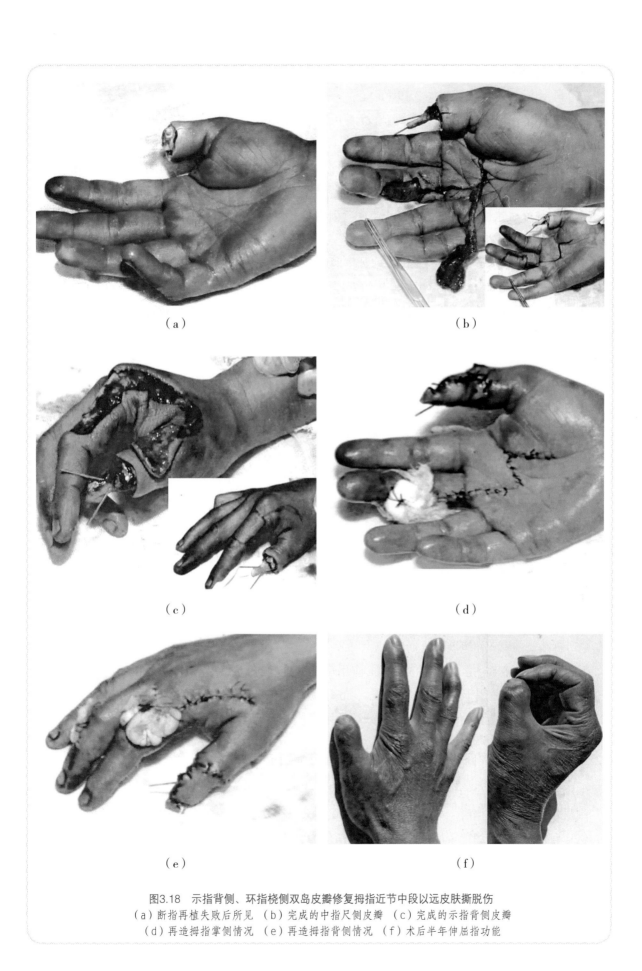

（a） （b）

（c） （d）

（e） （f）

图3.18 示指背侧、环指桡侧双岛皮瓣修复拇指近节中段以远皮肤撕脱伤
（a）断指再植失败后所见 （b）完成的中指尺侧皮瓣 （c）完成的示指背侧皮瓣
（d）再造拇指掌侧情况 （e）再造拇指背侧情况 （f）术后半年伸屈指功能

4）手术步骤

（1）拇指皮肤撕脱情况［见图3.19（a）］。

（2）按拇指皮肤撕脱情况于同侧踇趾设计踇趾甲瓣的切线。于踇趾内侧保留0.5cm倒"V"形切线，后沿"V"形切线在趾根部作环形切线，于足背第1、2趾骨间向近侧作"S"形延长切线［见图3.19（b）］。

（3）在止血带控制下，按切线切开皮肤、皮下组织，在切开踇趾内侧足底内侧固有神经，在切开足背第1、2趾骨内侧"S"形切线时，分离出大隐静脉与足背动脉与伴行静脉，继而分离出第1跖骨动脉和第1腓侧趾背动脉和两趾胫侧足背动脉，第2趾胫侧背动、静脉结扎切断，并分出穿过第1骨间肌的足底深支动脉和第1、2跖骨底动脉。再分出第1、2趾固有动脉，将分布到第3趾分支结扎切断，从踇趾内侧分离出趾神经，尽量高位切断，从踇趾内侧倒"V"形瓣腹、背侧向外侧分离，深度包括皮下组织，除肌腱、关节囊及骨表面保留少许软组织外，其余皮下组织保留在皮瓣上。分离踇趾甲床时须与趾甲紧密相连，不可分开。跖侧包括趾腹厚2/3，踇趾皮甲瓣全游离后其血管蒂暂不切断。放止血带，观察踇趾皮甲瓣血运。如动脉有痉挛，可以液压扩张；如皮瓣血运良好，将皮瓣回复原处备用［见图3.19（c）］。

（4）于伤手的鼻烟窝处切开显露桡动脉和头静脉，之后将制备好的踇趾皮甲瓣高位切断足背动脉和大隐静脉［见图3.19（d）］，移到患手拇指处，保持血管不扭转的情况下先将踇趾皮甲瓣，妥善覆盖在拇指上结节对合缝合皮瓣缘与皮瓣缘与拇指根部的创缘。再对桡动脉与足背动脉、大隐静脉与头静脉行端端吻合，以及行趾神经与指神经束膜缝合。检查皮瓣血运良好，缝合鼻烟窝处伤口。踇趾创面用全厚皮片覆盖缝合［见图3.19（e）］。

5）术后处理

（1）创面给予妥善包扎，并用石膏托固定，与床平面呈30°角高度置于床边。

（2）严密按显微血管吻合后注意皮瓣血运情况与护理。

（3）常规应用血管扩张剂和抗凝剂。

（4）常规应用抗生素。

（5）术后10～14d拆石膏和拆线。

（6）拆线鼓励患者作患肢康复训练［见图3.19（f）］。

注解：踇趾甲皮瓣，是1980年Morrison应用踇趾甲皮瓣加髂骨片移植再造拇指获得成功以来，此一方法应用较多，最适用于全拇指皮肤撕脱。如应用踇趾甲皮瓣加髂骨片移植再造拇指，须先作拇指残端显露，解剖出指骨或第1掌骨残端，切除残端硬化骨显露髓腔移植髂骨片，此后步骤同上。

3.2.20　第2、3趾带翼趾甲瓣修复第2、3指皮肤撕脱伤

1）适应证

（1）第2、3指皮肤撕脱。

（2）第2、3指软组织严重挫灭伤，皮肤失去生活力，而指骨、关节、肌腱完好者。

2）麻醉

臂丛阻滞麻醉结合硬脊膜外阻滞麻醉。

3）体位

平卧于手术台上，患肢置手外科手术台上。

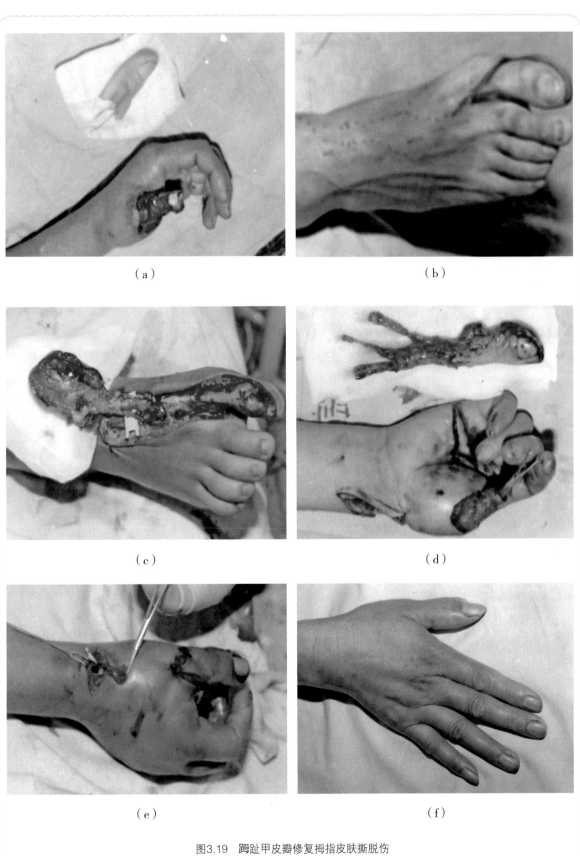

（a）　　　　　　　　　　　　　　（b）

（c）　　　　　　　　　　　　　　（d）

（e）　　　　　　　　　　　　　　（f）

图3.19　踇趾甲皮瓣修复拇指皮肤撕脱伤
（a）拇指皮肤撕脱情况　（b）设计踇趾甲瓣的切线　（c）切取的踇趾甲瓣
（d）踇趾甲瓣移到患手拇指处　（e）再造后的拇指情况　（f）术后半年伸指功能

4）手术步骤

（1）观察第2、3指皮肤撕脱情况［见图3.20（a）］。

（2）于对侧第2、3趾设计踇趾腓侧带翼、第4趾胫侧带翼的第2、3趾甲瓣的切线［见图3.20（b）］。

（3）在止血带控制下，按设计画线，切线切开皮肤、皮下组织，并保持足背静脉引汇入大隐静脉的延续性，切断结扎皮瓣周围与足背静脉弓及大隐静脉无关的分支，按常规解剖游离大隐静脉和足背动脉达踝前。按常规于交叉韧带下切开足背动脉血管鞘，切断短伸肌，将足背动脉从两伴行静脉中分离出来，由近向远游离至足背动脉与伴行静脉和弓状动脉及第1、2、3蹠背动脉和远侧趾背动脉与伴行静脉。于第4跖骨背侧作弓状动、静脉结扎切断，并分出穿过骨间肌的足底深支动脉和第1、2、3跖骨底动脉，再分出第1、2、3趾固有动脉，从踇趾腓侧分离出趾神经，尽量高位切断再于第3、第4趾间分离出趾神经，尽量高位切断。切开踇趾腓侧倒"V"形皮瓣，注意不要损伤血管分叉处，逆行向近端游离，继续纵行切开第2趾胫侧，从屈、伸趾肌腱的浅面，掀起第2趾甲瓣，再切开第4趾胫侧倒"V"形皮瓣，注意不要损伤血管分叉处，逆行向近端游离，纵行切开第3趾腓侧，从屈、伸趾肌腱的浅面，掀起第3趾甲瓣。此时除大隐静脉与足背动脉未断离外，带双翼的2、3趾甲瓣已基本完成。放止血带，观察趾皮甲瓣血运。如动脉有痉挛，可用液压扩张。如皮瓣血运良好，将皮瓣回复原处于伤手的鼻烟窝处作切开显露桡动脉和头静脉，将准备好的带翼的第2、3趾甲瓣的足背动静脉切断，准备移到患手第2、3指［见图3.20（c）］。

（4）并覆盖于第2、3指创面上，在保护血管不扭转的情况下，将踇趾腓侧翼皮瓣覆盖于第2趾甲瓣侧方，将第4趾胫侧翼皮瓣覆盖于第3趾甲瓣侧方，结节对合缝合皮瓣缘与皮瓣缘与创缘。再作桡动脉与足背动脉、大隐静脉与头静脉行端端吻合，以及行趾神经与指神经束膜缝合。检查皮瓣血运良好，缝合鼻烟窝处伤口，足趾创面用全厚皮片覆盖缝合。

5）术后处理

（1）创面给予妥善包扎，并用石膏托固定在抬高30°角的情况下置于床边。

（2）严密按显微血管吻合后注意皮瓣血运情况与护理。

（3）常规应用血管扩张剂和抗凝剂。

（4）常规应用抗生素。

（5）术后10~14d拆石膏和拆线。

（6）拆线鼓励患者作患肢、指康复训练［见图3.20（d）、（e）］。

注解：该方法于2006年4月《中华手外科杂志》集中报道手指套式撕脱伤的修复。它为多手指套式撕脱伤的修复，提供了一种较理想的方法。该方法优点，一次完成修复多手指撕脱伤创面，而且外形、功能都满意，但技术要求高。由于显微外科技术普及，目前应用较多。

3.2.21　带侧翼的趾甲瓣修复第2、3、4多指撕脱伤

1）适应证

（1）第2、3、4指皮肤撕脱。

（2）第2、3、4、5指软组织严重挫灭伤，皮肤失去生活力，而指骨、关节、肌腱完好者。

2）麻醉

臂丛阻滞麻醉结合硬脊膜外阻滞麻醉。

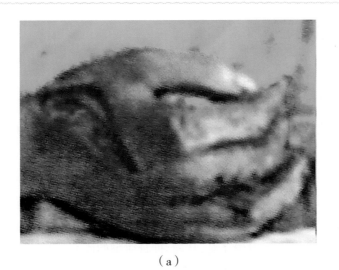

(a)

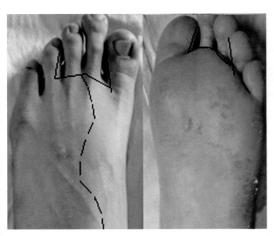

(b)

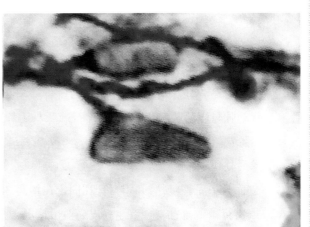

(c)

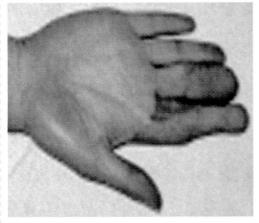

(d)

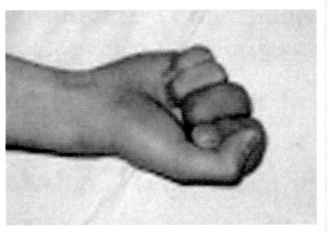

(e)

图3.20　第2、3趾带翼趾甲瓣修复第2、3指撕脱伤

（a）第2、3指皮肤撕脱情况　（b）设计第2、3趾甲瓣的切线

（c）切取的第2、3趾甲瓣　（d）术后半年伸指功能　（e）术后半年屈指功能

　　3）体位

平卧于手术台上，患肢置手外科手术台上。

　　4）手术步骤

（1）以不带拇指和虎口的2、3、4指撕脱伤为例［见图3.21（a）、（b）］。

（2）按4指皮肤撕脱情况于左侧设计带踇趾腓侧侧翼2趾甲瓣的切线［见图3.21（c）。］

（3）按2指皮肤撕脱情况于右侧设计带踇趾腓侧侧翼2趾甲瓣的切线，和按3指皮肤撕脱情况于右足背作双翼皮瓣切线［见图3.21（d）］。

（4）按切线切取上述各组皮瓣：先作双侧第2趾带踇趾腓侧翼状和跖背的趾甲瓣的切线切取。于足背向近侧作"S"形延长切线，结扎止血带，按设计画线，切开皮肤，显露跖背静脉。先在趾蹼处显露第2趾腓侧趾神经、趾动脉，在所需长度切断趾神经，在2、3趾动脉分支近处，结扎切断第2跖底动脉。在第2趾腓侧，趾动脉的背侧，纵行切开第1趾，从屈、伸趾肌腱的浅面，掀起第2趾甲瓣。于第1趾蹼处显露第2趾胫侧趾动脉、趾神经，并掀起踇趾腓侧趾动脉皮瓣，注意不要损伤血管分叉处，逆行向近端游离第1跖动脉在所需血管、神经长度处切断第1跖背动脉、跖背静脉及第2趾胫侧趾神经，并结扎跖背静脉的近端。再于右足背切取双翼足背皮瓣。将上述3组组织瓣移位到患手。将右侧带踇趾腓侧侧翼2趾甲瓣瓦合修复示指创面，第1跖背动脉示指尺侧指动脉吻合，跖背静脉与手背静脉吻合，趾神经与指神经缝合。将左侧设计带踇趾腓侧侧翼2趾甲瓣瓦合修复环指创面，将左第1跖背动脉与环指尺侧指动脉吻合，跖背静脉与手背静脉吻合，趾神经与指神经缝合；将右足背作双翼皮瓣瓦合修复中指创面，将足背动脉与桡动脉腕背支吻合，伴行静脉与头静脉吻合，足背皮神经与指神经吻合［见图3.2（e）］。观察拆线后情况。

　　5）术后处理

（1）创面给予妥善包扎，并用石膏托固定在抬高30°角的情况下置于床边。

（2）严密行显微血管吻合后注意皮瓣血运情况与护理。

（3）常规应用血管扩张剂和抗凝剂。

（4）常规应用抗生素。

（5）术后10~14d拆石膏和拆线。

（6）拆线鼓励患者作患肢、指康复训练［见图3.21（f）］。

　　注解：该方法于2006年4月《中华手外科杂志》集中报道手指套式撕脱伤的修复。它为多手指套式撕脱伤的修复提供了一种较理想的方法。该方法的优点是，一次完成修复多手指撕脱伤创面，而且外形、功能都满意，但技术要求高。由于显微外科技术普及，目前应用较多。

3.2.22　腹部袋形皮瓣修复全手手套式撕脱伤

　　1）适应证

全手手套式撕脱伤。

　　2）麻醉

臂丛阻滞麻醉结合硬脊膜外阻滞麻醉或全身麻醉。

　　3）体位

平卧于手术台上，患肢置手外科手术台上。

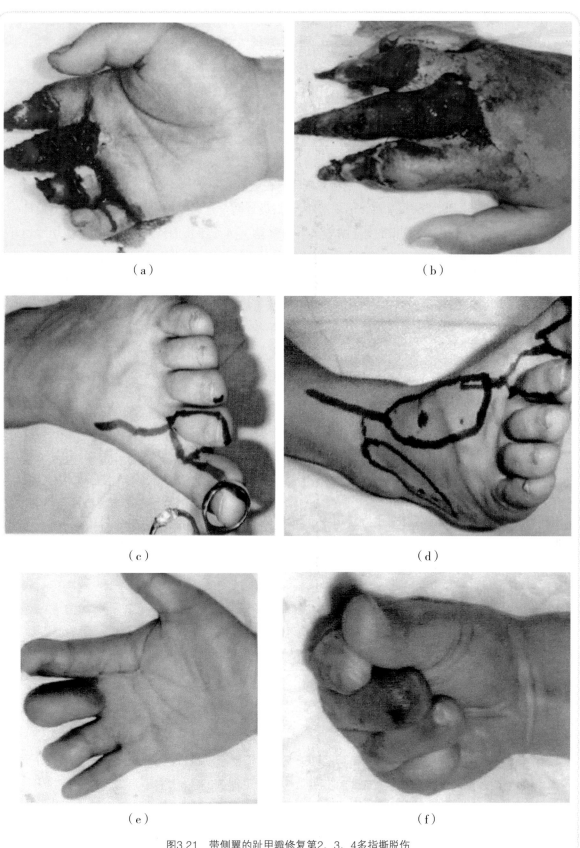

（a）　　　　　　　　　　　　　　　　（b）

（c）　　　　　　　　　　　　　　　　（d）

（e）　　　　　　　　　　　　　　　　（f）

图3.21　带侧翼的趾甲瓣修复第2、3、4多指撕脱伤
（a）第2、3、4指撕脱伤掌侧情况　（b）第2、3、4指撕脱伤背侧情况　（c）左足背设计的切线
（d）右足背设计的切线　（e）拆线后的第2、3、4指情况　（f）术后半年的第2、3、4指功能

4）手术步骤

（1）全手手套式撕脱伤[见图3.22（a）]。可按上述的清创原则,作手套式撕脱伤的手部清创,即将第2指骨部分指骨切除和3、4、5指骨末节切除以及第1指骨头软骨面切除[见图3.23（a）右上角]。

（2）于腹部适当的部位设计一手形袋形皮瓣切线（一般右手设计在脐部左侧）[见图3.22（b）]。

（3）按腹部腕部切线切开皮肤与皮下组织在浅筋膜深层按所设计的切线范围充分游离,继之将清创后的手套入皮瓣内,拇指充分包展背伸,套入在拇指的部位,其他手指套入在袋形皮瓣内[见图3.22（c）]。这样可以保证有满意的虎口。再后将手腕创缘与袋状皮瓣缘结节缝合。于腕部和袋形皮瓣顶端放置2根引流条,妥善包扎,用胶布或石膏将患肢固定在胸前。

（4）于术后4~5周去除固定,在袋形皮瓣外上方,设计两个延迟皮瓣：即在拇指的外上方设计一个修复手掌的延迟皮瓣切线,在手指的外上方设计一个修复3~4个手指的延迟皮瓣切线。按切线切开皮肤与皮下组织,在浅筋膜的深面游离,沿拇指桡侧缘和掌指桡侧缘,将皮瓣掀起,后将皮复于原位,作创缘结节缝合[见图3.22（d）]。再作患肢妥善包扎,并用胶布或石膏固定于胸壁。

（5）2周后去除固定,按延迟皮瓣的切口,切开皮肤与皮下组织,并在皮瓣深面游离将皮瓣掀起,再将手腕的掌侧皮肤切口切开,并同时沿着手尺侧缘和手指末端切开皮肤与皮下组织,并于手掌面游离,这样手与皮瓣及腹壁创面分离,经修整后先将拇指桡侧皮瓣覆盖手部掌面,手指桡侧皮瓣覆盖于手指掌面,之后将皮瓣缘与创瓣缘结节缝合。腹部创面作大张中厚皮片移植。

5）术后处理

（1）手部作妥善包扎后,用三角巾悬吊于胸前。

（2）每次手术后须注射抗生素3~4d,第1次手术后尚须应用破伤风抗毒素（TAT）。

（3）术后10~14d拆线。

（4）拆线后鼓励患者作手指的适当活动,以免长期固定关节僵直。

（5）修复完成后鼓励患者作患手康复训练,理疗拆线后1年所见如图3.22（e）、（f）所示。

3.2.23　组合皮瓣修复全手套撕脱伤创面

1）适应证

全手手套式撕脱伤。

2）麻醉

臂丛阻滞麻醉结合硬脊膜外阻滞麻醉或全身麻醉。

3）体位

平卧于手术台上,患肢置手外科手术台上。

4）手术步骤

（1）全手手套式撕脱伤[见图3.23（a）],可按上述的清创原则进行清创[见图3.23（a）左下角]。

（2）同侧趾设计带足背内侧皮瓣的趾甲瓣切线[见图3.23（b）,右下角为趾腹切线]。

（3）于对侧侧胸背部设计全肩胛皮瓣切线和侧胸皮瓣（胸背动、静脉蒂,[见图3.23（c）]。

（4）在止血带下：

a.按切线切开胫前动脉-足背动脉的皮肤,解剖出足背动、静脉,分出大隐静脉并保留分支,解剖内外侧血管分支——趾内外侧动脉,便于作皮瓣的血管吻合。按皮瓣设计切线切开皮肤、皮下组织、深筋

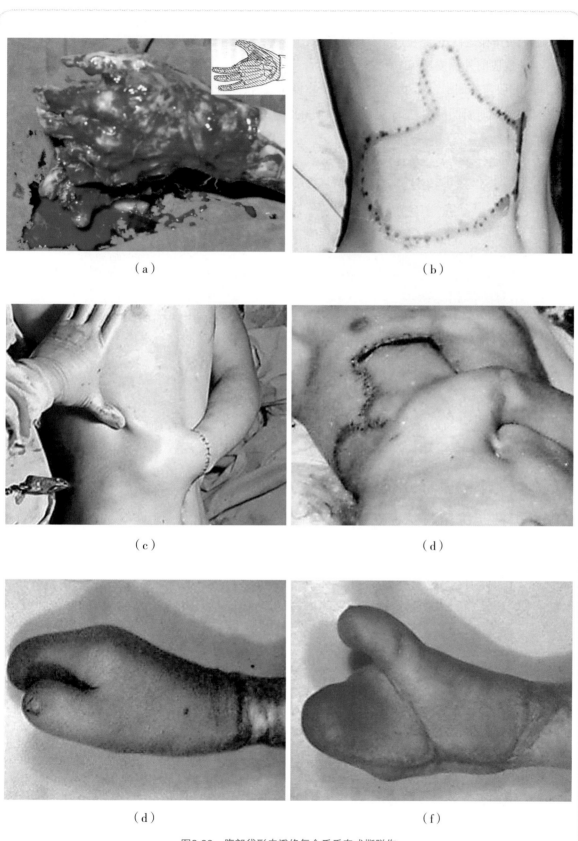

（a）　　　　　　　　　　　　　　　（b）

（c）　　　　　　　　　　　　　　　（d）

（d）　　　　　　　　　　　　　　　（f）

图3.22　腹部袋形皮瓣修复全手手套式撕脱伤
（a）全手手套式撕脱伤　（b）腹部设计袋形皮瓣切线　（c）患手置于袋形皮瓣
（d）术后4~5周作延迟皮瓣移植　（e）修复1年后的侧位情况　（f）修复后1年的掌面情况

膜,固定数针。继按踇趾甲皮瓣切取方法切取踇趾甲皮瓣,其血管蒂暂不切断,放止血带,观察踇趾甲皮瓣血运。如皮瓣血运良好,将皮瓣回复原处备用[见图 3.23(c)]。

　　b.再切取股前外侧皮瓣:以旋股外侧动脉降支及肌皮动脉为血管投影为蒂设计手部创面皮辩切线,先于对侧股前外侧部设计手掌的股前外侧皮瓣切线,按侧股前外侧皮瓣切取方法在蒂部切开。于股直肌和股外侧肌肌间隙内寻找出旋股外侧动脉的降支和(或)横支,沿血管走向,在股外侧肌内侧缘

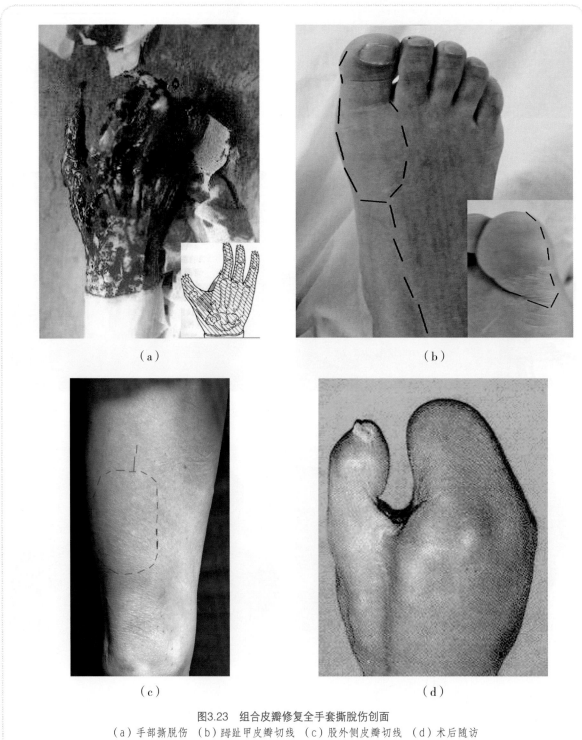

(a)　　　　　　　　　　　　　　(b)

(c)　　　　　　　　　　　　　　(d)

图3.23　组合皮瓣修复全手套撕脱伤创面
(a)手部撕脱伤　(b)踇趾甲皮瓣切线　(c)股外侧皮瓣切线　(d)术后随访

细心找寻,可发现 1 ~ 4 个肌皮穿支或皮肤穿支(一般为 1 ~ 2 个穿支)。如为肌皮支,则应在血管进入肌肉与穿出肌膜之间逐渐切断股外侧肌。有时血管行走较复杂,难以判定血管走向,可携带部分股外侧肌(肌袖)。游离出血管束后在近皮支穿出处可用"透光法"(即向内侧掀起皮瓣,提起皮瓣透视。)认清血管束及其皮支走向,并证实有皮支进入皮瓣后,再作皮瓣内侧和下端切口,在深筋膜下完全游离皮瓣。根据受区所需要血管蒂的长度,在股直肌和股中间肌之间分离出足够长血管蒂。待受区准备完毕,再断蒂。

c. 再于同侧股前外侧部设计的股前外侧设计手背皮瓣的切线,按侧股前外侧皮瓣切取方法(参考上迷)。此时整个皮瓣已经完全解剖游离。

d. 建立血运的模式:趾甲皮瓣的动脉血管蒂(足背动脉)与桡动脉腕背支吻合;如腕背支损伤,可与桡动脉或尺动脉端侧吻合,尽量不切断桡动脉或尺动脉,以保留伤手主要供血动脉。成功后,股前外侧皮瓣动脉血管蒂(旋股外侧动脉降支主干)与足背动脉分支足底深动脉吻合,建立一级串联供血系统。静脉回流的建立是大隐静脉与头静脉吻合,旋股外侧动脉降支的伴行静脉与大隐静脉二分支吻合,也可与手掌背静脉或贵要静脉吻合。

皮瓣包含皮神经时分别与指总神经吻合;踇趾甲皮瓣的腓侧趾神经与拇指掌侧固有神经吻合,股前外侧皮神经选取示、中、环指掌侧总神经中之一吻合。拇对掌功能位包扎

5)术后处理

(1)严密观察皮瓣血循环,有危象须即时处理。

(2)常规应用抗菌素和常规给予阿斯匹林和低分子右旋糖酐静脉滴注。

(3)定期换药。

(4)术后 14d 折线。

(5)拆线后鼓励患者作患手康复训练[见图 3.23(d)]。

注解:组合皮瓣修复全手套撕脱伤创面,该方法由寿奎水教授发表在 1999 年的《手外科手术学》上,踇趾甲瓣切线股前外侧皮瓣切线是本次编写中补充的。该方法优点:一次完成修复全手套撕脱伤创面,而且外形、功能都满意,但技术要求高。由于显微外技术普级,目前应用较多。

3.2.24 撕脱皮瓣削去皮下脂肪原位缝回方法

1)适应证

撕脱皮瓣未受到挤压或挫灭。

2)体位

平卧于手术台上。

3)麻醉

阻滞麻醉或全麻。

4)手术步骤

(1)将撕脱下的皮瓣按一般清创原则进行彻底清创,再用生理盐水冲洗,后用每 100ml 生理盐水内含青霉素 10 万 IU 和链霉素 0.5g 的溶液浸泡 30min。图 3.24(a) 为清创前的创面。

(2)将皮瓣置于鼓式植皮机的鼓面上按游离皮瓣切取中厚皮片的方法削去皮下脂肪和部分真皮层[见图 3.24(b)]。

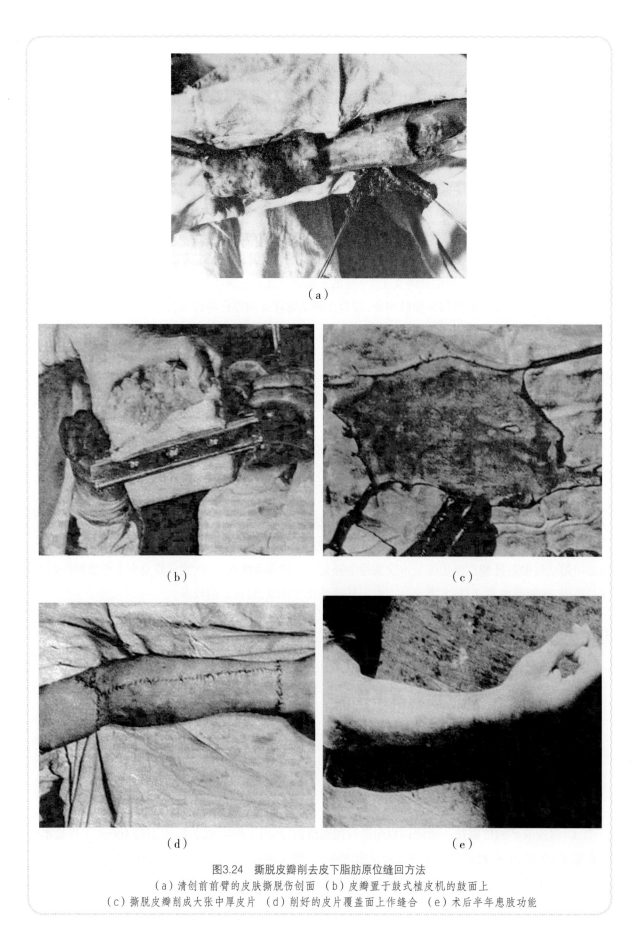

图3.24　撕脱皮瓣削去皮下脂肪原位缝回方法
（a）清创前前臂的皮肤撕脱伤创面　（b）皮瓣置于鼓式植皮机的鼓面上
（c）撕脱皮瓣削成大张中厚皮片　（d）削好的皮片覆盖面上作缝合　（e）术后半年患肢功能

（3）使撕脱的皮瓣削成大张的中厚皮片，也可以用一般刀片或剪刀削成中厚皮片［见图 3.24（c）］。

（4）将削好的皮片立即覆盖在经彻底清创后的肢体创面上，作创缘结节缝合。缝合时注意保留皮片有一定紧张度。于皮片下注入适量的复合抗生素液，用较厚的纱布覆盖作加压包扎［见图 3.24（d）］。

5）术后处理

（1）患肢抬高，注意外周循环。

（2）常规应用抗生素 3～7d。

（3）更换敷料并加压包扎。

（4）术后 12～14d 拆线，其存活率一般至少 95%。其供区按常规处理。

（5）术后加强功能练习［见图 3.24（e）］。

注解：这是 1965 年完成的病例，目前对手不全皮肤撕脱伤，可以通过修复动脉或移植动脉，接 3 根以上静脉，负压吸引，轻度加压包扎可以存活。是基于皮肤是低消耗氧组织。其次头皮撕脱伤，可以通过接颞动静脉可以存活，但大张肢体完全皮肤撕脱伤，未见通过接血管存活报道。仍用撕脱皮瓣削去皮下脂肪原位缝回方法。

3.2.25　腹部大型皮瓣修复手及前臂广泛创伤后创面

1）适应证

（1）手及前臂广泛辗轧撕脱清创后创面。

（2）手及前臂电击伤扩创后创面。

（3）手及前臂广泛体表肿瘤广泛切除后。

（4）上述部位瘢痕挛缩切除后创面。

（5）上述部位感染性创面病灶清除后创面。

2）体位

平卧于手术台上，患肢置手外科手术台上。

3）麻醉

全身麻醉或臂丛阻滞麻醉加硬脊膜外阻滞麻醉。

4）手术步骤

（1）手及前臂广泛辗轧撕脱清创后创面［见图 3.25（a）］。

（2）皮瓣设计：根据手及前臂软组织缺损的形态和面积，于腹部设计相应的腹部大型皮瓣。其左右宽度根据手及前臂创面长度即前臂远侧创缘到近侧创缘距离再放大 20%；皮瓣的上下长度根据创面的宽度即创面桡侧缘到尺侧缘距离再放大 20%。一般以腹部两侧腋线为皮瓣的两侧切缘。皮瓣的远端切缘，顺行皮瓣以脐上缘的水平线，同时在下腹部设计一相对等面积的皮瓣供作推进皮瓣用；逆行皮瓣以脐到剑突即手及前臂创面宽度放大 20% 为皮瓣的远端切线［见图 3.25（b）］。

（3）皮瓣切取：沿皮瓣切线切开皮肤。于皮瓣远端作一支持线，并切开皮下组织和筋膜，在腹壁筋膜的浅层作皮瓣游离。在游离脐部时，特别要注意勿损伤腹膜。同时将消灭供区创面的皮瓣亦在腹壁筋膜浅层进行游离，以便皮瓣向供区推进消灭创面，并作 3～4 针减张固定，以免皮瓣回缩及无效腔形成［见图 3.25（c）］。

（4）将制成的大型皮瓣覆盖于手及前臂的大创面上。先采用外翻缝合法，将消灭供区创面的推进

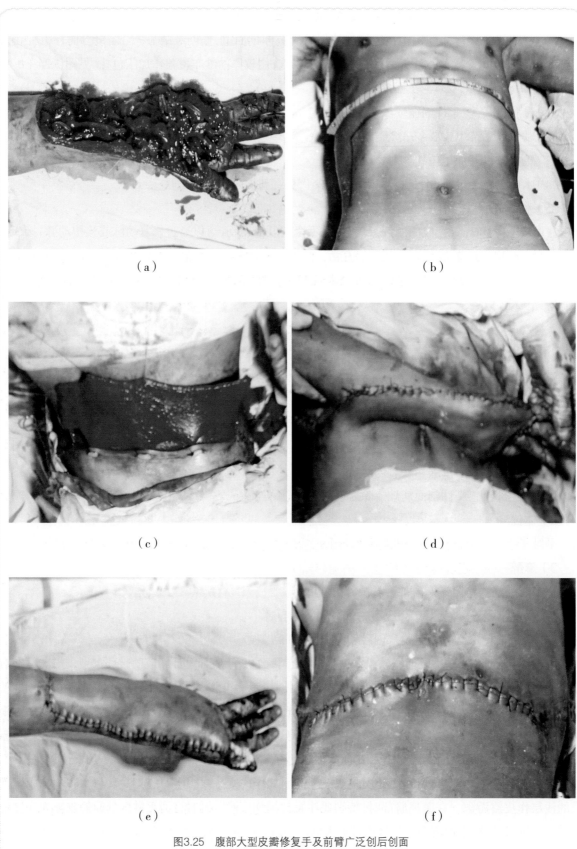

图3.25　腹部大型皮瓣修复手及前臂广泛创后创面
（a）辗轧撕脱清创后创面　（b）腹壁的设计　（c）切取的腹壁大型皮瓣
（d）腹壁大型皮瓣修复好前臂创面　（e）断蒂后的手及前臂情况　（f）断蒂后的腹部情况

皮瓣的远端与手及前臂靠腹侧的创缘结节缝合,再沿皮瓣远端缘与手及前远离腹壁的创缘作结节缝合,将皮瓣的两侧缘与手及前臂近侧与远侧创缘缝合,于皮瓣下放置雪茄式引流条,蒂部用碘仿纱条,并妥善包扎,用石膏或胶布将患肢固定在胸壁上[见3.25(d)]。

(5)4周后去除石膏固定,在硬膜外麻醉下作断蒂术,断蒂部的创面作适当的修整后,蒂部皮瓣缘与前臂创缘作结节缝合[见图3.25(e)]。

(6)断蒂后的腹部创缘亦作结节缝合,再包扎创面[见图3.25(f)]。

5)术后处理

(1)创面妥善保护固定,采用半坐位,保证推进皮瓣无张力。

(2)每天换药更换敷料。

(3)常规应用抗生素。

(4)术后14d拆线,4周后断蒂。

(5)术后鼓励腹部大型皮瓣移植术后功能训练。

注解:该皮瓣为侍德于20世纪70年代开始应用的。特点是面积大(可做到45~40cm²),血供好。它有多根知名动脉供血,故成活率高,手术操作较易,无须用显微外科技术,故易推广。其抗感染力强,不仅可应用于新鲜创面,也可用于经处理的感染创面。由于腹部皮瓣移动性大、弹性好,切取大皮瓣后供区创面可用推进皮瓣修复,因而避免了供区大面积皮片覆盖消灭创面所带来的痛苦。由于该皮瓣的质地柔软,带有皮下脂肪,因此不但使修复的创面较丰满,而且有利于后期作手及前臂功能的重建。

3.2.26 吻合血管游离皮瓣在前臂的应用

1)适应证

(1)修复前臂掌、背侧部的深部组织,包括神经、肌腱、血管及骨关节外露缺损。

(2)上述部位瘢痕切除创面。

(3)上述部位外伤性深部组织缺损感染的创面。

(4)上述部位体表肿瘤切除后创面。

2)麻醉

阻滞或全身麻醉。

3)体位

平卧于手术台上。

4)手术步骤

(1)急性开放性手外伤者应彻底清创。瘢痕挛缩者作瘢痕切除,体表肿瘤者作体表肿瘤切除,污染严重的创面或创伤到手术时相隔太久,如超过8~12h,可予清创后延时3~4d再作皮瓣修复术。感染的创面经术前准备,进一步扩创伤面[见图3.26(a)]。

(2)根据创面的大小、形态,在足背或胸外侧、肩胛下设计皮瓣切线[见图3.26(b)]。

(3)按足背游离皮瓣的切取方法,切取一块相适应的游离皮瓣[见图3.26(c)]。供区作自体中厚皮片修复[见图3.26(c)]。

(4)将切取的皮瓣覆盖于前臂的创面上,先作固定[见图3.26(d)]。

(5)供区作自体中厚皮片修复[见图3.26(e)]。

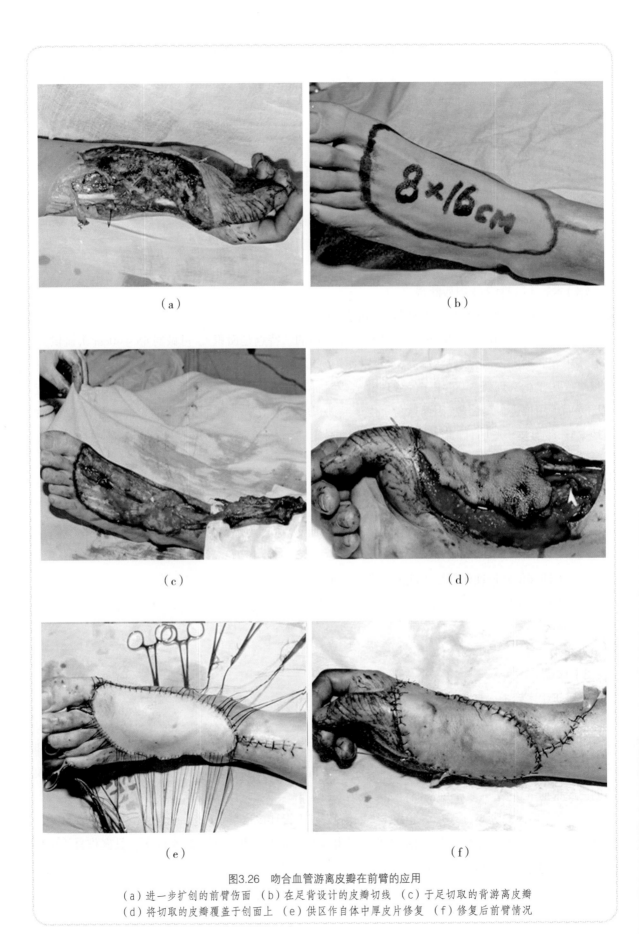

图3.26　吻合血管游离皮瓣在前臂的应用

（a）进一步扩创的前臂伤面　（b）在足背设计的皮瓣切线　（c）于足切取的背游离皮瓣

（d）将切取的皮瓣覆盖于创面上　（e）供区作自体中厚皮片修复　（f）修复后前臂情况

（6）之后常规吻合动静脉，检查血流通畅情况。如有皮神经亦须吻合神经，之后作创缘与皮瓣缘缝合［见图 2.26（f）］。

5）术后处理

（1）严密观察皮瓣血循环，有危象须及时处理。

（2）常规应用抗生素，常规给予阿司匹林和低分子右旋糖酐静脉滴注。

（3）定期换药。

（4）术后 14d 折线。

注解：该皮瓣用于修复前臂广泛性深度缺损的优点是一次可以完成，避免了肢体长时间固定的痛苦。但不适用于巨大创面，特别是前臂血管有严重损伤的病例。一般适用于缺损面积在 20cm×10cm 左右，尺桡动脉有一组健在，另一组损伤不严重，经清创后尚可作受区的血管吻合者。

3.2.27 带血管神经游离肌皮瓣修复前臂严重伴肌肉缺损的创面

1）适应证

（1）适用于前臂广泛严重软组织缺损伴肌肉缺损造成前臂伸或屈曲功能障碍者。

（2）上述部位瘢痕合并肌肉挛缩切除的创面。

（3）上述部位深部组织，包括神经、肌腱、血管及骨关节外露，并有感染的创面。

（4）上述部位体表肿瘤合并深部组织，包括神经、肌肉、肌腱切除后创面。

2）体位

背阔肌手术采取侧卧于手术台上，患侧在上；胸大肌手术采取平卧位于手术台上。

3）麻醉

全麻。

4）手术步骤

（1）经清创后，如伴有桡、尺骨骨折者作可选择内固定，瘢痕挛缩者作瘢痕挛缩合并肌肉挛缩切除切除，体表肿瘤者作体表肿瘤合并深部组织（包括侵犯的神经、肌肉、肌腱）切除的创面，以及污染严重的创面或创伤到手术时相隔太久，如超过 8~12h，可予清创后延时 3~4d 再作皮瓣修复术。感染的创面经术前准备，并进一步扩创伤面［见图 3.27（a）］。

（2）于同侧背部或胸前根据创面的形态、大小、肌肉缺损范围设计一背阔肌肌皮瓣切线［见图 3.27（b）］。

（3）先按背阔肌肌皮瓣的设计切线切开皮肤、皮下组织，再于肌肉的深面，由远向近侧分离，直达血管蒂，并将血管蒂周围组织小心地切断，形成仅带血管或血管神经蒂的岛状肌皮瓣，并保护血管神经，在受区剖找到作吻合的血管和神经，将背阔肌肌皮瓣血管神经蒂切断，移位到受区，近端血管结扎止血，供区可直接缝合或行中厚皮片移植［见图 3.27（c）］。

（4）将背阔肌的血管神经蒂的动脉与受区解剖找到作吻合的动脉吻合，静脉与静脉吻合，神经与清创后残存运动神经支吻合，背阔肌近侧与残存的前臂肌腹缝合，远端残存肌腱缝合固定，注意保持肌肉有适当的张力，缝合皮肤［见图 3.27（d）］。

5）术后处理

（1）严密观察皮瓣血液循环，发现危象须及时处理。

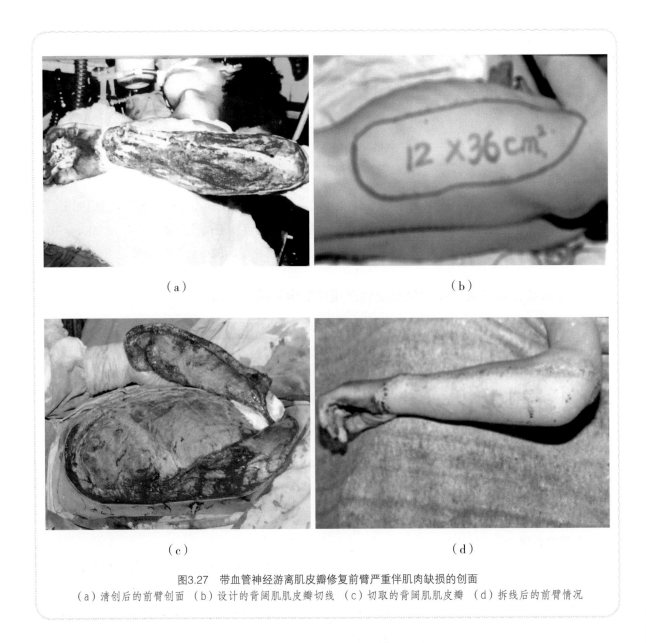

（a）　　　　　　　　　　　　　　　　（b）

（c）　　　　　　　　　　　　　　　　（d）

图3.27　带血管神经游离肌皮瓣修复前臂严重伴肌肉缺损的创面
（a）清创后的前臂创面　（b）设计的背阔肌肌皮瓣切线　（c）切取的背阔肌肌皮瓣　（d）拆线后的前臂情况

（2）常规应用抗生素与常规给予阿司匹林和低分子右旋糖酐。

（3）定期换药。

（4）术后14d折线。术后鼓励功能训练［见图3.18（d）］。

注解：为Schott Staedt等1955年首先报道。该方法能修复创面，由于可带胸背神经，同时能恢复肌肉功能，故对修复上肢大面积皮肤伴肌腹缺损是最理想的方法。

3.2.28　带血管蒂的胸外侧岛状皮瓣修复肘部创面

1）适应证

（1）修复臂部和肘部外伤性软组织缺损。

（2）上述部位瘢痕切除创面。

（3）上述部位有感染的创面。

（4）上述部位体表肿瘤切除后创面。

2）麻醉

全身麻醉,或上肢用臂丛阻滞麻醉腹部用连续硬膜外麻醉。

3）体位

患者取平卧位,患肢外展90°角。

4）手术步骤

（1）急性开放性伤者应彻底清创后创面;瘢痕挛缩者作瘢痕切除后创面;体表肿瘤者作体表肿瘤切除后创面。污染严重的创面或创伤到手术时相隔超过8~12h,可予清创后延时3~4d再作皮瓣修复术的创面。感染的创面经术前准备,并给予扩创后创面[见图3.28（a）]。

（2）按瘢痕切除创面,在胸外侧受区按瘢痕切除创面的形态、大小设计岛状胸外侧皮瓣切线[见图3.28（b）]。

（3）按皮瓣的切取方法自触及的腋动脉起点作一"Z"形切口,长8~10cm,找出腋动脉和腋静脉,再解剖出肩胛下动脉和静脉及分支——胸外侧动脉和静脉。确定通向皮瓣,即可沿后下方的皮瓣切线切开皮肤、皮下组织,并切开背阔肌肌膜,将背阔肌保留下来。在少数患者未见到直接皮肤支时,皮瓣可包括一部分背阔肌一同剥离下来。到皮瓣前缘切线时,沿前缘切线切开皮肤、皮下组织和肌膜,这时皮瓣已完全与腋窝下相游离,仅余有肩胛下血管相连,进行切取,其血管或血管神经蒂予以保护[见图3.28（c）]供区可直接缝合或作中厚皮片移植。

（4）作皮下隧道或切开皮肤将岛状皮瓣通过皮下隧道或切口移位到受区,常规行结节缝合[见图3.28（d）、（e）]。

5）术后处理

（1）严密观察皮瓣血液循环,有危象者需及时处理。

（2）常规应用抗生素,常规给予阿司匹林及右旋糖酐40静脉滴注。

（3）定期换药。

（4）术后14d拆线,进行康复训练。

3.2.29 轴状背阔肌肌皮瓣修复腋窝组织缺损

1）适应证

（1）修复腋窝部或上臂近侧部外伤性软组织缺损。

（2）上述部位瘢痕切除创面。

（3）上述部位有感染的创面。

（4）上述部位体表肿瘤切除后创面。

2）体位

背阔肌采取侧卧于手术台上,患侧在上;胸大肌采取平卧位于手术台上。

3）麻醉

全麻。

4）手术步骤

（1）该方法能修复创面同时能恢复肌肉功能,以乳癌根治术后腋窝部切口感染为例[见图3.29（a）]。

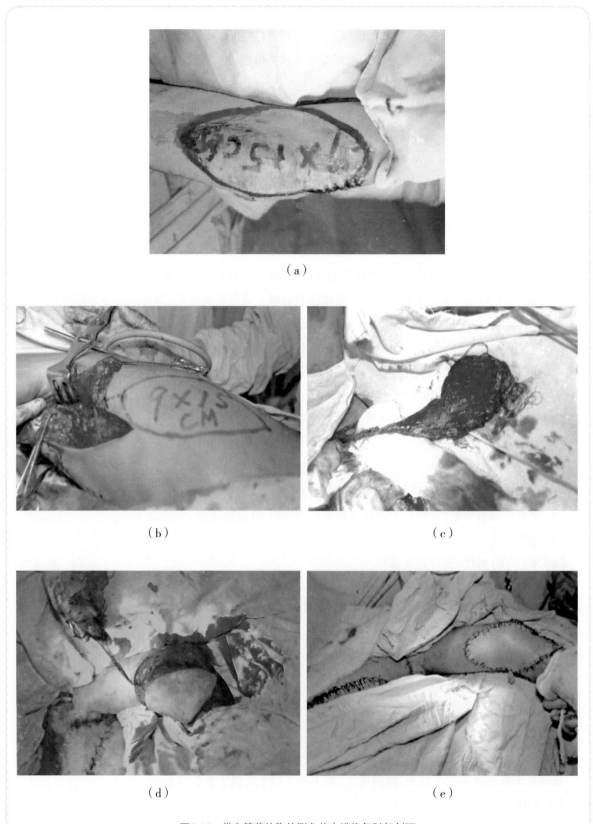

（a）

（b）　　　　　　　　　　　　　　　（c）

（d）　　　　　　　　　　　　　　　（e）

图3.28　带血管蒂的胸外测岛状皮瓣修复肘部创面
（a）肘部瘢痕挛缩　（b）解剖肩胛下动脉和静脉
（c）切取的带血管胸外侧岛状皮瓣　（d）岛状皮瓣通过皮下隧道移位到受区　（e）修后肘部情况

（2）腋窝部切口感染扩创切除切线［见图 3.29（b）］。

（3）经扩创后创面［见图 3.29（c）］术中注意不损伤腋窝部血管和神经。

（4）于同侧背部或胸前根据创面的形态、大小、缺损范围设计一轴状背阔肌肌皮瓣切线［见图 3.29（d）］或胸大肌肌皮瓣切线。

（5）按皮瓣的切取方法切取肌皮瓣（注意肌肉起点不切断），并保护血管神经等。将背阔肌移位到腋窝部创面。缝合固定于创底，注意保持肌肉有适当的张力［见图 3.29（e）］。

（6）缝合创缘皮肤。供区可直接缝合或中厚皮片移植［见图 3.29（f）］。

5）术后处理

（1）严密观察皮瓣血循环，发现危象须及时处理。

（2）常规应用抗生素。

（3）定期换药。

（4）术后 14d 折线。

（5）常规给予阿司匹林和低分子右旋糖酐静脉滴注。

3.2.30 轴状腓肠肌内侧头肌皮瓣修复小腿部前方深度软组缺损

1）适用证

（1）适用于小腿部前上方外伤性皮肤伴深度软组织部分缺损的修复。

（2）上述部位瘢痕切除创面。

（3）上述部位外伤性深度软组织缺损有感染的创面。

（4）上述部位体表肿瘤切除后创面。

2）体位

平卧于手术台上。

3）麻醉

持续硬脊膜外麻醉。

4）手术步骤

（1）小腿上部清创前的创面［见图 3.30（a）］。

（2）设计该肌皮瓣：于小腿创面的内侧缘作为腓肠肌肌皮瓣的内侧缘，小腿后方中线稍向外侧 0.5～1cm 作为外侧切线，远侧根据小腿前上方创面的长轴加长 20%，肌皮瓣的切线最下缘可到内踝上 5～8cm［见图 3.30（b）］。

（3）小腿上部清创后的创面，有骨折者作有效内固定［见图 3.30（c）］。

（4）按切线先切开小腿后下方的皮肤和皮下组织及深筋膜，注意避免将小隐静脉设计在肌皮瓣内，于腓肠肌内外侧头之间分开腓肠肌，将肌膜与皮瓣作缝合固定，防止皮瓣与肌腹分离，然后于腓肠肌肌腹与比目鱼肌之间向内侧分离，再按切线作肌皮瓣的远侧皮瓣与腓肠肌远侧腱膜切断，同样须要作皮瓣肌膜缝合，以防皮瓣与肌瓣分离［见图 3.30（d）］。

（5）注意术中不损伤小隐静脉，当肌皮瓣翻转到上端时，注意不损伤滋养该肌皮瓣的滋养动脉和伴行静脉，轴状肌皮瓣完成后，向小腿前方旋转，先将肌皮瓣的肌肉固定在深部缺损区内，再将肌皮瓣的皮缘与创缘皮肤缝合，供区用中厚皮片移植［见图 3.30（e）］。

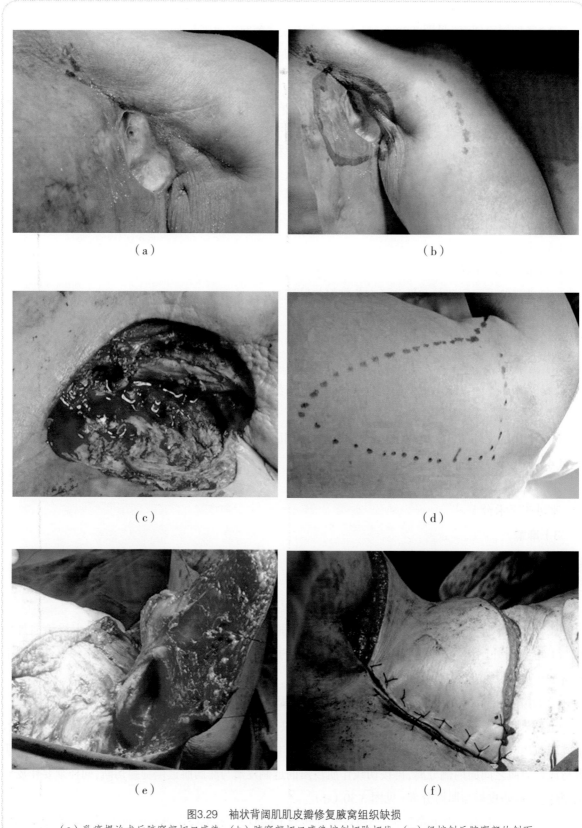

（a）　　　　　　　　　　　　　（b）

（c）　　　　　　　　　　　　　（d）

（e）　　　　　　　　　　　　　（f）

图3.29　袖状背阔肌肌皮瓣修复腋窝组织缺损

（a）乳癌根治术后腋窝部切口感染　（b）腋窝部切口感染扩创切除切线　（c）经扩创后腋窝部的创面

（d）设计的轴状背阔肌肌皮瓣切线　（e）切取的轴状背阔肌肌皮瓣　（f）修复的腋窝部的情况

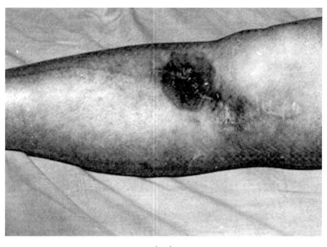

（a）

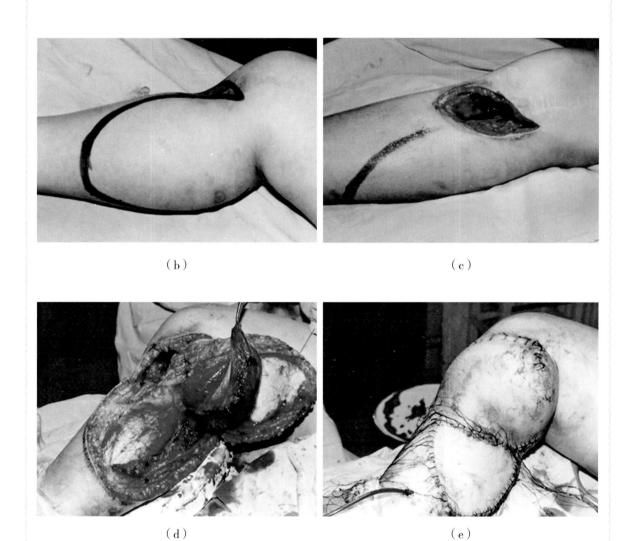

（b） （c）

（d） （e）

图3.30 袖状腓肠肌内侧头肌皮瓣修复小腿部前方深度软组缺损
（a）清创前的创面 （b）设计腓肠肌内头肌皮瓣的切线
（c）小腿上部清创后的创面 （d）完成腓肠肌内头肌皮瓣的切取 （e）完成腓肠肌内头肌皮瓣修复创面

5）术后处理

（1）术后严密观察皮瓣的血液循环。

（2）常规应用抗生素。

（3）术后 14d 拆线，并加强康复训练。

注解：该肌皮瓣手术方法易掌握。作膝关节适当屈曲，使其向远侧推进，可修复小腿下方前部深度软组织缺损；也可作成岛状并充分游离蒂部可修复膝前深度软组织缺损。

3.2.31　同侧腓肠肌内侧头肌皮瓣修复小腿部前中下方创面

1）适应证

（1）适用于小腿部前方外伤性深度软组织伴胫骨前方皮肤部分缺损的修复。

（2）上述部位瘢痕切除创面。

（3）上述部位外伤性深度软组织缺损有感染的创面。

（4）上述部位体表肿瘤切除后创面。

2）体位

平卧于手术台上。

3）麻醉

硬脊膜外阻滞麻醉。

4）手术步骤

（1）按上述病变扩创后创面［见图 3.31（a）］。

（2）根据病变扩创后胫骨创面的位置、大小、形态，以同侧腓肠肌内侧头为供区，设计肌皮瓣的切线［见图 3.31（b）］。

（3）按轴状腓肠肌内侧头肌皮瓣的切取方法切取肌皮瓣［见图 3.31（c）］。

（4）将轴状腓肠肌内侧头肌皮瓣移位到小腿前方的受区，先将肌腹固定于残腔内。放置引流条，再缝合皮肤，供区作中厚皮片移植［见图 3.31（d）］。

5）术后处理

（1）术后石膏托固定。

（2）严密观察皮瓣的血液循环。

（3）常规应用抗生素。

（4）术后 14d 拆线并加强康复训练［见图 3.31（d）］。

注解：该方法通过技术上的处理，能充分松解腘动脉分出的腓肠肌内侧滋养血管蒂，术中、术后适当屈曲膝关节，使肌皮瓣向远侧推进，即可治疗胫骨中下段慢性骨髓炎。

3.2.32　交叉腓肠肌肌皮瓣修复小腿中下段的深度创面

1）适用证

（1）适用于小腿中下部后方外伤性深度软组织缺损或伴骨拆及踝关节脱位的修复。

（2）上述部位瘢痕切除创面。

（3）上述部位外伤性深度软组织缺损有感染的创面。

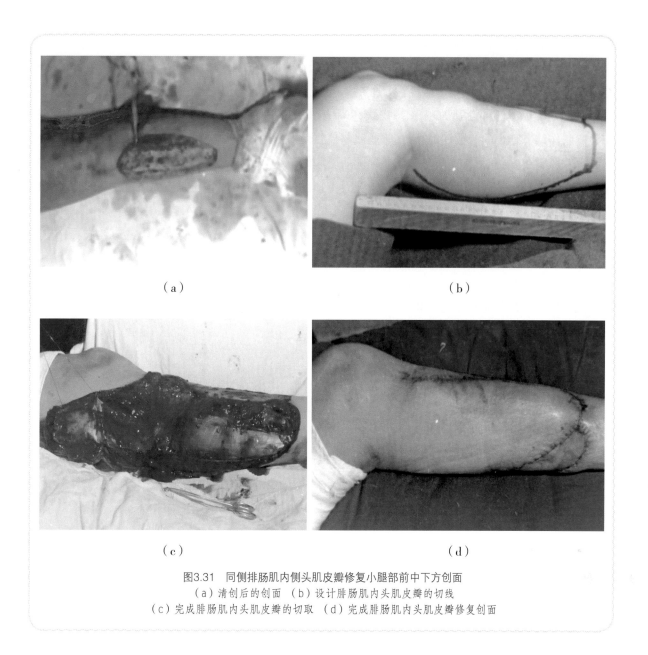

图3.31　同侧腓肠肌内侧头肌皮瓣修复小腿部前中下方创面
（a）清创后的创面　（b）设计腓肠肌内头肌皮瓣的切线
（c）完成腓肠肌内头肌皮瓣的切取　（d）完成腓肠肌内头肌皮瓣修复创面

（4）上述部位体表肿瘤切除后创面。

2）体位

平卧于手术台上。

3）麻醉

持续硬脊膜外麻醉。

4）手术步骤

（1）小腿中下部后方外伤性深度软组织缺损或伴骨拆及踝关节脱位［见图3.32（a）］。

（2）首先对小腿创面作彻底清创和必需的复位内固定［见图3.32（b）］。如是瘢痕挛缩者须作瘢痕挛缩切除，体表肿瘤者须作体表肿瘤切除的创面，以及污染严重的创面或创伤到手术时相隔太久。如超过8～12h，可予清创后延时3～4d再行皮瓣修复术。感染的创面经术前准备，并进一步扩创伤面。

（3）该肌皮瓣的设计，在健侧小腿后内侧须根据创面的位置、大小和深度设计。若创面在小腿的后

121

方中下段,设计一个蒂在健侧小腿后中线的腓肠肌内侧头肌皮瓣,其上缘线在腘窝的稍下方作一横切线,下缘根据创面的长度在内踝上方作一横切线,最低不能低于内踝上5~8cm,其内侧切线在腓肠肌内侧的内缘,这样形成一个"["形切线[见图3.32(c)]。

(4)按切线先切开腓肠肌的内侧缘皮肤、皮下组织,注意保护大隐静脉,切开腓肠肌内侧头的肌膜,并与皮肤作结节缝合固定数针,然后在腓肠肌与比目鱼肌之间向中线分离。按下缘切线切开皮肤与腓肠肌远侧肌腱膜,同样须作皮肤与腓肠肌远侧肌腱膜结节缝合固定,最后按上缘切线切开皮肤,并切断腓肠肌内侧头在股骨内髁上的附着部,但须注意不损伤从血管分出的腓肠肌滋养血管。当肌皮瓣完成后,先用中厚自体皮片作供区创面覆盖[见图3.32(d)]。

(5)将完成的皮瓣肌皮瓣交叉覆盖在患侧小腿的后下方创面上,先把肌瓣固定在残腔内,再作皮瓣与创缘缝合,术后用石膏将双下肢固定[见图3.32(e)]。

5)术后处理

(1)患肢抬高,注意皮瓣与下肢外周循环。

(2)常规注射抗生素。

(3)每天换药。

(4)术后14d拆线。

(5)术后4~6周拆石膏、断蒂。

(6)加强康复训练[见图3.32(f)、(g)]。

注解:该方法应用于同侧腓肠肌不能解决者。

3.1.33　足背岛状皮瓣移位修复小腿远端创面

1)适应证

(1)修复小腿远端外伤性软组织缺损。

(2)上述部位瘢痕切除创面。

(3)上述部位体表肿瘤切除后创面。

(4)上述部位外伤性软组织缺损感染经术前准备,扩创后的创面。

2)麻醉

持续硬脊膜外阻滞麻醉。

3)体位

平卧于手术台上。

4)手术步骤

(1)急性开放性伤者应彻底清创后创面,瘢痕挛缩者作瘢痕切除后创面;体表肿瘤者作体表肿瘤切除后创面。污染严重的创面或创伤到手术时相隔超过8~12h,可予清创后延时3~4d再作皮瓣修复术的创面。以感染的创面经术前准备为例,根据创面大小、形态于足背设计切线[见图3.33(a)]。

(2)首先扩创,后按足背皮瓣的切取方法切取。注意在分离胫前动静脉和腓浅神经时须要有足够的长度,以便顺利转位[见图3.32(b)]。

(3)在供区与受区之间作一隧道或切开,将岛状皮瓣通过切口移位支受区覆盖创面。皮瓣缘与创缘作结节缝合,放置引流条,供区全厚皮片移植[见图3.33(c)]。

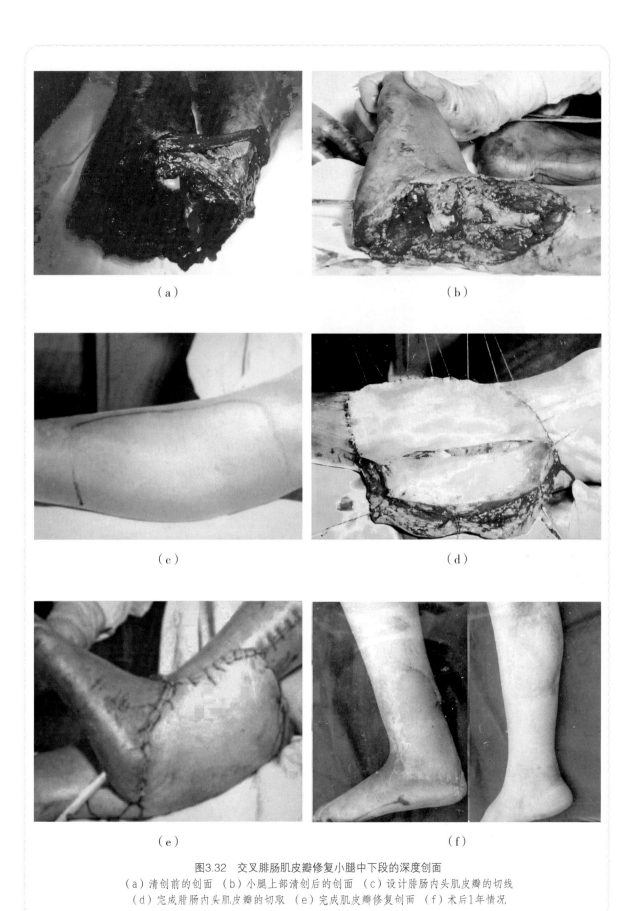

图3.32 交叉腓肠肌皮瓣修复小腿中下段的深度创面
（a）清创前的创面 （b）小腿上部清创后的创面 （c）设计腓肠内头肌皮瓣的切线
（d）完成腓肠内头肌皮瓣的切取 （e）完成肌皮瓣修复创面 （f）术后1年情况

5）术后处理

（1）注意皮瓣的血运，发现危象即行探查。

（2）常规注射抗生素和抗凝剂及血管扩张药的应用。

（3）术后 10～14d 拆线。

（4）拆线后 2～3d 进行康复训练［见图 3.33（d）］。

注解：该皮瓣由于较薄，与小腿远端一致，应用该皮瓣是可以的。其血供由胫前动脉延伸的足背动脉从踝关节前方经伸肌支持带深面到达足背的足背动脉供应。静脉回流由大隐静脉与小隐静脉组成的足背静脉弓。感觉由腓浅神经分支后部分腓总神经深支支配。因该处与足跟接近，有一定耐磨性，并可

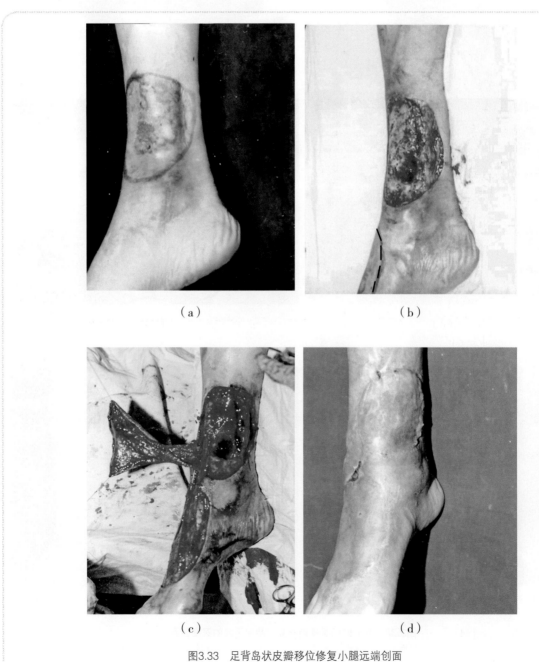

（a）　　　　　　　　　　　　（b）

（c）　　　　　　　　　　　　（d）

图3.33　足背岛状皮瓣移位修复小腿远端创面

（a）扩创前的创面　（b）扩创后的创面和足背皮瓣设计的切线　（c）完成足背皮瓣的切取　（d）完成足背皮瓣修复创面

携带感觉神经,故较其他部位的皮瓣理想。

3.2.34 游离背阔肌肌皮瓣修复小腿上中下段的创面

1)适用证
(1)适用于小腿部外伤性深度软组织缺损或伴胫骨骨折的修复。

(2)上述部位瘢痕切除创面。

(3)上述部位外伤性软组织缺损有感染的创面。

(4)上述部位体表肿瘤切除后创面。

2)体位
平卧于手术台上。

3)麻醉
全身麻醉。

4)手术步骤
(1)经清创后,如伴有肱骨骨折者作可选择内固定,瘢痕挛缩者作瘢痕挛缩合并肌肉挛缩切除,体表肿瘤者作体表肿瘤合并深部组织(包括侵犯的神经、肌肉、肌腱)切除的创面,以及污染严重的创面或创伤手术时相隔太久,如超过 8~12h,可予清创后延时 3~4d 再作皮瓣修复术。以感染的创面经术前准备并进一步扩创的创面为例[见图 3.34(a)]。

(2)上述病例扩创后的伤面[见图 3.34(b)]。

(3)于同侧背部或胸前根据创面的形态、大小、肌肉缺损范围设计一背阔肌肌皮瓣切线[见图 3.34(c)]。

(4)先按背阔肌肌皮瓣的设计切线切开皮肤、皮下组织,再于肌肉的深面,由远向近侧分离,直达血管蒂,并将血管蒂周围组织小心地切断,形成仅带血管或血管神经蒂的岛状肌皮瓣,并保护受区解剖出作吻合的血管和神经[见图 3.34(d)]。

(5)将背阔肌肌皮瓣血管神经蒂切断,移位到受区,近端血管结扎止血,将背阔肌的血管神经蒂的动脉与受区解剖出的血管和神经作吻合的胫前动脉吻合,静脉与静脉吻合,背阔肌缝合固定于创底,再作皮瓣缘与创缘缝合。由于肌皮瓣不足,上部作了部分全厚皮片移植[见图 3.34(e)],供区可直接缝合或用中厚皮片移植。

5)术后处理
(1)术后严密观察皮瓣的血液循环,并作常规游离肌皮瓣的处理。

(2)常规应用抗生素。

(3)术后 14d 拆线并加强康复训练[见图 3.34(f)]。

3.2.35 游离髂骨肌皮骨瓣移植修复骨骨不连伴局部瘢痕

1)适应证
该方法适用于胫骨骨不连或骨缺损伴局部瘢痕者[见图 3.25(a、b)]。

2)体位
患者俯卧于手术台上,健侧臀部放置沙袋。

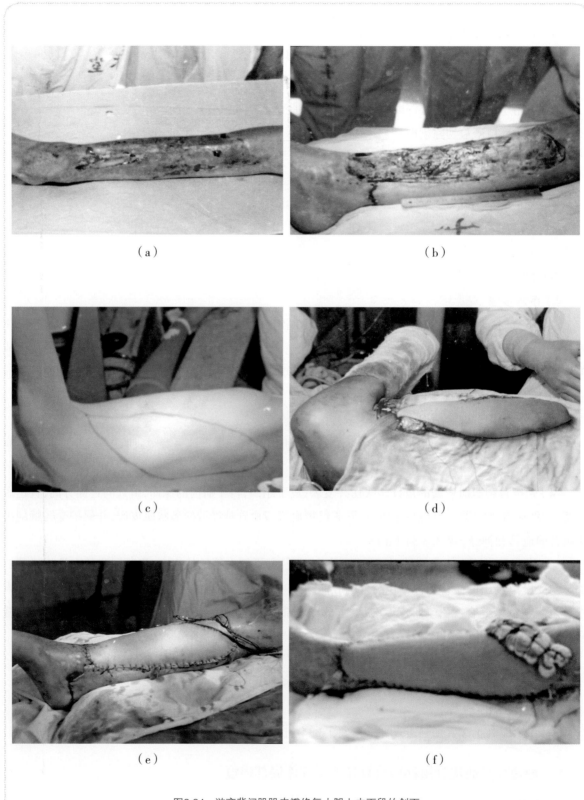

（a）　　　　　　　　　　　　　　　　（b）

（c）　　　　　　　　　　　　　　　　（d）

（e）　　　　　　　　　　　　　　　　（f）

图3.34　游离背阔肌肌皮瓣修复小腿上中下段的创面
（a）小腿前方感染的创面　（b）扩创后的伤面　（c）设计的背阔肌肌皮瓣切线
（d）完成的背阔肌肌皮瓣　（e）背阔肌肌皮瓣修复后情况　（f）拆线前情况

3）麻醉

持续硬脊膜外阻滞麻醉。

4）手术步骤

（1）以瘢痕为中心，画出彻底切除小腿部瘢痕和骨折端的瘢痕及硬化骨切口线［见图3.35（a）、（b）］。

（2）根据受区准备切除病灶的创面形态、大小和骨缺况，于供区（即髂骨）设计切线。以阔筋膜张肌的皮肌骨瓣为例，作阔筋膜张肌皮肤投皮肤切线。按内侧切线切开皮肤，并适当向远侧延长，将皮瓣皮肤与肌缘缝合固定，防止分离，进而分开阔筋膜张肌与缝匠肌，解剖出旋股外动、静脉的升支，并进一步到总干。后按外侧切线切开皮肤和肌膜，将阔筋膜张肌缘与皮瓣缘缝合固定。之后切断阔筋膜张肌的远侧端，将肌皮瓣向上方掀起，在直视下保护血管与肌瓣的连系。再从后髂骨嵴腹侧缘锐性剥离腹外斜肌、腹横肌和腹内斜肌的附着处，根据骨片的需要切取髂骨，注意保留阔筋膜张肌的附着处，这样皮肌骨瓣已完成［见图3.35（c）］。

（3）在受区设计彻底切除小腿部瘢痕、骨折端的瘢痕以及硬化骨，打通骨髓腔，于切口内解剖出胫前动、静脉（或胫后动、静脉）。血管制备好后根据需要血管蒂的长度切断皮肌骨瓣的血管蒂并移到受区，先作骨折处螺丝钉固定后，对旋股外动、静脉或升支与胫骨前动、静脉（或胫骨后动、静脉）作端-端吻合。

（4）检查吻合后的血供通过良好，将肌瓣与胫骨周围的肌肉固定数针，接着缝合皮瓣缘与皮缘［见图3.35（d）］，放置引流条，用石膏托固定。

5）术后处理

（1）严密观察骨肌皮瓣血液循环，发现危象者立即探查。

（2）常规应用抗生素。

（3）常规应用阿司匹林和右旋糖酐40，维持5～6d。

（4）术后72h检查创面，拔除引流管。

（5）术后2周拆线，继续功能位石膏固定，待骨折愈合后拆除石膏。固定期间和拆除石膏后加强康复训练［见图3.35（e）、（f）］。

注解：该方法由于带肌腹和骨骼，故适用于软组织缺损伴骨缺损或骨不愈合者。

3.2.36　小隐静脉腓肠神经蒂皮瓣移位修复小腿中下段前方创面

1）适应证

（1）适用于小腿部前方中下段外伤性软组织伴胫骨前方皮肤部分缺损的修复。

（2）上述部位瘢痕切除后创面。

（3）上述部位外伤性软组织缺损有感染的创面。

（4）上述部位体表肿瘤切除后创面。

2）体位

平卧于手术台上。

3）麻醉

硬脊膜外阻滞麻醉或全身麻醉。

4）手术步骤

（1）小腿部前方中下段胫骨切骨矫形后前方皮肤部分坏死，及右下角切除缺损的创面［见图3.36（a）］。

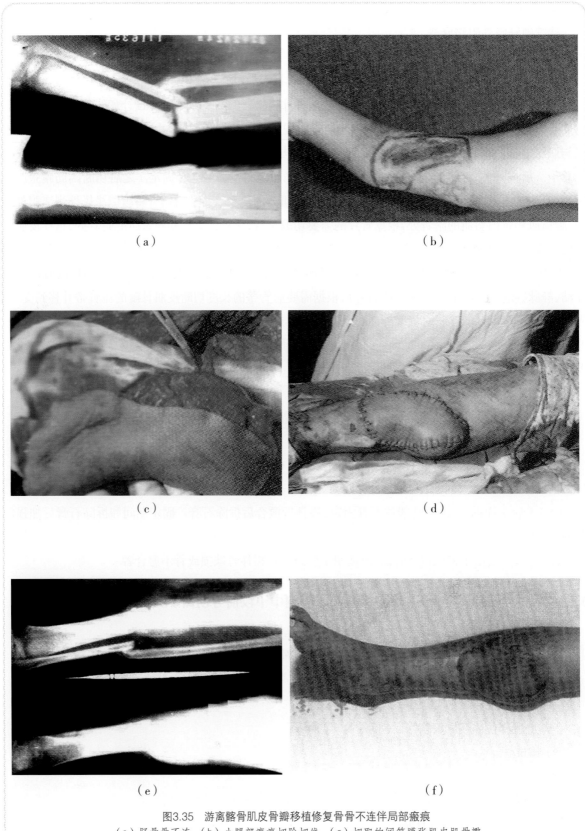

（a）　　　　　　　　　　　　　　　　　（b）

（c）　　　　　　　　　　　　　　　　　（d）

（e）　　　　　　　　　　　　　　　　　（f）

图3.35　游离髂骨肌皮骨瓣移植修复骨骨不连伴局部瘢痕
（a）胫骨骨不连　（b）小腿部瘢痕切除切线　（c）切取的阔筋膜张肌皮肌骨瓣
（d）修复后拆线前小腿部情况　（e）术后1年胫骨骨不连愈合情况　（f）术后1年小腿部情况

（2）于小腿后方在外踝上 10cm 处设计横形线与小隐静脉、腓肠神经交点为小隐静脉腓肠神经蒂皮瓣蒂的起点，沿小隐静脉、腓肠神走行，根据须作旋转蒂的长度为蒂的长度的切线，在其顶部沿小隐静脉、腓肠神走行，按创面放大 20%，设计小隐静脉腓肠神经蒂皮瓣切线［见图 3.36（b）］。

（3）先按小隐静脉腓肠神经蒂的切线，切开小隐静脉腓肠神经蒂的皮肤和皮下脂肪，再按小隐静脉腓肠神经蒂皮瓣切线切开皮肤、皮下脂肪及深筋膜，在深筋膜、小隐静脉及腓肠神经深层游离皮瓣，注意保护在皮瓣中心通过的小隐静脉及腓肠神经，使其成为小隐静脉腓肠神经蒂岛状皮瓣［见图 3.36（c）］。

（4）再解剖小隐静脉腓肠神经蒂，注意保护小隐静脉与腓肠神经伴行的四周的软组织联系，并使蒂部周径在 2cm 以上，沿神经及静脉向近端游离直达小隐静脉腓肠神经蒂皮瓣蒂的起点［见图 3.36（d）］。

（5）在受区与供区间作皮下隧道，将带蒂的小隐静脉腓肠神经蒂皮瓣，通过皮下隧道移位到小腿内侧创面，并进行全层缝合闭合创面。在神经静脉蒂转移的蒂部及受区创面下各放置 1 根引流条。供区创面切取全层皮片移植，并作荷包打结包扎［见图 3.36（e）］。

5）术后处理

（1）注意皮瓣的血运，有危象即探查。

（2）常规注射抗生素和抗凝及血管扩张药的应用。

（3）术后 14d 拆线［见图 3.36（f）］。

（4）拆线后 2～3d 进行康复训练。

注解：神经静脉蒂皮瓣存活的机制，静脉与皮神经伴行是人体解剖学规律，周围神经不仅作为兴奋的传导通道，而且可作为组织的血供通道，因为神经干内有较粗的小动脉，神经外膜、束膜、内膜中都包含了大量的血管网，而与神经伴行的静脉则主要作为组织的静脉回通道。另外，粗大的静脉壁本身也是动脉血供的通道。因此，静脉神经蒂可作为皮瓣的动静脉通道而成活。

其优点位置浅表、切取简便。血液循环良好，质地较佳。这是因为该皮瓣动静脉之间比例合乎生理状态，即动脉量小，静脉回流量大。故手术后皮瓣无肿胀，适用于小腿下端的中等面积（15cm×8cm 以下）的创面。

3.2.37 游离皮瓣修复足背外伤性深度软组织缺损的创面

1）适应证

（1）适用于足背外伤性深度软组织缺伴跗骨、跖骨骨折的创面。

（2）适用于小腿部外伤性深度软组织缺损伴骨折的创面。

（3）上述部位瘢痕切除创面。

（4）上述部位外伤性软组织缺损有感染的创面。

（5）上述部位体表肿瘤切除后创面。

2）体位

平卧于手术台上。

3）麻醉

持续硬脊膜外麻醉。

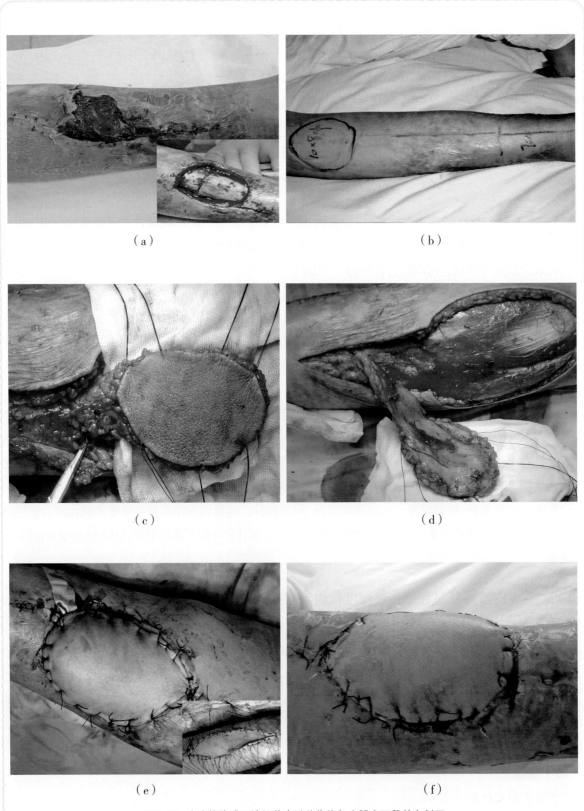

（a）　　　　　　　　　　　（b）

（c）　　　　　　　　　　　（d）

（e）　　　　　　　　　　　（f）

图3.36　小隐静脉腓肠神经蒂皮瓣移位修复小腿中下段前方创面
（a）小腿前方皮肤部分坏死　（b）设计的小隐静脉腓肠神经蒂皮瓣切线　（c）切取小隐静脉腓肠神经皮瓣
（d）完成的小隐静脉腓肠神经蒂皮瓣　（e）修复好创面小腿前方　（f）拆线前情况

4）手术步骤

（1）足背外伤性深度软组织缺损伴附骨、蹠骨骨拆感染创面[见图3.37（a）]，首先彻底扩创后创面。

（2）按扩创后创面,在胸外侧受区按切除创面的形态、大小设计胸外侧皮瓣切线[见图3.37（b）]。

（3）按皮瓣的切取方法自触及的腋动脉起点作一"Z"形切口,长8~10cm,找出腋动脉和腋静脉,再解剖出肩胛下动脉和静脉及分支——胸外侧动脉和静脉。确定通向皮瓣,即可沿后下方的皮瓣切线切开皮肤、皮下组织,并切开背阔肌肌膜,将背阔肌保留下来。在少数病例未见到直接皮肤支时,皮瓣可包括一部分背阔肌一同剥离下来。到皮瓣前缘切线时,沿前缘切线切开皮肤、皮下组织和肌膜,这时皮瓣已完全与腋窝下相游离,切断胸外侧动脉和静脉即游离皮瓣的血管蒂,将其移植到足部创面,供区直接缝合[见图3.37（c）]。

（4）将准备好的游离皮瓣覆盖足背的创面,作适当的固定,然后与供区解剖好的胫后动脉和静脉,常规行动脉和动脉、静脉和静脉端-端吻合,检查吻合口通畅后则作皮瓣与创缘结节缝合[见图3.37

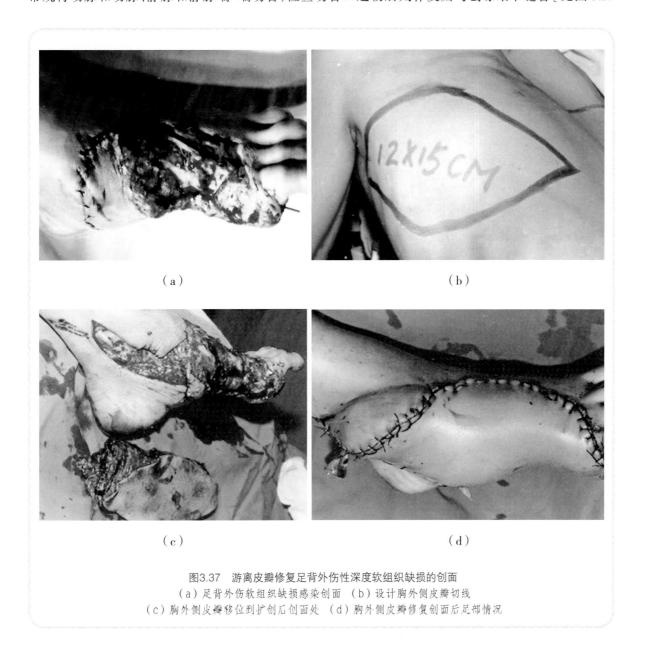

（a）

（b）

（c）

（d）

图3.37 游离皮瓣修复足背外伤性深度软组织缺损的创面
（a）足背外伤软组织缺损感染创面 （b）设计胸外侧皮瓣切线
（c）胸外侧皮瓣移位到扩创后创面处 （d）胸外侧皮瓣修复创面后足部情况

（d）]。

　　5）术后处理

（1）严密注意皮瓣的循环,有血管危象立即手术探查。

（3）常规应用抗生素。

（3）常规口服阿司匹林和注射低分子右旋糖酐。

（4）术后 14d 折线。

3.2.38　交叉小腿皮瓣修复足背足趾创面

　　1）适应证

（1）修复足背足趾外伤性软组织缺损。

（2）上述部位污染严重的创面或创伤到手术时相隔超过 8~12h 的创面。

（3）上述部位瘢痕切除创面。

（4）上述部位体表肿瘤切除后创面。

（5）上述部位感染经术前准备、扩创后的创面。

　　2）体位

平卧于手术台上。

　　3）麻醉

硬脊膜外阻滞麻醉。

　　4）手术步骤

（1）首先按上述病灶清除的要求进行病灶清除 [见图 3.38（a）、（c）]。

（2）根据病灶清除后的形态、大小,于对侧小腿内侧设计一皮瓣的切线,设计一个蒂在内侧,这样形成一个"["形切线 [见图 3.38（b）]。

（3）按切线先切开小腿中线皮肤、皮下组织,注意保护大隐静脉,切开皮肤和深筋膜,作结节缝合固定数针,皮瓣完成后 [见图 3.38（c）],皮瓣不大,供区创面可用推进皮瓣覆盖,也可用中厚自体皮片作供区创面覆盖。

（4）将患足背足趾移植到对侧小腿内侧将完成的皮瓣处 [见图 3.38（d）]。

（5）将完成的交叉皮瓣覆盖在患侧足背足趾扩创后的创面上,先将皮瓣固定,再作皮瓣与创缘缝合,术后用阔胶布或石膏将双下肢固定 [见图 3.38（e）]。

　　5）术后处理

（1）严密观察皮瓣的血运,必要时可拆除数针以保证血运。

（2）常规应用抗生素治疗,一般须采用广谱抗生素或根据创面培养菌种应用有效的抗生素,量要大（常规用量加 50%）,时间为 2 周。

（3）术后 2h 拔除引流条。

（4）术后 10~14d 拆线,根据情况必要时继续固定。

（5）术后 4~6 周断蒂。

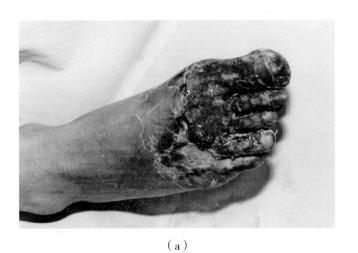

（a）

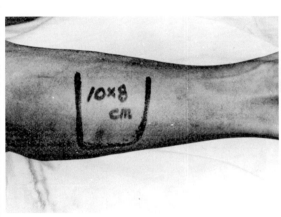

（b）

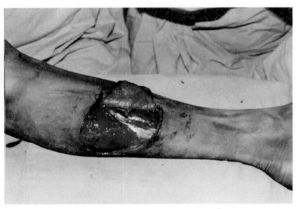

（c）

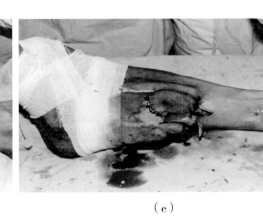

（d）

（e）

图3.38　交叉小腿皮瓣修复足背足趾创面

（a）部分足背足趾皮肤坏死　（b）按病灶清除后形态设计皮瓣切线　（c）按皮瓣切线切取皮瓣

（d）将扩创患足移到对侧小腿皮瓣处　（e）完成的交叉皮瓣覆盖的足背创面和足底创面

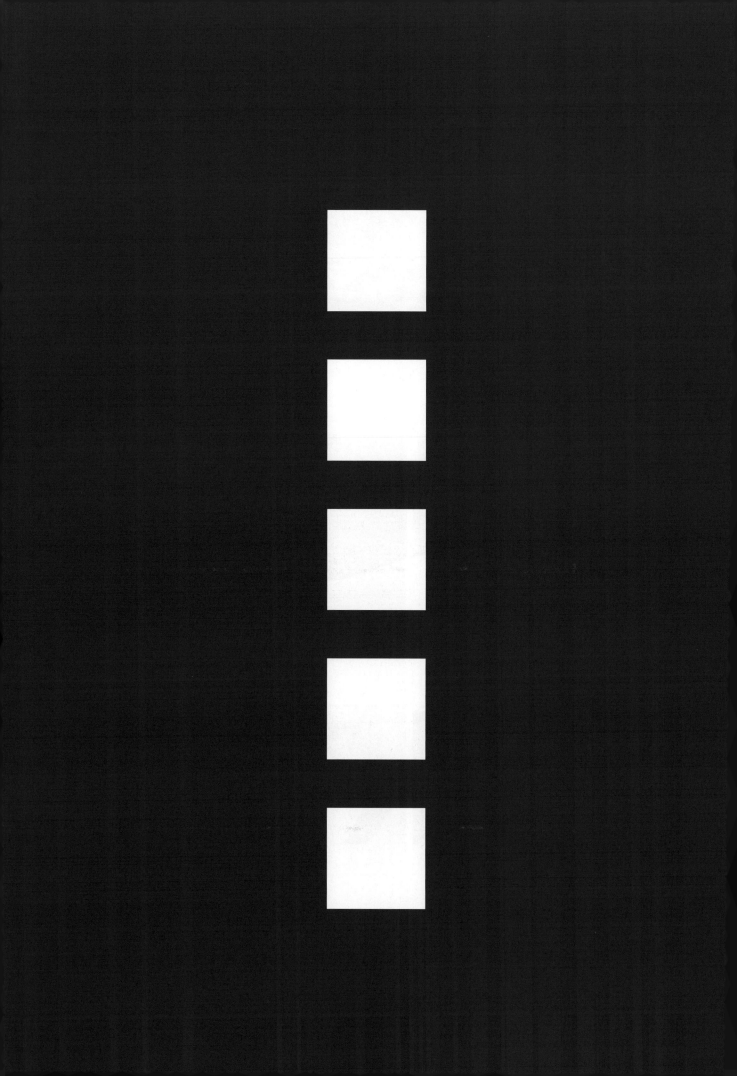

Title 4

足底创面的修复

4.1 概述

足跟或足底组织缺损临床并非少见,由于足跟与足底的解剖学特点,在生理功能即行走、负重及吸收震荡有着重要的地位。因此,一旦出现软组织缺损,临床修复很困难。特别是足跟跖面修复的要求更高。故需专题讨论。

早在 1961 年 Maisels 主张足底内侧和外侧局部皮瓣转移覆盖足跟后面的皮肤缺损,并用跟腱下部及后跟皮肤做双蒂"水桶柄"式皮瓣向下滑移覆盖足跖伤面均获成功。1977 年,Gurtin 主张用足底局部组织修复足底和足跟组织缺损,因为足底皮肤有纤维脂肪垫,与缺损皮肤相似,利于负重、忍压和感觉恢复。他们的这些观点直到今天仍被认为是正确的观点。但由于近代足部外伤造成缺损时面积较大,而局部随意皮瓣受局部皮肤血供的影响,其蒂宽,旋转弧小,故限制了皮瓣的大小和旋转,不能满足以上要求,故需采用其他方法。1980 年,Reiffel 经详细地做了尸体足的解剖,提出应用带有局部蒂的动脉皮瓣;1974 年,Mathes、Mcgraco 等提出用局部肌瓣与肌皮瓣修复足跟或足底创面,但旋转幅度受限;1980年,Hartrampf 提出了岛状肌瓣或肌皮瓣,1984 年 Morrison 提出岛状足弓跖筋膜皮瓣等,改进了以上方法的不足。特别是 1973 年,Daniel 和我国杨东岳等介绍吻合血管的腹股沟游离皮瓣移植成功,1975 年,Mathes 的吻合血管游离肌皮瓣后才基本解决了足跟与足底大面积组织缺损修复的问题。故于 1982 年高学书和 1987 年侍德在国内率先开展足跟创面的修复,获得了满意效果。

4.1.1 足跟和足底组织缺损的病因与机制

足跟或足底出现组织缺损的原因较多,不同的原因其构成组织缺损的机制亦不同,但可以用相似的方法进行修复,可获得同样的效果。下面介绍常见足跟和足底组织缺损的原因:

1）外伤性组织缺损

由于近代工农业的机械化,交通速度的加快,开放性外伤的发生率明显增高,而且也较严重,足跟与足底也不例外。常见足跟撕脱伤或辗轧性损伤,此类损伤都是由于车轮不慎将鞋或袜的后跟卷入车轮,伤者为逃避猛力将足提起欲逃出现场,这样造成足跟、足底皮肤逆行撕裂或撕脱,一般很少伴有骨折。

临床表现为受伤的足跟或足底大面积皮肤缺损或逆行撕脱,因皮肤逆行撕脱,故与动脉血行方向相反而有淤血现象,呈紫红色,如皮肤撕脱缺损周围皮肤很少有潜行剥离,其深度足底跟骨常有骨膜外露,但很少伴严重骨折。

2）外伤性瘢痕溃疡

上面介绍了外伤性软组织缺损,如及时修复,则创面得以治愈,如患者的早期全身情况或局部情况欠佳,或由于技术上的问题,早期未得到满意的处理,而形成晚期肉芽创面或瘢痕,无论是前者或后者都不能满意行走,即使自行愈合的创面行走后又常发生溃疡,休息后好转,再行走溃疡又会复发。这样形成恶性循环,严重者可形成溃疡恶变。

3）鸡眼和胼胝切除后创面

鸡眼和胼胝好发于足趾骨突部位或跖骨头部。其发生的原因是由于骨突部位长期受鞋子的间隙性压力或摩擦,使受压皮肤角质层过度增生形成。它的特点是在其中心有一角质的中心核,并向深部伸延,使皮肤的真皮乳头层中的神经末梢受到刺激,特别是行走后时出现疼痛,部分患者在核心的深部发生滑囊,一旦形成,则出现局部疼痛。其好发部位,在足底3个着力点即前面的第1和第5跖骨头部和足跟部,而以前者较多见,对由于足横弓塌陷、足趾失去屈伸能力时,则在第2~4跖骨头下部亦易产生胼胝。

4）压疮

构成足跟部或足底部压疮,常见于下肢感觉障碍、截瘫或者石膏、小夹板固定不当所致。下肢感觉神经障碍而运动神经正常的患者,由于能主动行走,足底处于压迫状态,而又无感觉,因此长时间的压迫,无不适的感觉,加之局部组织缺氧,局部自主神经功能失调,血管舒缩功能发生障碍,血管张力下降,血管扩张,造成局部组织对压力耐受性减低,而容易在足跟跖侧坏死,形成压疮。而截瘫患者因不能站立、行走,故压迫在跟跖侧面,而发生在足跟后侧跟骨的隆突部(即发生跟腱附着部),其发生机制同第5章所介绍压疮一致。关于石膏、小夹板所致的压疮,都是由医源性所致,对突出部未用软敷料保护,使石膏、夹板直接压迫于足跟突出部,久之即形成压疮,其机制足局部长时间受压,组织缺氧,进而坏死,形成压疮。足底压疮,其病理改变与本书第5章所介绍病理改变基本一致,须用修复治疗应根据国内学者提出四度分类法第Ⅲ度与第Ⅳ度的修复原则。

5）跟骨慢性骨髓炎合并瘘管溃疡

血源性跟骨骨髓炎在临床并不多见,而在外伤早期如处理不当,跟骨发生感染或外露,所形成慢性骨髓炎则比较多见。它的特点是除局部有瘘管、瘢痕或溃疡外,跟骨有局限性破坏死腔形成或小块死骨。

6）肿瘤切除后缺损

足跟和足底软组织肿瘤常见的有血管瘤、滑膜肿瘤、黑色素瘤及皮肤肿瘤等。过去对足部黑色素瘤和皮肤恶性肿瘤等都采取截肢,近年认识到对早期局部广泛切除效果不亚于截肢术,对晚期截肢后也不能改善5年治愈率。因此,目前大多采取局部广泛切除所造成的新的创面进行修复。

4.1.2 修复重建外科技术在足跟或足底组织缺损应用的病理基础和适应证

1）修复外科手术治疗足跟或足底组织缺损的病理基础

足的主要功能是行走、负重及吸收震荡。任何原因造成足跟或足底组织缺损,必须采用能承受行走、负重以吸收震荡的组织来修复,也就是能耐压、耐磨的组织。如采用不符合以上要求的组织修复或经换药肉芽创面愈合形成瘢痕,都不能满足行走、负重及吸收震荡的要求。否则一旦行走、负重,闭合的创面又发生溃疡,休息后虽能好转,但行走、负重又会再发作,这样形成恶性循环,为阻断这一恶性循环,只有采用能耐压、耐磨的组织来进行修复。

传统的局部组织修复虽能满足以上要求,但由于蒂宽旋转弧小,限制了皮瓣的大小和旋转,仅适用于较小的软组织缺损,如创面较大则有困难,应采用显微外科技术选用耐压耐磨组织来修复可改变以上的缺点,从而防止由于行走、负重而造成溃疡复发。

2）修复外科技术修复足跟或足底组织缺损的适应证

只要患者一般情况良好,足跟或足底组织缺损都必须及时修复,而修复外科技术又是修复这类创面较理想的方法,但须具备以下的适应证:

(1)外伤性足跟或足底组织缺损,而一般情况良好,并无合并伤的;

(2)外伤性瘢痕或溃疡,经适当准备能耐受修复外科技术修复的;

(3)足跟或足底肿瘤,经彻底切除后的创面;

(4)因下肢感觉障碍、截瘫、石膏或夹板等所致压疮;

（5）跟骨慢性骨髓炎、合并瘘管或溃疡，经适当准备，局部病灶稳定，全身情况良好者。

4.1.3　修复重建外科技术在足跟或足底组织缺损应用的术前准备和手术步骤

1）修复外科技术修复足跟或足底组织缺损的术前准备

足跟或足底创面采用修复外科技术修复能达到预期的效果，并不完全取决于技术的熟练和严格的适应证，尚须重视术前准备。这类损伤由于创面并不大，故全身情况往往尚可，是手术的有利条件，但局部准备也很重要，对新鲜外伤性创面，必须及时彻底清创；对晚期瘢痕或溃疡，必须等局部病业稳定，肉芽新鲜，分泌很少；对足跟或足底肿瘤必须彻底切除；对压疮必须先处理原发病，等原发病得到治疗，而残留的压疮才可进行修复；对跟骨慢性骨髓炎，合并瘘管或溃疡者，除局部瘘管或溃疡达到修复条件外，跟骨骨髓炎必须是病灶稳定、死骨与无效腔周围有硬化带。以上的局部准备是保证显微外科技术修复足跟或足底创面的先决条件，当然也不能忽视全身检查与准备。

2）修复外科技术修复足跟或足底组织缺损的手术步骤

足跟或足底组织缺损的原因不同，处理方法也有所区别。对新鲜外伤创面，必须严格执行清创原则；对晚期创面和慢性骨髓炎和压疮在做术前准备的基础上，须进行彻底病灶清除，以病灶为中心彻底切除病灶组织直至健康组织为止，但不能损伤周围的神经、血管等重要组织。对受累的骨组织或死骨亦须彻底清除，使其成蝶形或桶状，后用盐水冲洗，便可用显微外科技术修复。对足跟或足底肿瘤，必须按肿瘤理原则作彻底切除。以上处理是修复外科技术修复足跟或足底组织缺损的第一步。这一步骤很重要，它是保证修复外科技术修复足跟或足底组织缺损的关键一步，通过这一步骤可使污染或感染创面的坏死组织和细菌得以清除，并把影响血循环的瘢痕组织切除，可防止修复的感染而失败，对足跟或足底肿瘤经彻底切除防止了术后的复发。

以上是修复外科技术修复足跟或足底组织缺损的第一步，在处理好这一步骤后，即转入组织缺损的修复，它是修复外科技术修复足跟或足底组织缺损的主要步骤。常用的方法有局部带血管皮瓣或肌皮瓣，以轴状跖筋膜皮瓣或跖筋膜肌皮瓣为主，其次是岛状跖筋膜皮瓣或跖筋膜肌皮瓣。有困难的情况下才考虑用吻合血管的游离皮瓣或肌皮瓣移植。但无论用以上任何一种方法，局部创面必须进一步用盐水冲洗，更换器械与敷料，医师亦须更换手术衣和手套，然后用显微外科技术修复创面。

4.2　修复重建外科技术在足跟或足底组织缺损中的应用

由于足的生理特点，对组织缺损的修复不仅仅是消灭创面，尚须考虑足的行走、负重及吸收震荡的要求，但由于部位不同，修复的方法也不一样，如足跟跖侧、足底外侧和前部要求较高，须注意耐压耐磨和吸收震荡，并且须保留感觉。其他部位为非负重区，主要注意耐磨即可。在选择具体方法时还要考虑面积大小、深度、足部血管有无损坏、缺损周围的皮肤条件、患者的年龄和医师本身技术能力等。具体方法如下。

（1）足跟跖侧 8cm 以内创面，可采用岛状跖内侧皮瓣、跖内侧外展肌皮瓣、吻合血管的跖内侧跖筋膜皮瓣或跖内侧外展肌跖筋膜皮瓣。

（2）足跟后 10cm 以内创面，可采用小腿后下的带血管的下降皮瓣或岛状足外侧皮瓣。

（3）足底前方创面，以逆行小腿外侧或内侧皮瓣为主，如不能采用时，则可采用吻合血管的游离皮瓣。

（4）全足底组织缺损时，即使用逆行小腿足跟后上方下降筋膜皮瓣修复足跟后侧的创面外侧或内侧皮瓣，往往不能满足或因血供受到损坏，因此，大多采用吻合血管的游离皮瓣或肌皮瓣。

下面通过不同原因的足跟和足底组织缺损的具体病例对相应修复方法进行介绍。

4.2.1 足跟后上方下降筋膜皮瓣修复足跟后侧的创面

1）适应证

（1）足跟外伤性软组织缺损创面直径不超过5cm。

（2）上述部位的瘢痕挛缩切除后创面。

（3）上述部位外伤性软组织缺损感染性扩创后创面。

（4）上述部位体表肿瘤切除后创面。

（5）上述部位压疮切除后创面。

2）麻醉

持续硬脊膜外阻滞麻醉。

3）体位

平卧于手术台上。

4）手术步骤

（1）首先作病灶彻底扩创切线［见图4.1（a）］。足跟外伤性软组织缺损经清创后创面；瘢痕挛缩者作瘢痕切除创面；体表肿瘤者作体表肿瘤切除的创面；压疮作压疮切除后创面；以及污染严重的创面或创伤到手术时相隔太久，如超过8h，可予清创后延时3~4d再作皮瓣修复术。感染的创面经术前准备，并进一步扩创。

（2）根据扩创后的创面，在创面的上方（小腿的后下方）设计一扇形、蒂在小腿后内侧带阔蒂的下降旋转筋膜皮瓣。皮瓣的长度为创面的3~4倍。为了保证皮瓣能顺利地下降覆盖创面，皮瓣上方的弧度要适当大些［见图4.1（b）］。

（3）按皮瓣切线切开皮肤、皮下组织和深筋膜，将皮瓣与筋膜作数针固定，解剖皮瓣时其深度在深筋膜的深面、跟腱腱膜的浅层，特别要注意不损伤腱膜。这样，皮瓣内既保留有由胫后动脉静脉分出的节段性直接支（即肌间隙动脉），保证皮瓣的血供，又防止了跟腱的粘连［见图4.1（c）］。

（4）皮瓣下降覆盖创面后供区全厚皮片移植。为了减少筋膜皮瓣的张力，术后跟关节作跖屈位固定，3周后去固定［见图4.1（d）］。

5）术后处理

（1）注意皮瓣的血运，有危象即探查。

（2）常规注射抗生素和抗凝及血管扩张药的应用。

（3）术后10~14d拆线。

（4）拆线后2~3d进行康复训练。

注解：该皮瓣系1987年侍德首先提出，它位于足跟后方与足跟后侧皮肤接近，具有一定耐磨性。一般创面直径不超过5cm，其血供由胫后动脉发出的多根节段支，即肌间隙皮支下段，经趾长屈肌与比目鱼肌之间隙进入小腿下方内后侧皮肤。回流由伴行静脉，其小隐静脉虽然在皮瓣内，由于近远端切断无回流作用。注意事项：①要熟悉胫后动脉的下段走行，在趾长屈肌与比目鱼肌之间与间隙皮支解剖，防

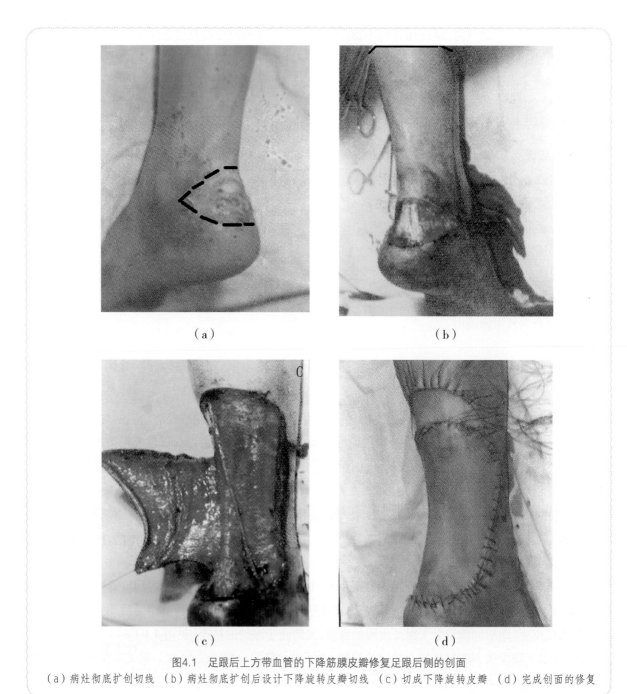

图4.1 足跟后上方带血管的下降筋膜皮瓣修复足跟后侧的创面
（a）病灶彻底扩创切线 （b）病灶彻底扩创后设计下降旋转皮瓣切线 （c）切成下降旋转皮瓣 （d）完成创面的修复

止术中破坏。②为了保证皮瓣的下降，注意下界的弧度要大。

4.2.2 足跖推进皮瓣修复足跟创面

1）适应证

（1）适用于创面直径在5cm以内的足跟跖面后侧的外伤性软组织缺损。

（2）上述部位创面直径5cm以内的瘢痕切除创面。

（3）上述部位创面直径5cm以内的有污染创面或外伤性软组织缺损超过10h。

（4）上述部位创面直径 5cm 以内的体表肿瘤切除后的创面。

（5）上述部位创面直径 5cm 以内的压疮切除后的创面。

2）麻醉

持续硬脊膜外阻滞麻醉。

3）体位

平卧于手术台上。

4）手术步骤

（1）足跟跖面面积 5cm 直径以内压疮［见图 4.2（a）］。

（2）外伤创面首先彻底清创；瘢痕者作瘢痕切除；压疮者作压疮切除、体表肿瘤者作体表肿瘤合并深部组织切除及污染严重的创面或创伤到手术时相隔太久，如超过 8~12h，可予清创后延时 3~4 d 再作皮瓣修复术。以压疮切除伤面为例，首先设计压疮切线和皮瓣切线，根据压疮切线切除压疮［见图 4.2（b）］。

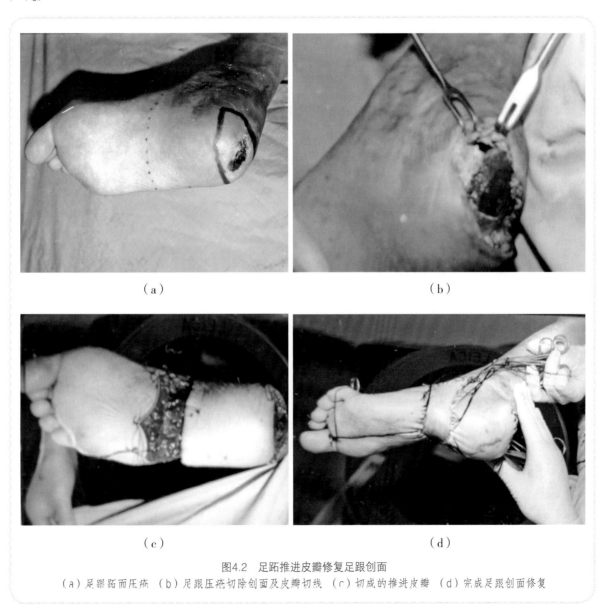

（a）　　　　　　　　　　　　　　　　（b）

（c）　　　　　　　　　　　　　　　　（d）

图4.2　足跖推进皮瓣修复足跟创面

（a）足跟跖面压疮　（b）足跟压疮切除创面及皮瓣切线　（c）切成的推进皮瓣　（d）完成足跟创面修复

（3）根据创面的大小、形态作皮瓣切线，按切线切开皮肤、皮下组织，于跖筋膜浅层剥离至足跟创面后将皮瓣向足跟创面推进［见图4.2（c）］。

（4）缝合足跟创缘，行足弓供区创面全厚植皮［见图4.2（d）］。

5）术后处理

（1）注意皮瓣的血运，有危象即探查。

（2）常规注射抗生素和抗凝及血管扩张药的应用。

（3）术后10～14d拆线。

（4）拆线后2～3d进行康复训练。

注解：该方法修复足跟跖面后侧的软组织缺损，最为理想，符合1977年Gurtin主张用足底局部组织修复足底和足跟组织缺损的观点，因为足底皮肤有纤维脂肪垫，与缺损皮肤相似，利于负重、忍压和感觉恢复。他们这些观点直到今天仍应被认为是正确的观点。

4.2.3　足背岛状皮瓣移位修复足跟创面

1）适应证

（1）修复足跟后方或侧方外伤性软组织缺损。

（2）上述部位瘢痕切除创面。

（3）上述部位外伤性软组织缺损感染性扩创后创面。

（4）上述部位体表肿瘤切除后创面。

（5）上述部位压疮切除后创面。

2）麻醉

持续硬脊膜外阻滞麻醉。

3）体位

平卧于手术台上。

4）手术步骤

（1）急性开放性创伤应彻底清创后创面；瘢痕挛缩者作瘢痕切除后创面；体表肿瘤者作体表肿瘤切除后创面；压疮切除后创面；污染的创面经术前准备，根据创面大小、形态于足背设计切线［见图4.3（a）］。

（2）首先扩创，后按足背皮瓣的切取方法切取。注意在分离胫前动静脉和腓浅神经时需要有足够的长度，以便顺利转位［见图4.3（b）］。

（3）在供区与受区之间作一隧道或切开，将岛状皮瓣通过隧道移位至受区覆盖创面。皮瓣缘与创缘作结节缝合，放置引流条，供区全厚皮片移植［见图4.3（c）］。

5）术后处理

（1）注意皮瓣的血运，有危象即探查。

（2）常规注射抗生素和抗凝及血管扩张药的应用。

（3）术后10～14d拆线。

（4）拆线后2～3d进行康复训练。

注解：该皮瓣由于较薄，胶原纤维与弹性纤维含量较少，皮肤角质层也较薄，因此修复足跟跖侧创

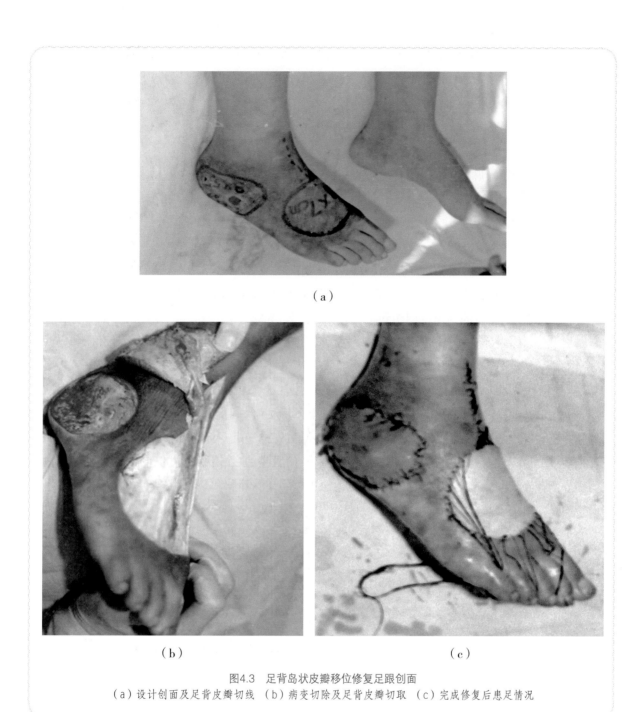

（a）

（b）   （c）

图4.3　足背岛状皮瓣移位修复足跟创面
（a）设计创面及足背皮瓣切线　（b）病变切除及足背皮瓣切取　（c）完成修复后患足情况

面并不理想，但足跟后方或侧方内创面，直径在 8～12cm 的，应用该皮瓣还是可以的。其血供由胫前动脉延伸的足背动脉从踝关节前方经伸肌支持带深面到达足背的足背动脉供应。静脉回流经大隐静脉与小隐静脉组成的足背静脉弓回流。感觉由腓浅神经分支后部分腓总神经深支支配。因该处与足跟接近，有一定耐磨性，并可携带感觉神经，故较其他部位的皮瓣为理想。

4.2.4　跖内侧岛状皮瓣移位修复足跟跖面软组织缺损

1）适应证

（1）适用于创面直径在 8cm 以内的足跟跖面的外伤性软组织缺损。

（2）上述部位瘢痕切除创面。

（3）上述部位有污染的创面或外伤性软组织缺损超过 8h。

（4）上述部位体表肿瘤切除后创面。

（5）上述部位压疮切除后创面。

2）麻醉

持续硬脊膜外阻滞麻醉。

3）体位

平卧于手术台上。

4）手术步骤

（1）足跟跖面的体表肿瘤（血管瘤）［见图 4.4（a）］。

（2）外伤创面首先彻底清创；瘢痕者作瘢痕切除；压疮者作压疮切除；体表肿瘤者作体表肿瘤合并深部组织切除；污染严重的创面或创伤到手术时相隔太久，如超过 8~12h，可予清创后延时 3~4d 再作皮瓣修复术。以体表肿瘤（血管瘤）作体表肿瘤合并深部组织切除的创面为例，首先设计肿瘤和皮瓣切线［见图 4.4（b）］。

（3）根据肿瘤切线切除肿瘤。根据切除后创面的大小、形态，在足弓内侧与内踝后方，以足内侧血管神经束为轴，按设计切线，先于跖内侧皮瓣切线切开前缘两侧缘的皮肤、皮下组织和跖腱膜，将皮肤和跖腱膜固定数针以防分离，由皮瓣两侧向中间解剖显露血管神经束，再由皮瓣远侧向近侧解剖，为保护血管神经束，可在解剖皮瓣中间部分切取部分屈趾短肌的肌膜，但须切断结扎跖外侧血管，而跖内侧神经与跖外侧神经作向上分开。这样可保护好足内侧皮瓣的动脉静脉和足内侧神经的皮肤分开，以备作带血管神经蒂移位［见图 4.4（c）］。

（4）在供区与受区之间作一隧道或切开皮肤和深筋膜，将该岛状皮瓣通过隧道或切口移位到受区，覆盖其创面（注意血管神经蒂保持松弛和不扭曲），作皮瓣缘与创缘结节缝合，并放置引流条。供区作全厚皮瓣移植，术后 10~14d 拆线［见图 4.4（d）］。

5）术后处理

（1）注意皮瓣的血运，有危象即探查。

（2）常规注射抗生素和抗凝及血管扩张药的应用。

（3）术后 10~14d 拆线。

（4）拆线后 2~3d 进行康复训练。

注解：该处皮肤角质层、真皮内胶原纤维和弹力纤维都接近足跟跖侧皮肤，作为岛状皮瓣移位，不仅仅带有胫后动静脉、胫神经经内踝后方后走行在足跟部内侧面的斜行分裂韧带深面穿行到足底后分成跖内侧和外侧血管神经束，其跖内侧血管神经束不仅保证该皮瓣的血供，还保证皮瓣的感觉。因此，最适宜修复足跟跖侧创面。但由于面积的限制，仅适用于创面直径＜8cm 的足跟跖面的缺损。

4.2.5　跖内侧岛状跟外展肌皮瓣移位修复足跟跖侧深部组织缺损

1）适应证

（1）适用于创面直径在 8cm 以内的足跟跖面的外伤性软组织伴跟骨部分缺损。

（2）适用于上述部位适用于跟骨骨髓炎合并瘘管瘢痕，经病灶清除后的创面。

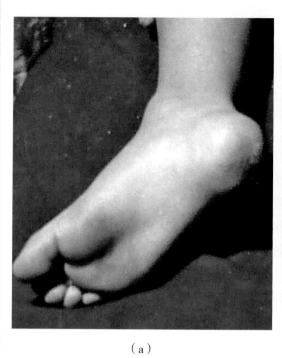

（a）

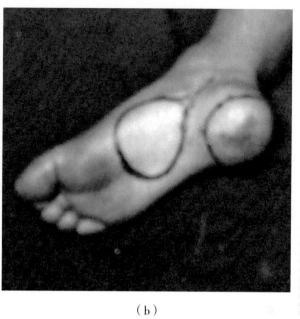

（b）

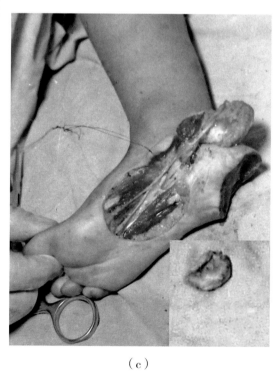

（c）

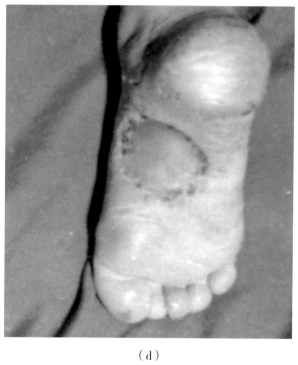

（d）

图4.4　踇内侧岛状皮瓣移位修复足跟跖面软组织缺损
（a）足跟跖面血管瘤　（b）设计肿瘤和皮瓣切线
（c）切除肿瘤完成皮瓣切取　（d）完成切除肿瘤的修复

（3）适用于上述部位有污染的深在创面或外伤性深部缺损超过 8h 以上的创面。

（4）适用于上述部位体表恶性肿瘤切除后深达跟骨的创面。

（5）适用于上述部位压疮切除后深达跟骨的创面。

2）麻醉

持续硬脊膜外阻滞麻醉。

3）体位

平卧于手术台上。

4）手术步骤

（1）足跟跖面体表肿瘤（黑色素瘤），［见图 4.5（a）］。

（2）外伤创面首先彻底清创；跟骨骨髓炎合并瘘管瘢痕；经病灶清除及污染严重的创面或创伤到手术时相隔太久，如超过 8h，可予清创后延时 3~4d 再作彻底扩创；以体表肿瘤（黑色素瘤）为例，首先以黑色素瘤为中心放大 2cm 设计肿瘤切线，再在跖内侧按肿瘤切线面积放大 20% 设计岛状姆展肌皮瓣切线［见图 4.5（b）］。

（3）首先以黑色素瘤为中心，按切线和体表恶性肿瘤切除原则，彻底切除病变组织［见图 4.5（c 左下角为切除病变组织）］。

（4）按跖内侧岛状姆展肌皮瓣的切线，先切开内侧并向近端延长到内踝内侧切开支持带，打开踝管，解剖出胫后动静脉和神经，并向姆展肌深面解剖出延伸的跖内血管神经束（注意在解剖姆展肌深面时经将姆展肌与皮瓣作数针固定，防止分离），结扎切断跖外侧血管，其跖内神经与外侧神经作自然束劈开所需长度，后按切线切开皮肤、皮下组织、姆展肌外缘，同样须与皮肤固定数针，再继续向中轴解剖并切断姆展肌的起止点，则该肌皮瓣初步完成［见图 4.5（d）］。

（5）在供区与受区之间作一隧道，或切开皮肤与皮下组织，将岛状肌皮瓣转位到受区，在覆盖创面时须将外展肌填充于跟骨残腔内。须注意防止肌皮瓣分离，后作肌皮瓣缘与创缘缝合，供区并放置引流条。供区作全厚皮片移植［见图 4.5（e）］。

5）术后处理

（1）注意皮瓣的血运，有危象即探查。

（2）常规注射抗生素和抗凝及血管扩张药的应用。

（3）术后 10~14d 拆线［见图 4.4（e）］。

（4）拆线 2~3d 进行康复训练。

注解：该肌皮瓣的血供与跖内侧岛状皮瓣的血供、神经是一致的，其浅支供应皮瓣，深支供应姆展肌。该肌皮瓣由于其携带姆外展肌，除能修复足跟跖侧软组织缺损外，尚能满足跟骨因病灶清除后的残腔的填充。

4.2.6　小腿逆行内侧岛状皮瓣移位修复足底前方外伤创面

1）适应证

（1）适用于面积较大的足跖面的外伤性软组织缺损。

（2）适用于上述部位瘢痕切除后创面。

（3）适用于上述部位有污染的深在创面或外伤性深部缺损超过 8h。

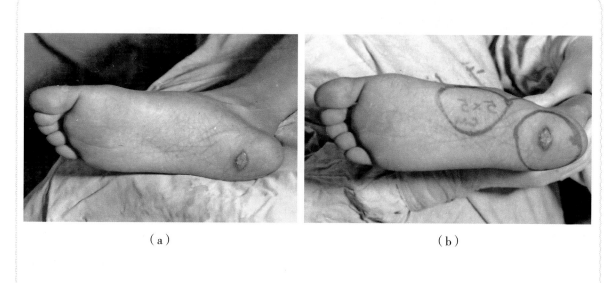

（a）　　　　　　　　　　　　　　（b）

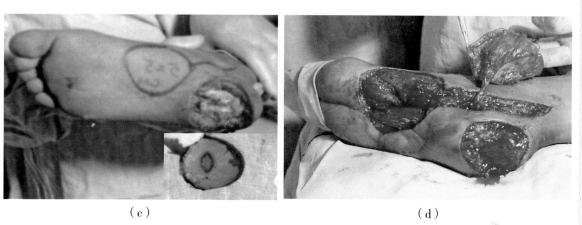

（c）　　　　　　　　　　　　　　（d）

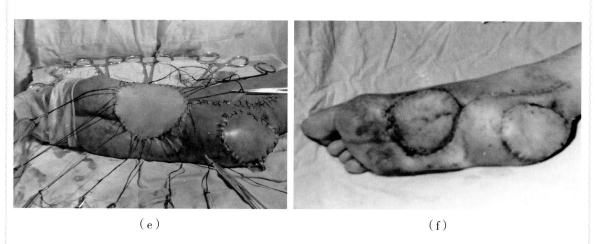

（e）　　　　　　　　　　　　　　（f）

图4.5　跖内侧岛状跟外展肌皮瓣移位修复足跟跖侧深部组织缺损
（a）足跟跖面体表黑色素瘤　（b）设计肿瘤及岛状跟展肌肌皮瓣切线　（c）切除足跟跖面黑色素瘤
（d）切取的岛状跟展肌肌皮瓣　（e）完成切除肿瘤的修复　（f）拆线后的情况

（4）适用于上述部位体表恶性肿瘤切除后深达骨的创面。

（5）适用于上述部位压疮切除后深达骨的创面。

2）麻醉

持续硬脊膜外阻滞麻醉。

3）体位

平卧于手术台上。

4）手术步骤

（1）外伤创面首先彻底清创；污染严重的创面或创伤到手术时相隔太久，如超过 8h，可予清创后延时 3~4d 再作彻底扩创的创面；瘢痕病例作瘢痕切除后创面；恶性肿瘤病例作肿瘤切除后深达骨的创面；现在以作好准备的感染创面为例，根据创面的大小、形态在小腿外侧设计切线，其皮瓣的下界位于外踝上方 3~5cm，以腓动脉终末支发出的升支为主轴以升支的穿出点为旋转点，上界根据创面的长度放大 20%，宽度根据创面宽度放大 20%，画出皮瓣的切线。但需注意蒂的长度能保证皮瓣移位于足部创面［见图 4.6（a）］。

（2）沿小腿外侧皮瓣切线先作皮瓣前缘切开皮肤、皮下组织，在游离前方皮时，深筋膜浅面的大隐静脉和隐神经应给予保护，不可损伤。后沿大隐静脉后缘作深筋膜的纵形切开，将前方的大隐静脉和隐神经连同深筋膜向前方牵开，显露出胫骨后缘。将腓肠肌内侧头向后方牵开，显露出比目鱼肌，再沿比目鱼肌内侧缘作肌膜切口，沿比目鱼肌内侧缘肌膜切口切开肌膜，将比目鱼肌向后方牵开，则胫后动脉和胫后静脉得以显露，胫神经在胫后动脉的外侧打开胫后血骨的鞘膜，将胫后动脉作游离，给予保护，注意勿损伤伴行的静脉。估计血管蒂够长后不再解剖。再按皮瓣切线切开皮瓣的后缘的皮肤、皮下组织和深筋膜，并作皮肤与深筋膜固定支持，防止皮肤与深筋膜分离。与前缘会合后皮瓣解剖完成［见图 4.6（b、c）］。

（3）后在供区与受区之间作一隧道或切口，将该皮瓣逆行转位到受区，覆盖在创面上，注意蒂部不扭转和受压，防止血供受阻。作皮瓣缘与创缘结节缝合，供区用全厚皮片移植［见图 4.6（d、e）］。

5）术后处理

（1）注意皮瓣的血运，有危象即探查。

（2）常规注射抗生素和抗凝及血管扩张药的应用。

（3）术后 10~14d 拆线。

（4）拆线后 2~3d 进行康复训练。

注解：该皮瓣由于耐压、耐磨性差，一般不宜作足跟跖侧创面的修复，但对创面较大足背皮瓣已不能满足或创面在足底前方时尚可考虑该皮瓣。

该皮瓣血供系胫后动脉向内侧发出的肌间隙皮动脉。术中注意游离皮瓣时，胫后动脉向内侧发出的肌间隙皮动脉要留于皮瓣内，血管蒂须够长，旋转后不能发生压迫。

4.2.7　游离皮瓣移植修复足跟或足底大部或全部缺损

1）适应证

（1）适用于修复足底大部或全部外伤性缺损。

（2）适用于上述部位体表恶性肿瘤切除伴跟骨、跗骨切除缺损的创面。

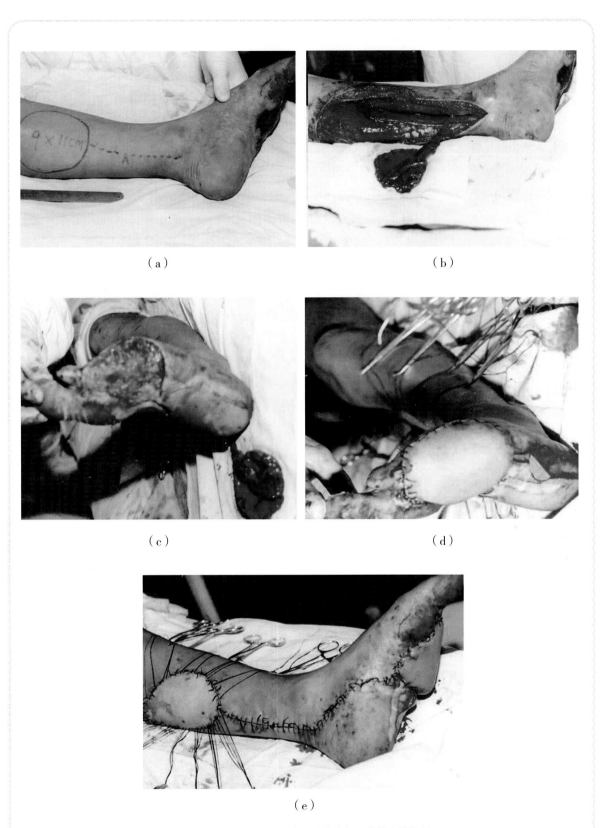

（a）　　　　　　　　　　　　　　　　　　（b）

（c）　　　　　　　　　　　　　　　　　　（d）

（e）

图4.6　小腿逆行内侧岛状皮瓣移位修复足底前方外伤创面
（a）根据创面在小腿外侧设计皮瓣的切口　（b）切取的小腿逆行内侧岛状皮瓣
（c）皮瓣通过供区与受区之间切口移到受区　（d）用皮瓣修复好足底创面　（e）及供区用全厚皮片移切口结节缝合

（3）适用于上述部位瘢痕切除后深达跟骨、跗骨的创面。

2）麻醉

持续硬脊膜外阻滞麻醉。

3）体位

平卧于手术台上。

4）手术步骤

（1）足底大部或全部外伤性缺损清创后的创面：上述部位体表肿瘤切除伴跟骨、跗骨切除缺损的创面；上述部位瘢切除后深达跟骨的创面；以及污染严重的创面或创伤到手术时相隔太久，如超过8h，可予清创后延时3~4d再作皮瓣修复术。处理好创面后，即解剖出可供吻合的血管，一般采用胫后动静脉，如血管条件差不宜采用时，亦可选用胫前动静脉［见图4.7（a）］。

（2）以肩胛背皮瓣为例，根据创面大小、形态在供区设计切线［见图4.7（b）］。

（3）按该皮瓣的切取方法，先解剖出旋肩胛动脉，后切取皮瓣，等受区准备好后，于高位部切断血管蒂，以保证血管蒂的长度和血管的口径，有利于血管的吻合［见图4.7（c、d）］。

（4）将皮瓣移到受区，根据血管吻合的要求，将皮瓣在受区作适当的固定，常规吻合静脉、动脉。如吻合后皮瓣血供良好，则作皮瓣缘与创缘结节缝合，并放置引流条［见图4.7（e、f）］。供区用全厚皮片移植。术后按吻合血管的组织移植处理。

5）术后处理

（1）注意皮瓣的血运，有危象即探查。

（2）常规注射抗生素和抗凝及血管扩张药的应用。

（3）术后10~14d拆线，并进行康复训练。

注解：该皮瓣用于小腿逆行岛状皮瓣不能满足或因足部血管损坏的足跟或足底大部或全部缺损，不能作逆行皮瓣时，方宜采用该皮瓣。一般以肩胛背皮瓣为主，因该部皮瓣较厚，有一定的耐磨和耐压性，其他有胸外侧皮瓣等。

4.2.8　游离肌皮瓣移植修复足跟或足部组织缺损

1）适应证

（1）该肌皮瓣适用于足跟和足部软组织缺损外，并有跟骨、跗骨部缺损。

（2）适用于上述部位体表恶性肿瘤切除伴跟骨、跗骨切除缺损的创面。

（3）适用于上述部位瘢痕切除后深达跟骨、跗骨的创面。

2）麻醉

全麻或持续硬脊膜外阻滞麻醉。

3）体位

平卧于手术台上。

4）手术步骤

（1）足跟和足部外伤性缺损清创后的创面：上述部位体表恶性肿瘤切除深跟骨、跗骨的创面；上述部位瘢痕切除后深达跟骨、跗骨的创面；以及污染严重的创面或创伤到手术时相隔太久，如超过8h，可予清创后延时3~4d再作皮瓣修复术。处理好创面后首先在受区清创或病灶清除，并解剖出可供吻合

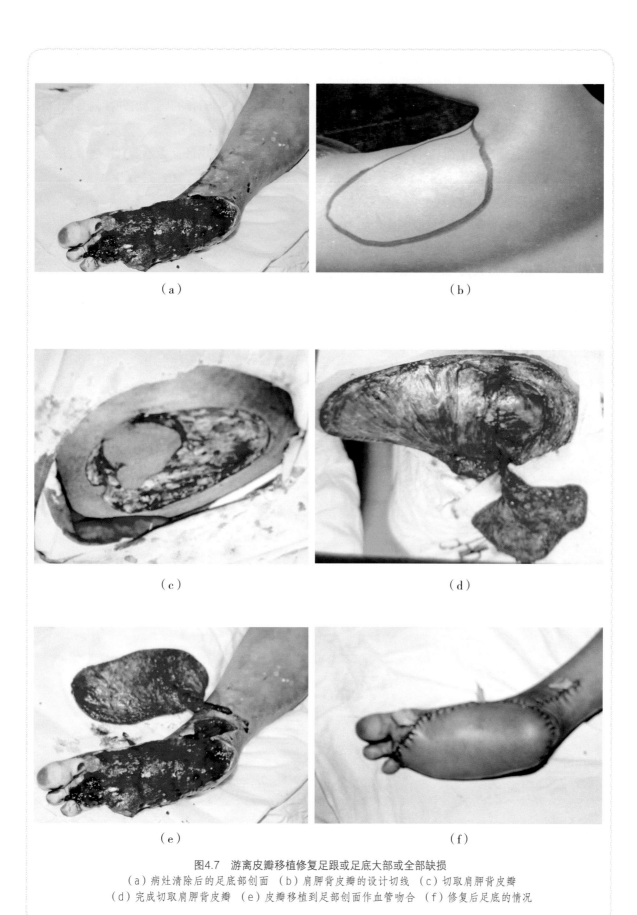

（a）　　　　　　　　　　　　　　（b）

（c）　　　　　　　　　　　　　　（d）

（e）　　　　　　　　　　　　　　（f）

图4.7　游离皮瓣移植修复足跟或足底大部或全部缺损
（a）病灶清除后的足底部创面　（b）肩胛背皮瓣的设计切线　（c）切取肩胛背皮瓣
（d）完成切取肩胛背皮瓣　（e）皮瓣移植到足部创面作血管吻合　（f）修复后足底的情况

的血管，亦以胫后动静脉为主，如该血管条件差也可用胫前动静脉［见图 4.8（a）］

（2）根据创面的形态、大小在背阔肌皮瓣的供区设计切线［见图 4.8（b）］。

（3）按背阔肌皮瓣的切取方法切取肌皮瓣。受区准备好后，切断胸背动脉静脉，并移到受区，根据血管吻合的要求，将皮瓣作适当固定。常规吻合静脉、动脉［见图 4.8（c）］。

（4）如吻合后肌皮瓣供血良好，则作肌皮瓣缘与创缘结节缝合，因供区上缘不能直接缝合，用全厚皮片移植，并放置引流条［见图 4.8（d）］。

5）术后处理

（1）注意皮瓣的血运，有危象即探查。

（2）常规注射抗生素和抗凝及血管扩张药的应用。

（3）术后 10～14d 拆线，并进行康复训练［见图 4.8（e）］。

注解：该肌皮瓣在足跟足底组织缺损的应用较少。如足跟和大部或全部软组织缺损外，并有跟骨、跗骨部分缺损，而游离皮瓣不能填充其残腔者可以应用该肌皮瓣。一般以背阔肌皮瓣为主，该肌皮瓣不仅能填充残腔，而且皮肤的耐压耐磨也较其他皮瓣为佳。

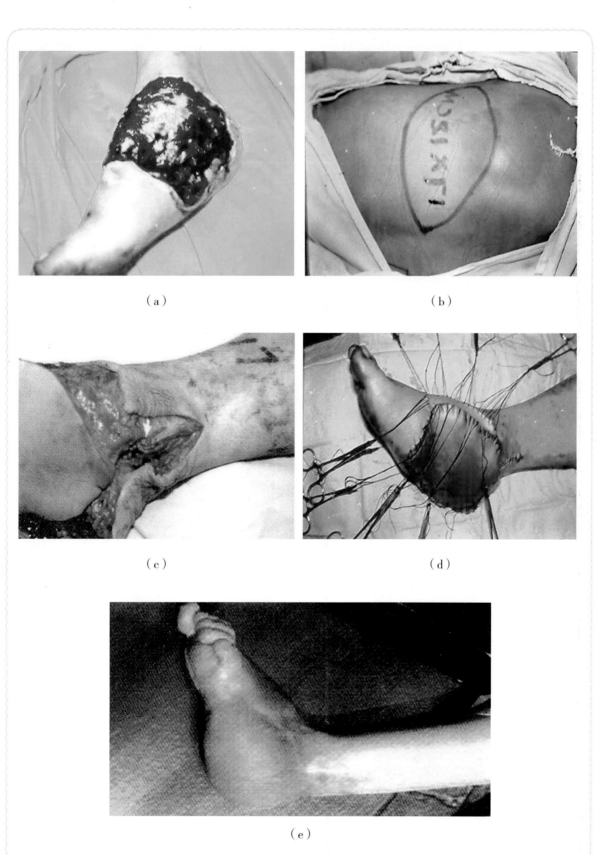

（a）

（b）

（c）

（d）

（e）

图4.8　游离肌皮瓣移植修复足跟或足底组织缺损
（a）病灶清除后的足跟和足部创面　（b）背阔肌肌皮瓣的设计切线
（c）切取的背阔肌肌皮瓣与受区血管吻合　（d）完成足跟和足部创面的修复　（e）修复后2个月足的情况

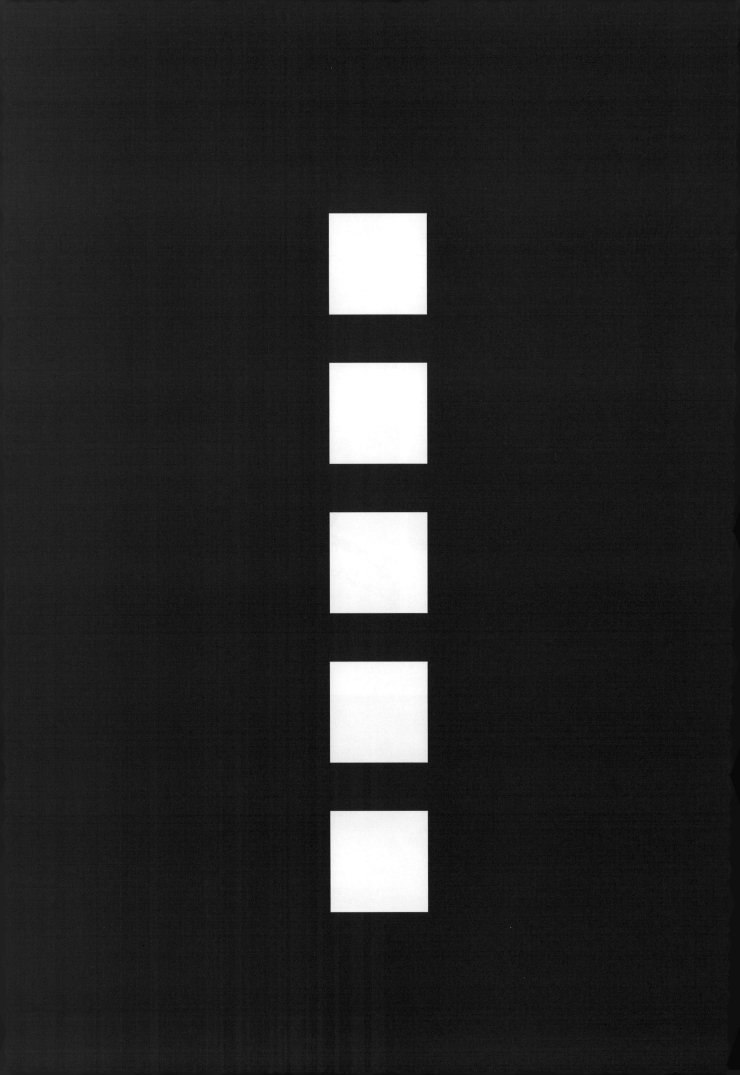

Title 5

压疮创面的
修复

5.1 概述

压疮(又称褥疮)最易发生在长期固定在同一体位的患者,如骨科外伤性截瘫、脑脊髓病变、老年性精神病、重症糖尿病及其他原因所致的昏迷不醒的患者,前者最为多见。患者因体弱、消瘦、营养不良、长期卧床,在骨骼突出的皮下部位,因不耐磨,受持续压迫而发生溃疡,形成压疮。最易发生的部位,以骶骨部、股骨大粗隆、坐骨结节、髂前止棘及足部,其次在内外踝、髌骨、跟骨、肘部、枕骨后也有发生压疮者。除以上原因外,在骨科石膏、小夹板固定不当,也可引起压疮,发生机制同压疮。小的压疮切除后可用局部皮瓣治疗,但大且深的压疮,则无法用传统方法治疗。近几年来随着显微外科的发展,于1978年Anisei采用带血管神经轴状皮瓣治疗下腰段低位截瘫的骶部压疮,及1977年Rolandis用肌皮瓣移位治疗压疮等。这些新方法已为目前治疗压疮开辟了新途径。

5.1.1 压疮发生机制和病理改变

压疮的原因主要由于患者失去了受压感觉,使体重的本身压力压迫接触病床的部位,特别是骨骼突出部的皮肤受压,引起血运障碍,使局部组织缺氧,进而坏死。截瘫患者食欲缺乏,体重下降,引起营养不良,造成贫血和血浆蛋白下降,呈负氮平衡状态,受压部位更易发生水肿,进而引起溃疡,是造成经久不愈的压疮的一个重要因素。除此还有自主神经失调,血管舒缩功能障碍,血管张力下降,血管扩张,造成组织对压力的耐受性减低,也是发生压疮的一些因素。

Burstan Reedos等对压疮的病理曾作了较详细的介绍,共分6期:第1期局部表皮开始发红伴轻度肿胀;第2期红肿区域有水肿或有隆起,这两期如能及时发现,及时加强压疮护理,解除压力,保持干燥和理疗,能迅速好转。第3期发红区域呈现轻度或中度皮肤糜烂,伴有类似浅二度烧伤的小水泡。第4期红肿部位开始破溃,形成一个或多处小溃疡。这两期的病理变化层次类似二度浅和二度深烧伤,如能及时发现,及时处理,在加强压疮护理的基础上,局部采用收敛药物成痂或用灯光照射疗法,使其干燥结痂,一般2周左右能够愈合。第5期局部皮肤颜色发紫,伴有大小水泡。第6期最后显示一黑色硬痂,边缘呈紫红色,黑痂下形成深部坏死溃疡。对第5期有人主张保守疗法,以及中西医结合治疗能够愈合,但病程长,根据笔者的体会这类患者很快转入第6期,除少数面积小的能行保守治疗外,绝大多数须通过显微外科手术才能治愈。

关于压疮的病程问题,国内不少作者提出了四度或五度分类法:前者Ⅰ度局部皮肤暗紫色,轻度水肿;Ⅱ度表面形成水泡或皮下有积液;Ⅲ度皮肤坏死结痂,痂下形成溃疡或坏死,溃烂深达肌层、韧带;Ⅳ度坏死溃烂深达骨膜。后者Ⅰ度皮肤红斑、硬结;Ⅱ度皮肤水泡硬结;Ⅲ度皮肤全层坏死;Ⅳ度皮肤和肌层坏死;Ⅴ度合伴骨或关节坏死感染。

笔者认为以上的两种分类都有不足之处,笔者采用烧伤的三度分类法:Ⅰ度为皮肤红斑或伴水肿,相当于Burston的第1、2期,只要加强护理,无需特殊治疗。Ⅱ度皮肤水泡或伴有浅部溃疡,相当于Burston的第3、4期。这类患者除护理外,还需局部非手术治疗。Ⅲ度皮肤全层坏死,甚至到肌层或骨骼关节,相当于Burston的第5、6期。这类患者在加强护理的基础上还须采用修复重建外科手术治疗。这样分类既符合皮肤和深部组织的病理变化,同时也有指导治疗的意义。

5.1.2 修复重建外科技术在压疮应用的理论基础

上面我们已谈到了治疗压疮的一些原则,但早期预防可避免发生,如一旦发生,除加强护理外,必须采取相应的治疗措施,对Ⅰ和Ⅱ度压疮,即Burston的1、2、3、4期压疮,在加强护理的基础上,采用非修复外科即能治愈,对Ⅲ度压疮,即Burston的第5、6期,在加强护理的基础上,同时采取修复外科手术。

关于为什么必须采取修复外科来治疗的理论基础是:

截瘫对患者造成残废,并不危及患者的生命,而截瘫的并发症如处理不当,常危及患者的生命,深度压疮即是其中之一。截瘫患者食欲缺乏,体重下降,贫血,营养不良和血浆蛋白下降,造成负氮平衡状态,易发生压疮,且为深度压疮,不但使体液大量丢失和细菌感染,也加重了负氮平衡。因此,患者全身状态极差,抵抗力低下,易发生败血症或毒血症而危及患者的生命,如不设法消灭压疮,就不能解决以上的恶性循环。浅度压疮只要加强护理和适当的治疗,一般在短期内就能治愈,但深度压疮,绝大多数存在皮下组织坏死和感染,感染又加重了组织的坏死和向深部侵犯,有时脓腔向周围皮下邻近组织扩展,形成巨大皮下空隙,或向深部侵袭而导致窦道,甚至深入骨、关节囊和韧带周围造成滑囊样腔隙,久之其壁增厚或钙化,腔内有慢性肉芽组织,引流不畅,脓液积聚,这一系列的变化阻碍了压疮的愈合,如单纯采取加强压疮护理和非修复外科治疗,一般是不能消灭创面的,即使通过较长时间的换药治疗,但所形成的瘢痕仍不能耐磨和受压,稍不当,又会再发生深度压疮。因此,对深度压疮在目前情况下只有采用修复外科技术来修复,才能有效消灭压疮,从而防止压疮所导致的体液丢失和感染。

5.1.3 修复重建外科技术在压疮应用的适应证和术前准备

总的来说,只要患者一般情况佳,深度压疮的患者都可适用修复外科技术来治疗,但必须掌握适应证和做好手术前的准备才能获得成功。

1)适应证

(1)截瘫患者发生的深度压疮,面积较大,全身情况已稳定者。

(2)因昏迷不醒所产生的深度压疮,基础病已得到确当的处理,全身情况尚可者。

(3)慢性消耗性疾病,如糖尿病等引起的压疮,其基础病已得到处理,全身情况好转者。

(4)石膏、小夹板等所引起的深度压疮,有骨质肌腱等暴露者或系易受压部位(足跟部)引起压疮者。

2)术前准备

对深度压疮采用修复外科技术治疗,能否达到预期的效果,并不单纯取决于修复外科手术,其术前准备亦非常重要。须注意两个方面:一个是全身准备,因这类患者都有营养不良、贫血和血浆蛋白下降等负氮平衡,同时还存在全身感染,这些问题必须在术前纠正,才能进行手术,其次局部坏死组织的去除、感染的控制、肉芽培养等也很重要,否则手术易失败。具体须做以下几点:

(1)全身准备:

① 处理基础病。压疮是外伤性截瘫、昏迷、慢性消耗性疾病的并发症,故必须在基础病得到处理后,才能应用修复外科技术治疗压疮。

② 纠正负氮平衡,也就是改善全身情况。这类患者大多有营养不良、贫血、低蛋白血症等,故必须加强营养,高蛋白饮食,少量多次输血,必要时注射白蛋白,以纠正低蛋白血症。

③ 控制泌尿系和肺部并发症,因这类患者常同时合并有这两种并发症,故手术前须加强这方面处理,待并发症控制后才能作深度压疮的修复外科手术。

④ 控制全身感染或毒血症。深度压疮常导致败血症或毒血症,必须予全身支持疗法和抗生素等加以控制。

⑤ 如患者有肌肉痉挛,造成下肢挛缩,有碍手术时,必须给予处理,如系完全性不可恢复的截瘫,可作神经前根切断术或蛛网膜下腔酒精注射;对不全性截瘫或有可能恢复的截瘫,则作部分闭孔神经切断术或夹持股神经,以保全性功能和括约肌功能。

(2)局部准备:压疮局部常有坏死组织脱落不完善和感染、窦道、慢性肉芽、厚壁囊腔,因此必须反复清除坏死组织,加强引流,改善创面情况,并加湿敷,也可用甲酚(来苏儿)溶液或抗生素液换药,待肉芽稍转健康,分泌物减少,才能进行手术。

5.1.4 修复重建外科技术在压疮应用中的原则与方法

1)修复外科治疗压疮的原则

1961 年,Griffith 对深度压疮的治疗提出以下几项原则:

(1)清除溃疡及周围瘢痕,并进一步清除黏液囊和增厚的囊壁。

(2)凿除溃疡深部的骨突出部,特别是有感染的骨突出部。

(3)切除钙化的软组织。

(4)严密止血、清创。

(5)更换手术器械和手术者手套、手术衣,再作下一步手术。

(6)用肌瓣或筋膜瓣覆盖骨骼。

(7)用大的局部皮瓣关闭创面。

(8)不留无效腔。

(9)术后对创面持续引流。

(10)术后 10 ~ 14 天拆线。

此外,还须注意术后的创口的制动,特别对有痉挛性瘫痪者,制止其不随意运动。

2)修复外科治疗压疮的病灶清除术

根据 1966 年 Griffith 手术治疗原则,首先是彻底切除压疮的病灶。要做到这一点,必须对压疮的局部病理特点有所认识。它不仅有深在性并向周围深入的溃疡,即溃面不大而腔较大而深,而且由于长期的反复发病,于深在溃疡周围形成较厚的壁,而且有黏液分泌,底部都是受到炎症侵犯的突出骨质,除此尚有钙化的软组织和周围的瘢痕。因此,在作压疮修复时必须彻底清除上述的病理改变——病灶。

在作病灶清除时,于腔内涂以亚甲蓝(美蓝),并用纱布将溃疡口缝合封闭,沿瘢痕周围与正常皮肤交界处作皮肤和皮下组织切开,后紧贴增厚的外"囊"壁,由浅入深,一般不切破"囊"壁(切破时将有亚甲蓝渗出),直至底部,后用截骨刀凿除感染的突出骨质,这样病灶可整块彻底切除。须注意瘢痕与增厚的"囊"壁必须切除彻底,其次是突出骨质,一定要凿平。这样有利修复,可以防止压迫修复组织,引起坏死和压疮复发。同时注意严密止血、再次清创、更换器械,保证相对无菌。

3)修复外科治疗压疮常用的几种方法

(1)局部皮瓣(皮肤皮瓣):该方法应用较少,只适用压疮较小、局部皮肤和皮下组织丰满,并便于作旋转或推进来覆盖切除压疮后的创面者。

(2)轴状皮瓣移植术:应用局部轴状皮瓣修复压疮,是一个非常有效的方法,常用的有旋转轴状皮瓣,其要点是蒂部要宽,有动脉,以扁形较理想,一般供皮区可以不植皮,特别是旋转轴状皮瓣供皮区不须植游离皮片。

（3）肌皮瓣移植术:应用肌皮瓣旋转覆盖压疮,这一方法是 1948 年 Boro 和 Conar 所提倡。1977 年,Rolandis 应用肌皮瓣于临床,填充深部压疮的缺损,克服了单纯皮瓣与压疮基底部不粘连的问题,以及皮缘因血运不足而发生坏死裂开,特别是使受压的骨突部位增加了一层如"氧垫样"的软组织垫,增加了耐压力,有利于患者的翻身。这种肌皮瓣的优点是:

① 有良好血管蒂允许肌皮瓣有较大的旋转弧,因而大大地保证了早期愈合。在困难的 2 期手术病例,是一种特别好的方法。避免了因第 1 次手术造成的瘢痕,而限制了单纯皮瓣的转移。

② 因解剖是在间隙内进行的,手术易进行,而且出血少。

③ 因保存了皮下组织和肌膜之间的联系,所以保存了对压力的固有抵抗,减少了皮瓣下面的组织不粘牢的问题。

④ 这种肌皮瓣带着肌肉填塞到压疮,增加局部的耐压力。

（4）肌瓣转移:应用局部带蒂肌瓣转移到压疮的缺损,其上再用中厚游离皮瓣移植,这一方法为 Get Pers 和 Medgyesi 普及推广,优点是肌瓣可以改善局部的血循环,促进愈合,防止进一步感染,并能通过血运将抗生素运到压疮处。

（5）带神经血管的岛状皮瓣:这种方法适用于胸腰段以下低位截瘫。1976 年,由 Anisel 提出。它利用肋间神经血管作一个带蒂岛状皮瓣,经过皮下隧道来修复臀部或骶部压疮,解决受压部位的感觉恢复问题。

（6）带神经血管的游离皮瓣:它是通过皮下隧道,将一个带有较长的神经血管蒂的游离皮瓣与截瘫平面上方的神经和血管进行缝合,既保存皮瓣的血液循环,又解决了受压部位感觉的恢复问题。

（7）带神经血管的游离肌皮瓣:它是通过皮下隧道,将一具带有较长的神经血管蒂的游离肌皮瓣与截瘫平面上方的神经和血管进行缝合,既保存了肌皮瓣的血循环,又解决了受压部位感觉的恢复问题。

4）修复外科治疗压疮的术后处理

为了保证修复外科治疗压疮的成功,术后处理是一个重要环节。它除了按照预防压疮的一些处理原则外,还必须按修复手术后的原则和方法进行处理,具体应做以下几个方面:

（1）手术后应严格防止发生皮瓣血肿,除术中注意止血外,适当地加压包扎也很重要,可以防止血肿,又能防止发生无效腔。一旦出现皮下血肿应立即手术清除。对吻合血管的游离皮瓣则应注意血管危象,一旦发生立即进行探查。

（2）手术后严格防止无效腔,除适当加压包扎外,必要时可采取持续负压吸引和放置引流条。

（3）手术后应防止感染,全身应常规应用有效抗生素。对吻合血管的游离皮瓣给予抗凝剂和血管扩张药内服。

（4）手术后每天检查皮瓣一次,注意皮瓣血运情况,术后 2~3d 拔除引流条,术后 12~14d 拆线。

（5）为了防止粪便污染创口,除术前加强肠道准备外,术后可给予流质饮食,内服阿片酊,控制 1 周内不大便,特别是骶部和坐骨部压疮须注意这个问题。1 周后再给灌肠通便。对排尿问题也须加强护理,防止小便污染伤口,必要时保留导尿。

（6）3 周后如创口愈合良好,可逐步加强活动与功能练习,并给予理疗。

（7）为了防止再发生压疮，术后仍须加强压疮护理，要注意以下几点：

① 患者必须卧平坦、柔软的床。

② 在易受压的部位应用气垫或海绵垫。

③ 每 2 小时翻身一次，每次翻身后按摩受压部位，并经常检查受压部位的皮肤。

④ 加强营养，高蛋白饮食，少量多次输血，防止再贫血和低蛋白血症。

5.2　骨科不同部位压疮具体病例的修复方法

5.2.1　旋转筋膜皮瓣修复髂前上棘部压疮

1）适应证

这一方法适用于髂前上棘部骨质侵犯不严重者。

2）体位

平卧位，臀部垫高。

3）麻醉

对瘫痪患者无须麻醉。

4）手术步骤

（1）于右侧髂前上棘部压疮的下方设计扇形臀部皮瓣，皮瓣的宽度 3~4 倍于创面的横径［见图 5.1（a）］。

（2）于左侧髂前上棘部压疮的上方设计扇形腹壁皮瓣，皮瓣的宽度 3~4 倍于创面的横径［见图 5.1（b）］。

（3）先作在右侧髂后部设计扇形臀部皮瓣［见图 5.1（a）］，彻底清除病灶。经病灶清除后凿平髂前上棘，呈一较平坦之创面，后按切线切开皮肤、皮下组织、阔筋膜，于阔筋膜深层分离皮瓣。再后向髂前上棘部转移，覆盖创面后，作全层节结缝合，一般供区无须植皮［见图 5.1（c）］。

（4）再作左侧髂前部设计扇形腹壁皮瓣［见图 5.1（b）］，彻底清除病灶。经病灶清除后凿平髂前上棘，呈一较平坦之创面。后按切线切开皮肤、皮下组织、腹外斜肌筋膜，于腹外斜肌筋膜深层分离皮瓣。后向髂前上棘部转移，覆盖创面后，作全层节结缝合，一般供区无须植皮［见图 5.1（d）］。

5）术后处理

（1）严密观察移植后皮瓣的血运，有危象立即常规处理，必要时手术探查。

（2）常规抗生素注射和抗凝、抗痉药物应用。

（3）术后 10~14d 拆线。

（4）加强压疮护理。

注解：该皮瓣修复髂前上棘部压疮有以下优点：

① 有良好的可作旋转轴的蒂，且该皮瓣移动度大，可满意地修复压疮。

② 该皮瓣的分离，前者是在阔筋膜深层分离，后者是在腹外斜肌筋膜深层分离，所以容易分离，出血少，术后粘连也少。

③ 该皮瓣深层为筋膜，所以术后为承受压力创造了有利条件，可有效地避免压疮复发。

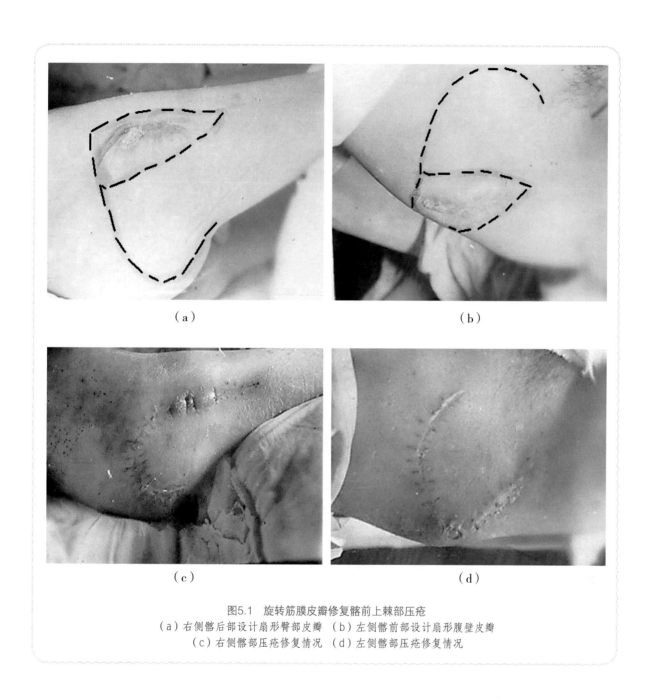

图5.1　旋转筋膜皮瓣修复髂前上棘部压疮
（a）右侧髂后部设计扇形臀部皮瓣　（b）左侧髂前部设计扇形腹壁皮瓣
（c）右侧髂部压疮修复情况　（d）左侧髂部压疮修复情况

5.2.2　旋转阔筋膜皮瓣修复大转子部压疮

1）适应证

这一方法适用于大转子部之压疮未侵犯到髋关节,骨质侵犯不较严重者。

2）体位

俯卧位。

3）麻醉

对瘫痪患者无须麻醉。

4）手术步骤

（1）大转子部的压疮,设计一三角形大转子部的压疮切线,在压疮切线尾侧的设计一扇形阔筋膜皮瓣切线,其弧形切线4倍于三角形底边[见图5.2(a)]。

（2）按切线切除病灶,并凿平大粗隆,呈一较平坦的创面。按创面尾侧设计一扇形阔筋膜皮瓣切线切开皮肤、皮下组织和阔筋膜,于阔筋膜深面游离并与皮瓣固定数针[见图5.2(b)]。

（3）后向大转子部转移,覆盖创面后,作全层节结缝合,一般供区无须植皮[见图5.2(c)]。

5）术后处理

（1）严密观察移植后皮瓣的血运,有危象立即常规处理,必要时手术探查。

（2）常规抗生素注射和抗凝、抗痉药物应用。

（3）术后10～14d拆线。

（4）加强压疮护理。

注解:该皮瓣修复大转子部压疮有以下优点:

① 有良好的可作旋转轴的蒂,且该皮瓣移动度大,可满意地修复压疮。

② 该皮瓣的分离是在阔筋膜深层进行,所以容易分离,出血少,术后粘连也少。

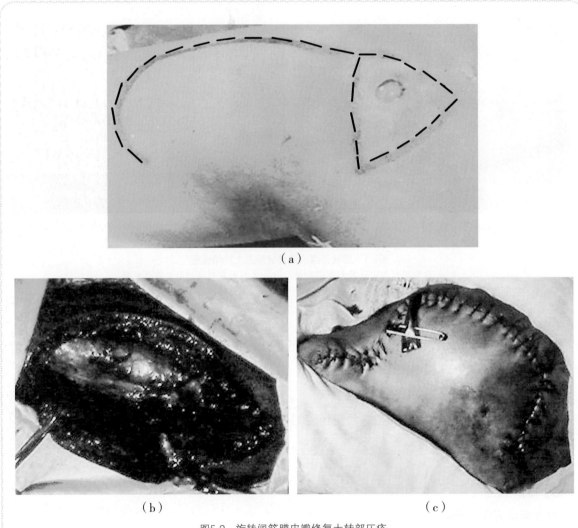

（a）

（b）　　　　　　　　　　　　　（c）

图5.2　旋转阔筋膜皮瓣修复大转部压疮

（a）大转子压疮切线及设计皮瓣切线　（b）压疮切除及取好皮瓣　（c）完成大转子压疮修复

③该皮瓣深层为阔筋膜,所以术后为承受压力创造了有利条件,可有效地避免压疮复发。

5.2.3 阔筋膜张肌皮瓣修复大转子压疮

1）适应证

这一方法适用于大转子压疮未侵犯髋关节,其大转子骨质侵犯较严重者。

2）体位

俯卧位。

3）麻醉

对瘫痪患者无须麻醉。

4）手术步骤

（1）大转子压疮,设计一三角形大转子压疮切线,在压疮切线头侧设计一扇形阔筋膜肌皮瓣切线[见图5.3（a）]。

（2）按切线切除病灶。并凿除大转子,呈一较平坦的创面。按创面头侧设计一扇形阔筋膜张肌皮瓣切线切开皮肤、皮下组织[见图5.3（b）]。

（3）切开阔筋膜张肌后缘和髂嵴附着部并于皮瓣固定数针,于肌瓣下游离[见图5.3（c）]。

（4）后向大转子转移,覆盖创面后,作全层节结缝合,一般供区无需植皮[见图5.3（d）]。

5）术后处理

（1）严密观察移植后皮瓣的血运,有危象立即常规处理,必要时手术探查。

（2）常规抗生素注射和抗凝、抗痉药物应用。

（3）术后10~14d拆线。

（4）加强压疮护理[见图5.3（e）]。

注解:该皮瓣修复大转子压疮有以下优点:

① 有良好的可作旋转轴的蒂,且该皮瓣移动度大,可满意地修复大转子压疮。

② 肌皮瓣的分离是在阔筋张肌膜深层进行,所以容易分离,出血少,术后粘连也少。

③ 该皮瓣深层为阔筋膜张肌,所以术后为承受压力创造了有利条件,可有效地避免压疮复发。

5.2.4 双侧臀部轴型扇状旋转皮瓣修复骶尾部压疮

1）适应证　直径>7cm以上的骶尾部压疮,骶骨侵犯不严重者。

2）体位

俯卧位。

3）麻醉

对瘫痪患者无须麻醉。

4）手术步骤

（1）彻底清除压疮的病灶[见图5.4（a）]。

（2）在压疮左右臀部,按切除后的压疮创面形成和大小,设计蒂部含有由骶棘肌外缘经腰三角穿出的第3腰动脉的背侧支供血的臀部轴型扇状皮瓣,但须注意一侧要稍大于对侧,这样可使较大的扇形皮瓣超过中缝到对侧以缝合口在中线[见图5.4（b）]。

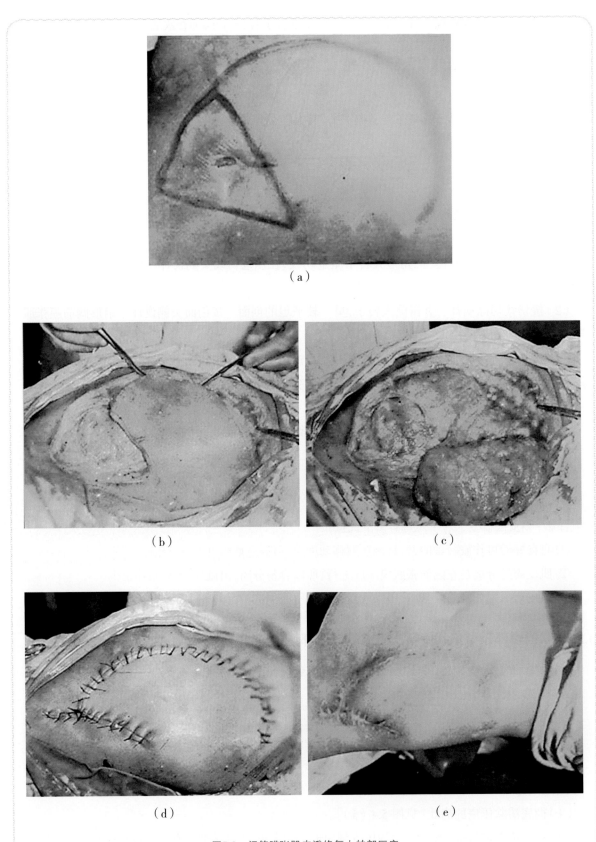

图5.3　阔筋膜张肌皮瓣修复大转部压疮
（a）压疮切线设计阔筋膜肌皮瓣切线　（b）切除病灶作肌皮瓣皮肤、皮下组织切开
（c）完成阔筋膜张肌皮瓣度的切取　（d）完成大转子压疮的修复　（e）半年后大转子部情况

（3）按设计的皮瓣切线切开皮肤、皮下组织及深筋膜，于深筋膜下游离，以免损伤第3腰动脉背支及臀上神经，皮瓣形成后向新创面转移，覆盖其上，后作节结缝合，这样供皮区无须再作中厚植皮，能运用皮肤可伸性消灭。如张力过大，则作适当中厚植皮［见图5.4（c）］。

5）术后处理

（1）严密观察移植后皮瓣的血运，有危象立即常规处理，必要时手术探查。

（2）常规抗生素注射和抗凝、抗痉药物应用。

（3）术后 10～14d 拆线。

（4）加强压疮护理。

注解：该皮瓣含有由骶棘肌外缘经腰三角穿出的第3腰动脉的背侧支供血，故成功率高；皮质好，有一定的承受压力，能消灭较大面积的骶尾部压疮；其骶骨侵犯不重者；技术较简单、易于推广。但承

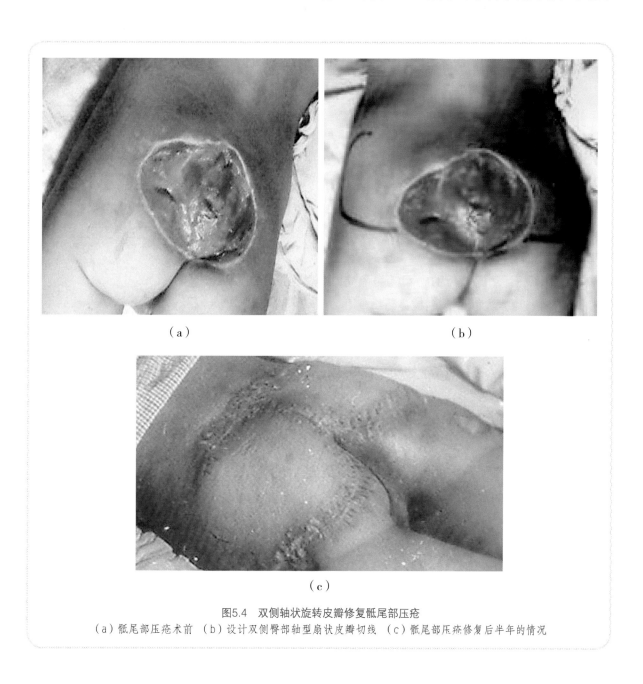

（a） （b）

（c）

图5.4 双侧轴状旋转皮瓣修复骶尾部压疮

（a）骶尾部压疮术前 （b）设计双侧臀部轴型扇状皮瓣切线 （c）骶尾部压疮修复后半年的情况

受压力没有臀大肌肌皮瓣好。

5.2.5　单侧臀大肌肌皮瓣修复骶部压疮

1）适应证

骶部压疮直径<7cm,但骶骨侵犯较严重者。

2）体位

俯卧位。

3）麻醉

对瘫痪患者无须麻醉。

4）手术步骤

（1）骶部压疮直径<7cm［见图5.5（a）］。

（2）首先设计骶部压疮切线,再于压疮一侧沿臀股沟、大转子尖及髂嵴后外侧设计臀大肌肌皮瓣切线［见图5.5（b）］。

（3）首先按骶部压疮切线,彻底切除呈假囊状病灶［见图5.5（c中的右上角）］,并凿除侵犯的骶骨,呈一较平坦的创面［见图5.5（c）］。

（4）按设计的臀大肌皮瓣切开皮肤、皮下组织及外侧部阔筋膜,显露臀大肌下缘。将手指伸入臀大肌深面疏松组织内。切断臀大肌外侧腱部、大转子部的止点及骶骨部的止点。切断臀大肌在髂嵴处的附着部。掀起肌皮瓣。注意保护进入肌皮瓣的臀上下血管神经蒂并作适当松解［见图5.5（d）］。

（5）切断并结扎臀上动脉至臀中肌和臀小肌的分支。臀大肌皮瓣向内上方旋转覆盖骶部压疮,切除创面。供瓣区创缘适当潜行分离,分层缝合切口［见图5.5（e）］。

5）术后处理

（1）严密观察移植后皮瓣的血运,有危象立即常规处理,必要时手术探查。

（2）常规抗生素注射和抗凝、抗痉药物应用。

（3）术后10~14d拆线。

（4）加强压疮护理［见图5.5（f）］。

注解:该肌皮瓣修复骶部压疮有以下优点:

① 有良好的可作旋转轴的血管蒂,且该肌皮瓣移动度大,可满意地修复骶部大面积深度压疮。

② 臀大肌肌皮瓣的深层有一层蜂窝脂肪组织,肌皮瓣的分离是在肌间隙内进行,所以容易分离,出血少,术后粘连也少。

③ 该肌为人体最厚的一块肌肉(即使截瘫患者肌肉萎缩者该肌肉亦是较厚的),所以是填充骶骨后面的凹陷创面的良好材料。术后可形成一个柔软的皮下肌肉垫,为承受压力创造了有利条件,可有效地避免压疮复发。

④ 该肌皮瓣不仅修复骶部压疮,还可同时用该肌皮瓣修复合并大转子部压疮。

5.2.6　双侧臀大肌肌皮瓣修复骶部压疮

1）适应证

压疮直径>8cm伴有骶骨侵犯较严重者。

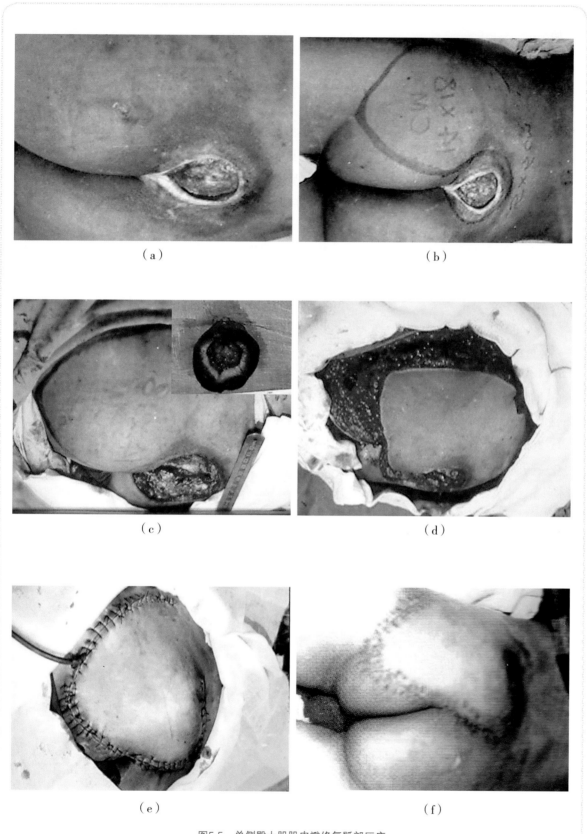

（a）   （b）

（c）   （d）

（e）   （f）

图5.5　单侧臀大肌肌皮瓣修复骶部压疮

（a）骶部压疮　（b）骶部压疮切线及设计臀大肌肌皮瓣切线　（c）首先彻底切除压疮呈假囊状病灶

（d）完成的臀大肌肌皮瓣的切取　（e）完成骶部压疮的修复　（f）术后1年的骶部情况

2）体位

俯卧位。

3）麻醉

对瘫痪患者无须麻醉。

4）手术步骤

（1）骶部压疮直径 >8cm［见图 5.6（a）］。

（2）按骶部压疮切除要求设计骶部压疮切线［见图 5.6（b）］。

（3）彻底切除骶部压疮，并凿除侵犯的骶骨，使呈一较平坦的创面［见图 5.6（c）］。

（4）于压疮两侧沿臀股沟，大转子尖及髂嵴后外侧设计两侧臀大肌皮瓣切线［见图 5.6（d）］。

（5）按臀大肌肌皮瓣切取方法（方法同单侧臀大肌肌皮瓣法），掀起两侧臀大肌肌皮瓣［见图 5.6（e）］。

（6）向内上旋转臀大肌肌皮瓣，交错覆盖骶部压疮切除创面。供瓣区创缘适当潜行分离。分层缝合切口［见图 5.6（f）］。

5）术后处理

（1）严密观察移植后皮瓣的血运，有危象立即常规处理，必要时手术探查。

（2）常规抗生素注射和抗凝、抗痉药物应用。

（3）术后 10~14 拆线。

（4）加强压疮护理。

注解：二侧臀大肌肌皮瓣修复骶部压疮，有以下优点：

① 有良好的可作旋转轴的血管蒂，且该肌皮瓣移动度大，可满意地修复骶部大面积深度压疮。

② 臀大肌肌皮瓣的深层有一层蜂窝脂肪组织，肌皮瓣的分离是在肌间隙内进行，所以容易分离，出血少，术后粘连也少。

③ 该肌为人体最厚的一块肌肉（即使截瘫患者肌肉萎缩者该肌肉亦是较厚的），所以是填充骶骨后面的凹陷创面的良好材料。术后可形成一个柔软的皮下肌肉垫，为承受压力创造了有利条件，可有效地避免压疮复发外，其修复面积可 > 8cm^2 以上的骶部压疮。

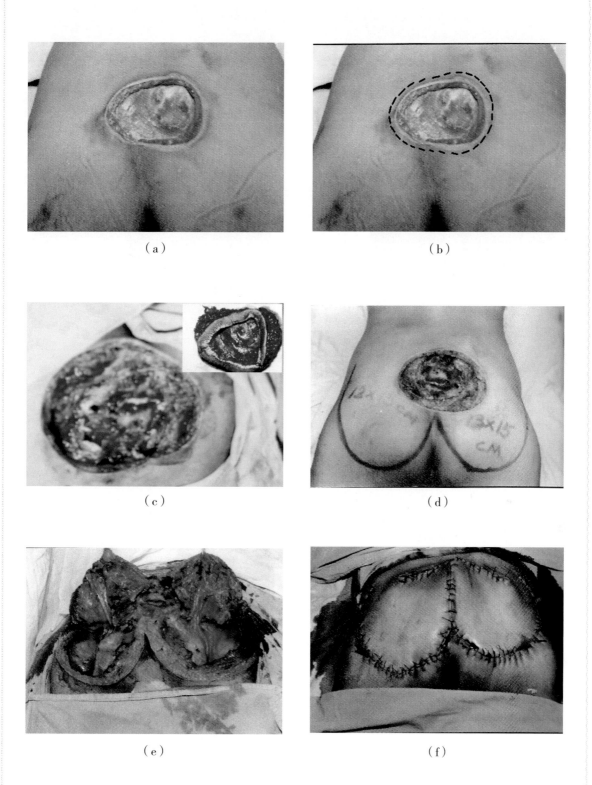

图5.6　双侧臀大肌肌皮瓣修复骶部压疮

（a）骶部压疮直径>8cm　（b）设计骶部压疮切线　（c）彻底切除骶部压疮

（d）设计两侧臀大肌肌皮瓣切线　（e）完成两侧臀大肌肌皮瓣切取　（f）完成骶部压疮的修复

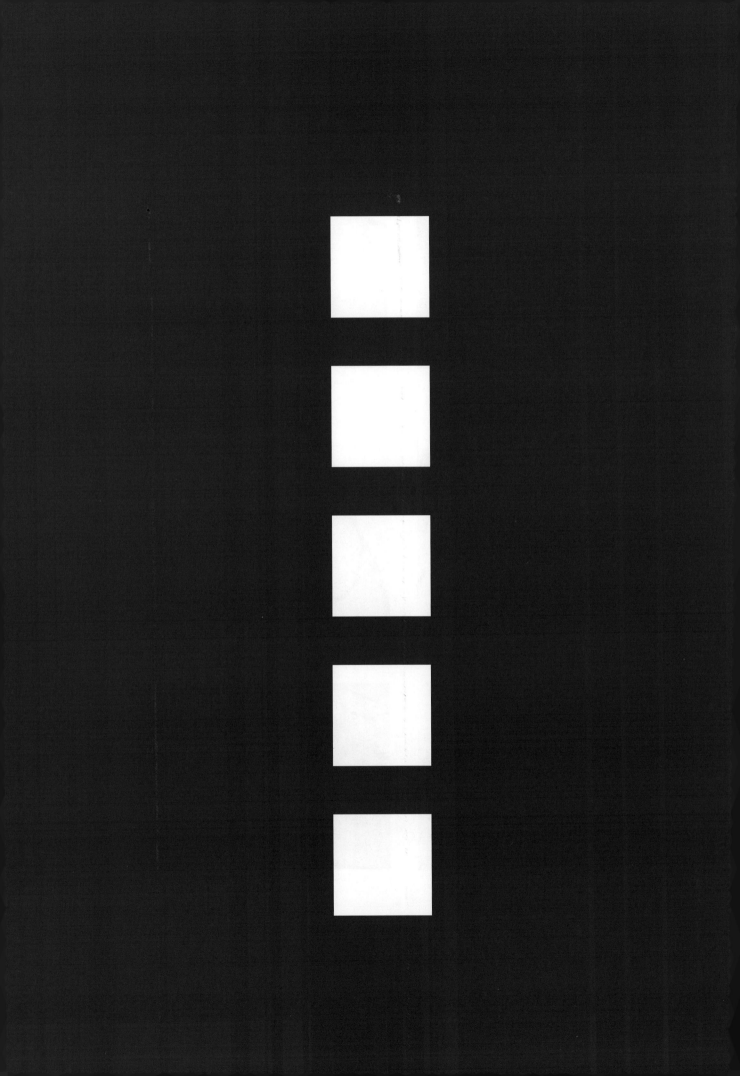

Title 6

慢性骨髓炎的创面修复

慢性骨髓炎是骨科的常见疾病。Wiuties 复查急性骨髓炎和关节炎患者,其中有 29% 变为慢性骨髓炎和关节炎,其次是由于火器伤引起慢性骨髓炎和关节炎。近年来,因工农业机械化,交通工具运行速度的加快,事故中开放性骨折增多,引起的慢性骨髓炎和关节炎亦增多。但对其治疗多年来改进不大,至今 Rowling 所主张的肌瓣填充仍是最理想的治疗方法,这实际上是修复技术在慢性骨髓炎治疗中的应用,只是由于骨科医师对整形技术认识不够,未能进一步发挥与利用,故仍停留在原有的水平上。1973 年,Harii、Danies 和杨东岳等成功地完成吻合血管的游离皮瓣后,很多学者把吻合血管的游离皮瓣作为外伤性骨外露所致的慢性骨髓炎的治疗方法。1976 年,McCraro 将肌皮瓣在临床应用,1978 年,Feldman 利用腓肠肌皮瓣治疗开放性骨外露所致的骨髓炎获得成功,我国不少学者如朱盛修、侍德等在 1981 年也都成功地应用肌皮瓣治疗慢性骨髓炎。总之,目前修复外科技术已成为治疗慢性骨髓炎和关节炎创面的一种理想手段。

6.1 概论

6.1.1 修复外科技术在慢性骨髓炎应用的病理基础

慢性骨髓炎主要是因急性期治疗不当或不及时所致,但也有不少患者由于机体抵抗力强、血源性骨髓炎的致病菌毒力较弱,一开始即为亚急性或慢性骨髓炎和关节炎,加之近年来开放性骨关节损伤增多,早期处理不当造成骨和关节外露感染,继发慢性骨髓炎和关节炎。也有一部分患者是由于火暴伤所致的慢性骨髓炎和关节炎。形成慢性骨髓炎和关节炎后,治疗效果较差。

慢性骨髓炎之所以不易治愈,且反复发作,是由于局部的病理变化所决定,它表现为局部组织瘢痕化、溃疡、窦道、死骨和脓腔等的存在。构成以上变化是由于骨关节感染后,骨和关节受炎性破坏、坏死,则机体必然要进行修复,即反应性骨质增生同时存在。早期以破坏、坏死为主,后期以增生为主。患者年龄不同表现常不一致,婴儿再生能力强,死骨、脓腔较少见,日后不留痕迹;儿童由于骨膜尚未纤维化与皮质不紧贴,容易分离,形成骨膜下的脓肿,故有骨壳与死骨形成;成人由于骨膜纤维化并与骨皮质紧贴,故不易形成骨膜下脓肿,而以易形成局限骨脓疡为主。以上病理变化在慢性骨髓炎和关节炎中反复急性发作,久而久之则出现局部瘢痕、窦道、死骨和脓腔,造成局部血运很差,药物不能到达病灶内部,因而抗生素治疗不能发挥作用。关于如何填充,以及如何填充,学者们意见尚不一致。至今应用保存有充分血循环的局部肌组织填充仍为一种主要而有效的治疗方法。但有些部位,局部缺乏丰富的肌组织,特别是局部瘢痕较广泛的患者,通过广泛切除受累组织所造成的局部组织缺损,局部带蒂肌瓣已无法应用,则必须应用修复外科技术移植一块有正常血液循环的皮瓣或肌皮瓣等健康组织来充填病灶切除后的无效腔和软组织缺损,这样既保证局部血液循环,又有利于抗生素发挥治疗作用,同时也修复了局部组织的缺损。

6.1.2 修复外科技术在慢性骨髓炎应用的适应证与手术前准备

1)适应证

慢性骨髓炎患者并非都是要用修复外科技术来处理的,对那些能应用传统有效的方法治疗者,则仍应用传统方法,只是对那些应用传统方法治疗无效者,才应用修复外科技术来进行处理。

(1)慢性骨髓炎局部软组织有较广泛的瘢痕留存,经切除瘢痕后创面不能闭合者。

（2）慢性骨髓炎经摘除死骨或清除脓腔后残有空腔,而局部无丰满肌瓣填充者,如胫骨上下端、足部等慢性骨髓炎手术后的残腔。

（3）开放性骨折软组织缺损较多,当时未能及时修复,而骨关节外露和感染,造成的慢性骨髓炎。

（4）深度烧伤、电击伤、化学灼伤等造成软组织坏死后骨关节感染与外露造成的慢性骨髓炎。

2）手术前准备

修复技术治疗慢性骨髓炎和关节炎的手术前准备与肌瓣填充治疗慢性骨髓炎一样要做好充分术前准备,而且要求更严格一些,只有这样才能保证手术成功。

（1）必须在急性发作后体温正常、白细胞计数正常3个月后。

（2）全身一般情况佳,食欲、睡眠良好,全身营养状态较好,无贫血等病变,肝、肾功能正常。

（3）局部无急性炎症存在,局部病灶与周围健康组织有较明显的界线;如有窦道流脓性分泌物者,脓性分泌物很少或只流少量黄色水样分泌物;如有较大的创面,肉芽组织必须新鲜。

（4）脓性分泌物细菌培养要有敏感的抗生素。

（5）X线或CT检查显示病灶稳定,死骨与周围骨质分离,脓腔局限,周围骨组织有硬化带。

6.1.3 修复外科技术在慢性骨髓炎和关节炎的手术步骤

修复外科技术治疗慢性骨髓炎,与肌瓣填充治疗慢性骨髓炎一样,在一次手术时间内可将手术分2次进行,第1阶段为病灶清除,第2阶段为病灶修复。第1阶段为有菌性手术,第2阶段是近似无菌下手术。前者为修复外科技术治疗慢性骨髓炎的共同步骤,而后者由于慢性骨髓炎的情况不同、部位不同,修复的方法也就不同,故对前者一次介绍,后者分别介绍。

1）第1阶段手术

一般均以瘘管、瘢痕、暴露的死骨为中心,在正常皮肤与病变皮肤交界处切开皮肤。若骨质病变不靠近瘘管,其手术进路则按骨质病灶切除和修复外科技术的需要另作一个手术进路,之后进行病灶清除,而瘘管在手术中另行处理。在以瘘管、瘢痕或暴露的死骨为中心进行手术时,先将软组织的瘘管、瘢痕彻底清除,直至健康的软组织,但不能损伤周围神经、血管等重要组织。后将骨质中心的死骨、无效腔中肉芽彻底清除,用生理盐水冲洗创口,然后再处理骨质上的无效腔,使其形状呈现桶状、蝶状,以便于用皮瓣、肌瓣或复合皮瓣修复,切勿成为口小肚大的烧瓶状,因为这样不利于修复。在骨质修整后再进一步用生理盐水冲洗,彻底止血后完成第1阶段手术。

这一阶段的手术很重要,是保证修复外科手术治疗慢性骨髓炎的关键一步。因为通过这一步骤使病灶中的坏死组织和细菌得以清除,并把影响局部血循环的瘢痕组织切除。当然这一操作不能杜绝细菌的存在,但能使细菌数量大大减少,减少了它的感染力,使创面修复后再配合其他条件如抗生素的应用、肢体的固定等,能抵抗细菌的感染,达到不化脓、不坏死,从而使病变得到治愈。

2）第2阶段手术

这一阶段是运用修复外科技术治疗慢性骨髓炎的主要步骤,其大小取决于创面的形态、大小与部位而不同。常用的皮瓣有局部皮肤皮瓣、局部轴状皮瓣、轴状肌皮瓣、大型轴状腹部皮瓣、吻合血管的游离皮瓣、肌皮瓣、游离复合组织皮瓣等。但用任何一种方法,其创面的处理都需做到近似无菌的要求,应将第1阶段器械、敷料完全更换,医生再更换手术衣和手套,对手术野也应进行消毒后方可进行第2阶段的手术。

慢性骨髓炎的创面修复

173

3）手术后处理

为保证手术的成功,术后处理很重要。它不但需按肌皮瓣填充的术后处理——常规进行负压吸引,应用全身抗生素,抬高患肢、石膏托固定等,还需按修复外科手术后的处理原则进行。

6.1.4　修复重建外科技术在慢性骨髓炎应用的几种方法

将修复外科技术应用于治疗各类慢性骨髓炎,特别是肌皮瓣的应用,已成为慢性骨髓炎治疗的主要手段之一,并且提高了慢性骨髓炎的治愈率。由于创面大小、深度和部位的不同,选用的方法也有所区别,但一般应以局部皮肤皮瓣、局部轴状皮瓣和肌皮瓣为主,只有在无法运用上述方法时才考虑应用吻合血管的远位皮瓣或肌皮瓣、骨肌皮瓣等。

1）皮肤皮瓣

这一方法较简单,效果好,适用于慢性骨髓炎病灶清除后残留的创面小而浅,而且局部有可选用的健康的皮肤皮瓣。常用的部位有小腿上、中段或臀部外伤性骨外露所致骨髓炎。

2）轴状皮瓣

这一方法较简单,由于带有轴形血管效果更好,适用于慢性骨髓炎病灶清除后残留的创面小而浅,而且局部有可选用的健康的轴状皮瓣。常用的部位有小腿上、中段或臀部外伤性后外露所致骨髓炎。

3）轴状肌皮瓣

这一方法由于有带血运的肌瓣填充空腔,加之肌肉瓣的抗感染力强,故效果较前者更好。其主要的部位亦以小腿为主,臀部也常应用。

4）吻合血管的游离皮瓣

对创伤性骨外露所致慢性骨髓炎,如局部没有轴状皮瓣可用,则采用吻合血管的游离吻合血管的游离皮瓣。

5）吻合血管的游离肌皮瓣　这是目前治疗慢性骨髓炎常用的一种较好的方法,常用于小腿广泛的血源性慢性骨髓炎,不仅消灭创面,还可以用肌皮瓣堵塞病灶清除后的骨残腔。特别是背阔肌皮瓣应用更广。

6）吻合血管游离大网膜移植

这一方法临床应用较少,只有创面较大、骨外露广泛,而游离皮瓣或肌皮瓣不能满足要求,才考虑采用该方法。目前应用较多的为小腿慢性溃疡长期不愈,面积较大,周围皮肤条件差,合并胫骨外露者,它不仅能消灭创面,而且可改善局部的血液循环。它的缺点是需用大张游离皮片移植,并且需剖腹手术,增加术后腹部并发症。

6.2　骨科不同部位慢性骨髓炎修复方法

6.2.1　足背游离皮瓣修复虎口部掌、指骨骨髓炎病灶切除的缺损

1）适应证

虎口部掌、指骨骨髓炎病灶切除后创面。

2）麻醉

臂丛阻滞麻醉。

3）体位

平卧于手术台上，患肢置手外科手术台上。

4）手术步骤

（1）虎口部掌、指骨骨髓炎病灶［见图 6.1（a）］。

（2）首先作病灶清除。按清除后虎口创面的形态、大小，在供区足背动脉为轴线设计一个大于受区 20% 的皮瓣切线和分离足背血管的切线［见图 6.1（b）］。

（3）在止血带的控制下先在足背动脉的显露切口，切开皮肤、皮下组织并适当向两侧游离，显露大隐静脉，后在踇长伸肌腱与趾长伸肌腱之间解剖出足背动脉，并给予保护。按皮瓣切线，切开皮肤皮下组织和筋膜，并作 5~6 针固定，预防皮瓣与筋膜分开。先在皮瓣的远侧解剖出趾背静脉，给予切断结扎。切断跖背神经在第 1 趾间隙远侧解剖出第 1 跖背动脉结扎切断，使其包含在皮瓣内。再将皮瓣内外侧筋膜掀起，向足背动脉游离。在游离内侧时，注意把大隐静脉包含在皮瓣内，并保护踇长伸肌腱的腱膜。足踇短伸肌腱切断包含在皮瓣内。在游离外侧时，注意保护趾长伸肌腱的腱膜。沿足背动脉与静脉的走向，在足踇长伸肌腱与趾长伸肌腱之间自跗骨上小心锐性解剖，使足背动脉包含在皮瓣内，并在足背动脉的较远处结节切断跗内侧动脉和跗外侧动脉，当皮瓣解剖到足背动脉的足底深支时，采用近远及内外会师的方法保护足背动脉向皮瓣的分支，在第 1~2 跖骨间切断结扎足底深支和其他分支。这时皮瓣已完全游离。在温盐水纱布保护下放止血带，观察皮瓣的血液循环和彻底止血［见图 6.1（c）］。

（4）在伤口鼻烟窝处，作一横切口，切开皮肤、皮下组织，解剖出头静脉与桡动脉，之后将制备好足背皮瓣于高位结扎切断足背动脉、静脉和大隐静脉，移位到手部创面［见图 6.1（d）］。

（5）将皮瓣与创缘作 5~6 针固定，供区作中厚皮片移植消灭创面。将血管蒂通过虎口部创面到鼻烟窝的皮下隧道，大隐静脉与头静脉，足背动脉与桡动脉作端 - 端吻合，检查皮瓣血运良好，结节缝合鼻烟窝的创口及皮瓣缘与手部创缘［见图 6.1（e）］，放引流条一根，妥善包扎，用石膏托固定。

5）术后处理

（1）在创面妥善包扎后，将患肢用三角巾悬吊于胸前。

（2）注射抗生素 3~4d。

（3）术后 10~14d 拆线。

（4）拆线后鼓励患者作患手康复训练［见图 6.1（f）］。

注解：虎口部掌、指骨骨髓炎，病灶清除后，创面较浅，而且不大，以手背为主，故宜采用足背皮瓣。

6.2.2 腹部大型动脉皮瓣修复桡骨或尺骨外露骨坏死所致骨髓炎创面

1）适应证

适用于开放性前臂创伤性桡骨或尺骨外露骨坏死所致骨髓炎。

2）体位

平卧位。

3）麻醉

全麻。

4）手术步骤

（1）按病灶清除的要求彻底清除桡骨尺骨外露骨坏死所致骨髓炎病灶［见图 6.2（a）］。

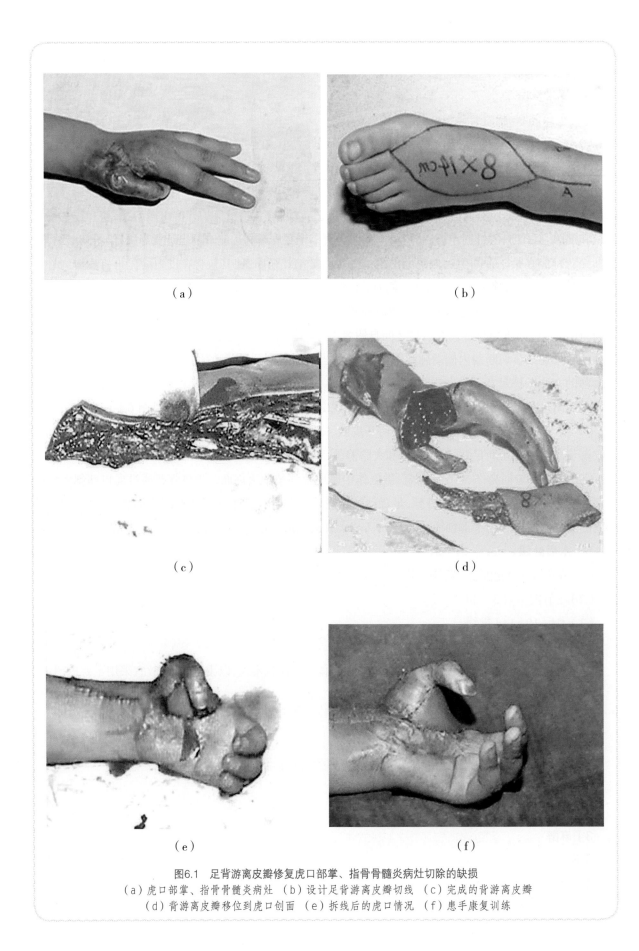

（a）　　　　　　　　　　　　　　　（b）

（c）　　　　　　　　　　　　　　　（d）

（e）　　　　　　　　　　　　　　　（f）

图6.1　足背游离皮瓣修复虎口部掌、指骨骨髓炎病灶切除的缺损

（a）虎口部掌、指骨骨髓炎病灶　（b）设计足背游离皮瓣切线　（c）完成的背游离皮瓣
（d）背游离皮瓣移位到虎口创面　（e）拆线后的虎口情况　（f）患手康复训练

（2）将病灶切除的患骨旷置于腹部，根据病灶清除后的创面与死骨切除所留下骨质蝶形创面，在腹部设计大型动脉皮瓣。其蒂部的位置因创面情况而异：前臂掌侧或桡侧创面，作一蒂在上腹部上方的顺行大型动脉皮瓣；背侧或尺侧创面，在上腹部下方的逆行大型动脉皮瓣切线作一蒂［见图6.2（b）］。

（3）按切线切开皮肤、皮下组织，在深筋膜的浅层分离皮瓣，供皮区用推进皮瓣覆盖，作2~4针减长固定以免收缩与无效腔形成。将带蒂的扁平皮瓣覆盖于前臂创面上，创缘周围作全层间断缝合，皮瓣两侧置雪茄引流条，蒂的下方置碘仿纱条，石膏固定［见图6.2（c）］。

5）术后处理

（1）严密观察皮瓣的血运，必要时拆除数针以保证血运。

（2）常规应用抗生素治疗，一般需采用广谱抗生素或根据创面培养菌种应用有效的抗生素，用量要大(常规用量加50%)，时间为2周。

（3）术后72h拔除引流条。

（4）定期换药，术后10~14d拆线，术后4周断蒂。

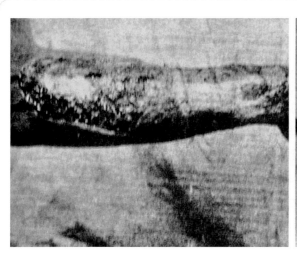
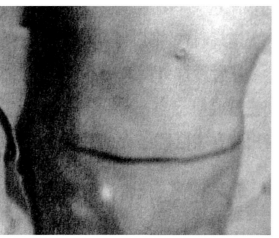

（a）　　　　　　　　　　　　　　　（b）

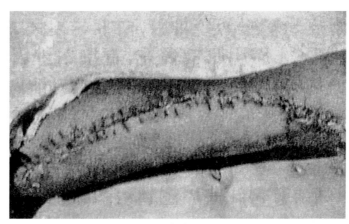

（c）

图6.2　腹部大型动脉皮瓣修复桡骨或尺骨外露骨坏死所致骨髓炎
（a）病灶清除后的前臂创面　（b）腹部大型动脉皮瓣切线　（c）腹部大型动脉皮瓣修复前臂创面情况

注解：因桡、尺骨血源性慢性骨髓炎需用修复外科技术处理机会较少，但因严重开放性前臂骨折和深度烧伤(电击伤或化学烧伤)所引起的软组织缺损、骨质暴露引起骨髓炎较多，大部分通过修复外科技术来处理。这类患者的特点是露出骨质感染、硬化、坏死，而非暴露处的组织正常，因而手术切除周围瘢痕和暴露的死骨后，留下一个较大的皮肤和软组织缺损及骨质蝶形缺损，一般骨质缺损浅表，无须用肌瓣填充，直接用皮瓣覆盖即可。常用的方法有腹部大型动脉皮瓣、髂腹股沟轴状皮瓣等，亦可用游离皮瓣。前两种方法简易，成功率高，但须两次断蒂，后者一次完成。如病灶清除后有广泛伸肌群或屈肌群缺损，影响前臂的功能，目应采用带神经的游离肌皮瓣，常用的以带神经的背阔肌皮瓣最佳，胸大肌皮瓣次之。

6.2.3　轴型筋膜皮瓣修复胫骨慢性骨髓炎病灶切除的缺损

1）适应证
该方法适用于胫骨慢性骨髓炎病灶清除后创面较浅。

2）体位
平卧于手术台上。

3）麻醉
硬脊膜外阻滞麻醉。

4）手术步骤
（1）胫骨慢性骨髓炎创面较浅［见图6.3（a）］。

（2）作胫骨慢性骨髓炎病灶清除切线。于腓肠肌内侧头部位设计轴型筋膜皮瓣切线：于小腿创面的内侧缘作为腓肠肌内侧头部位轴型，皮瓣的内侧缘以小腿后方中线稍向内侧0.5~1cm作为外侧切线，远侧根据小腿前上方创面的长轴加长20%，皮瓣的切线最下缘可到内踝上5~8cm［见图6.3（b）］。

（3）先按炎性病灶清除方法，作胫骨慢性骨髓炎病灶清除。按切线先切开小腿后方的皮肤和皮下组织及深筋膜，注意避免将小隐静脉设计在深筋膜皮瓣内，于深筋膜腓肠肌内侧头之间分离，将肌膜与皮瓣做缝合固定，防止与皮瓣分离，再按切线作皮瓣的远侧切断，同样需要做皮瓣与筋膜缝合，以防皮瓣与筋膜分离［见图6.3（c）］。

（4）注意术中不损伤小隐静脉，当皮瓣翻转到上端时，注意不损伤滋养该皮瓣的滋养动脉和伴行静脉。轴状皮瓣完成后，向小腿前方旋转，先将皮瓣的筋膜固定在深部缺损区内，再将皮瓣的皮缘与创缘皮肤缝合，供区用中厚皮片移植。

5）术后处理
（1）术后严密观察皮瓣的血循环。

（2）常规应用抗生素。

（3）术后14d拆线并加强康复训练［见图6.4（d）］。

注解：该轴型筋膜皮瓣手术方法易掌握。作膝关节适当屈曲，使其向远侧推进，可修复小腿段方前部软组织缺损，胫骨慢性骨髓炎病灶清除后创面较浅，无须肌瓣填充。

6.2.4　同侧腓肠肌内侧头肌皮瓣修复胫骨上1/3慢性骨髓炎创面

1）适应证
该方法是治疗小腿前方胫骨上1/3慢性骨髓炎最理想的方法，它不仅能消灭创面，而且有肌肉充填病

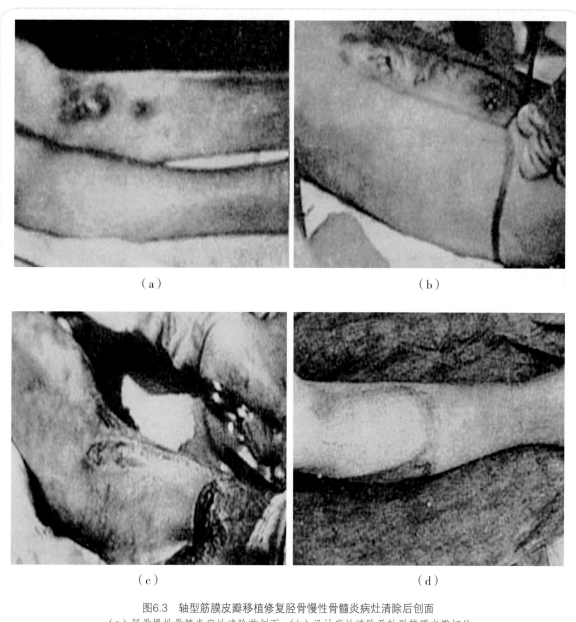

图6.3　轴型筋膜皮瓣移植修复胫骨慢性骨髓炎病灶清除后创面
（a）胫骨慢性骨髓炎病灶清除前创面　（b）设计病灶清除及轴型筋膜皮瓣切线
（c）完成病灶清除及轴型筋膜皮瓣切取　（d）修复后半年的患肢情况

灶清除后残留的残腔。

2）体位

平卧于手术台上。

3）麻醉

硬脊膜外阻滞麻醉。

4）手术步骤

（1）暴露小腿前方胫骨上 1/3 慢性骨髓炎病灶［见图 6.4（a）］。

（2）按上述病灶清除的要求设计病灶清除切线［见图 6.4（b）］。

（3）按上述病灶清除的要求，以同侧腓肠肌内侧头为供区 C［见图 6.4（c）］。

（4）根据病灶清除切线按病灶清除的要求进行病灶清除，之后按腓肠肌内侧头肌皮瓣的切线，按轴状腓肠肌内侧头肌皮瓣的切取方法切取肌皮瓣［见图 6.4（d）］。

（5）将轴状腓肠肌内侧头肌皮瓣移位到小腿前方的受区，先将肌腹固定于残腔内。放置引流条，再缝合皮肤，供区作中厚皮片移植［见图 6.4（e）］。

5）术后处理

（1）术后石膏托固定。

（2）严密观察皮瓣的血循环。

（3）常规应用抗生素。

（4）术后 14d 拆线并加强康复训练［见图 6.4（f）］。

注解：该方法通过技术上的处理，能充分松解腘动脉分出的腓肠肌内侧滋养血管蒂，术中、术后适当屈曲膝关节，使肌皮瓣向远侧推进，即可以治疗胫骨中下段慢性骨髓炎。

6.2.5　交叉腓肠肌内侧肌皮瓣修复小腿慢性骨髓炎创面

1）适应证

适用于小腿慢性骨髓炎病灶清除后创面不能用同侧腓肠肌肌皮瓣消灭。

2）体位

平卧于手术台上。

3）麻醉

硬脊膜外阻滞麻醉。

4）手术步骤

（1）首先按病灶清除的要求设计病灶清除切线（图 6.5A）。

（2）按上述病灶清除的要求进行病灶清除（图 6.5B）。

（3）根据病灶清除后的形态、大小，于对侧小腿内侧设计一轴状腓肠肌内侧头肌皮瓣的切线，设计一个蒂在健侧小腿后内侧的腓肠肌内侧头肌皮瓣，其上缘线在腘窝的稍下方作一横切线，下缘根据创面的长度在内踝上方作一横切线，最低不能低于内踝上 5~8cm，其外侧切线在小腿中线，这样形成一个"［"形切线［见图 6.5（c）］。

（4）按切线切开小腿中线皮肤、皮下组织，注意保护小隐静脉，切开腓肠肌内侧头的肌膜，并与皮肤作结节缝合固定数针，然后在腓肠肌与比目鱼肌之间向中线分离。按下缘切线切开皮肤与腓肠肌远侧腱膜，同样须作皮肤与腓肠肌远侧肌腱膜结节缝合固定，最后按上缘切线切开皮肤，并切断腓肠肌内侧头在股骨内髁上的附着部，但须注意不损伤从血管分出的腓肠肌滋养血管［见图 6.5（d）］。当肌皮瓣完成后，先用中厚自体皮片作供区创面覆盖［见图 6.5（d 左上角）］。

（5）将完成的肌皮瓣交叉覆盖在患侧小腿的创面上，先把肌瓣固定在残腔内，再作皮瓣与创缘缝合，术后用石膏将双下肢固定［见图 6.5（e）］。

5）术后处理

（1）严密观察皮瓣的血运，必要时可拆除数针以保证血运。

（2）常规应用抗生素治疗，一般需采用广谱抗生素或根据创面培养菌种应用有效的抗生素，用量要

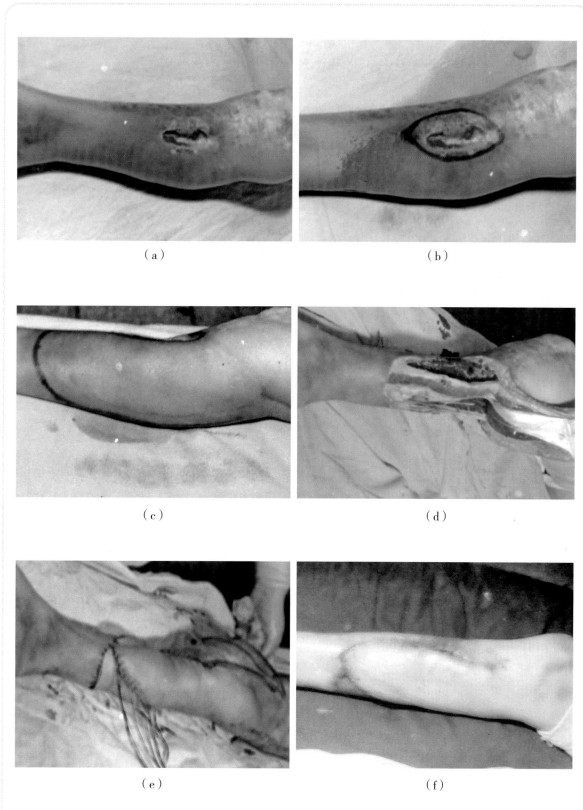

（a）　　　　　　　　　　　　　　　　（b）

（c）　　　　　　　　　　　　　　　　（d）

（e）　　　　　　　　　　　　　　　　（f）

图6.4　同侧腓肠肌内侧头肌皮瓣修复胫骨上1/3慢性骨髓炎创面

（a）小腿胫骨上1/3慢性骨髓炎病灶　（b）设计的病灶清除切线　（c）设计的腓肠肌内侧头肌皮瓣切线
（d）病灶清除后及切取的肌皮瓣　（e）完成病灶清除后的创面修复情况　（f）拆线后的患肢情况

大(常规用量加 50%),时间为 2 周。

（3）术后 7～12h 拔除引流条。

（4）术后 10～14d 拆线,根据骨质的摘除情况必要时继续石膏固定到 6 周。

（5）术后 4～6 周断蒂[见图 6.5（e 右下角）]。

（6）断蒂后加强功能练习[见图 6.5（f）]。

注解:该方法适用于对侧小腿慢性骨髓炎,病灶清除后创面较大,不能用同侧腓肠肌肌皮瓣来消灭,局部又无可供良好的血管吻合,或因全身情况不宜作显微手术者。

6.2.6 背阔肌肌皮瓣游离移植修复胫骨慢性骨髓炎病灶切除的缺损

1）适应证

适用于胫骨慢性骨髓炎病灶清除后,创面较大,且有较大残腔。

2）体位

平卧于手术台上。

3）麻醉

全麻。

4）手术步骤

（1）彻底清除病灶前的创面,并调阅 X 线片[见图 6.6（a、b）]。

（2）彻底清除病灶[见图 6.6（c）]。清除后解剖出可供吻合用动、静脉,一般以胫后动、静脉为主,也可用胫前动、静脉。

（3）根据受区的要求选择供区,一般以背阔肌皮瓣为主。现以背阔肌皮瓣设计予以说明。根据病灶清除后的形态、大小,设计一游离背阔肌肌瓣的切线[见图 6.6（d）]。

（4）先按背阔肌肌皮瓣的设计切线切开皮肤、皮下组织,再于肌肉的深面,由远向近侧分离,直达血管蒂,并将血管蒂周围组织小心地切断,形成仅带血管或血管神经蒂的岛状肌皮瓣,并保护血管神经,等受区解剖出作吻合的血管和神经,将背阔肌肌皮瓣血管神经蒂切断,移位到受区,近端血管结扎止血,供区可直接缝合或行中厚皮片移植,等受区解剖好可供吻合的动、静脉后,切断供区的血管蒂,移到受区。先将肌皮瓣适当固定,再吻合血管[见图 6.6（e）]。

（5）检查血管通畅良好后,放置引流条,再常规缝合皮肤[见图 6.6（f）]。供区作缝合或中厚皮片移植。

5）术后处理

（1）严密观察皮瓣的血运,出现危象立即探查。

（2）常规应用抗凝药物(阿司匹林、右旋糖酐 40)5～7d。

（3）术后 7～12h 拔除引流条。

（4）术后 10～14d 拆线。

注解:该方法适用于胫骨慢性骨髓炎病灶清除后创面较大,且有较大残腔,同侧腓肠肌内侧肌皮瓣不宜采用,而且有可供吻合的动、静脉。一般以背阔肌皮瓣为主,其他有股薄肌皮瓣等,主要根据病灶清除后的创面和残腔面积大小选择。面积大而深以背阔肌皮瓣为主,面积小而浅则以股薄肌皮瓣为主。

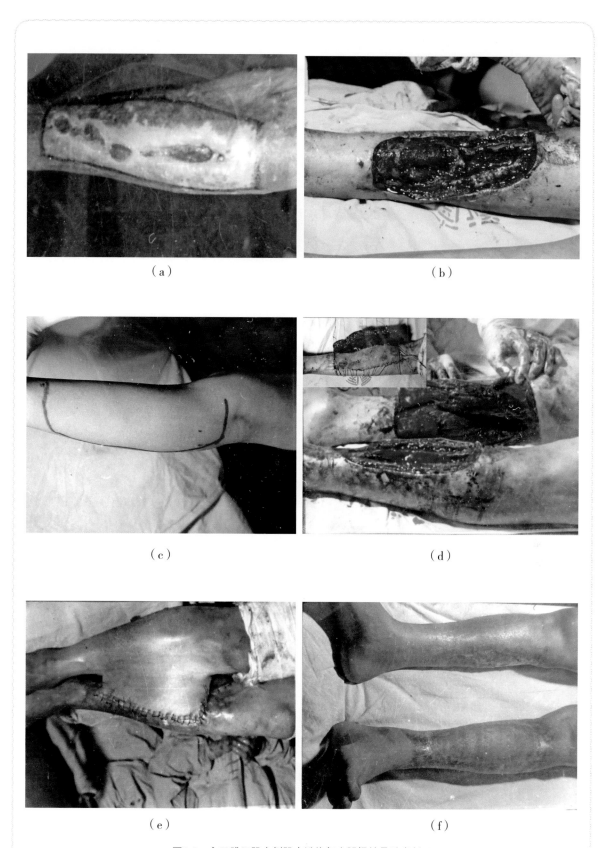

图6.5 交叉腓肠肌内侧肌皮瓣修复小腿慢性骨髓炎创面

（a）设计的小腿慢性骨髓炎病灶清除切线 （b）病灶清除小腿创面情况 （c）健侧小腿腓肠肌内侧头肌皮瓣的设计
（d）完成的皮瓣肌皮瓣小腿移到患肢 （e）完成肌皮瓣交叉覆盖患侧小腿的创面 （f）术后半年两小腿情况

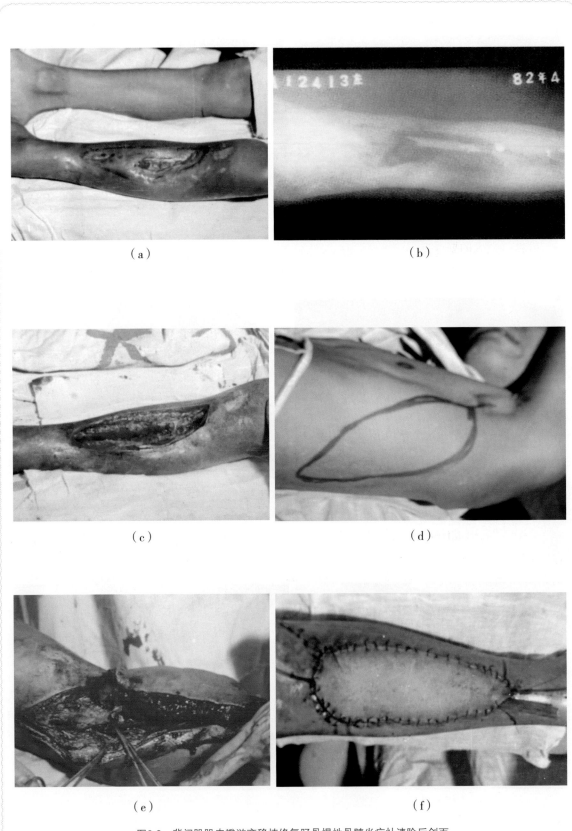

（a）　　　　　　　　　　　　　　　　（b）

（c）　　　　　　　　　　　　　　　　（d）

（e）　　　　　　　　　　　　　　　　（f）

图6.6　背阔肌肌皮瓣游离移植修复胫骨慢性骨髓炎病灶清除后创面

（a）彻底清除病灶前的创面　（b）X线片可见胫骨慢性骨髓炎的死骨　（c）彻底清除病灶

（d）背阔肌肌皮瓣的切线　（e）肌皮瓣移到受区并作吻合血管　（f）清除病灶后修复的小腿情况

6.2.7 髂骨皮瓣游离移植修复胫骨慢性骨髓炎病灶切除的缺损

1）适应证

适用于陈旧骨折、骨不连合并慢性骨髓炎和窦道,清除病灶后死腔不大。

2）体位

平卧于手术台上。

3）麻醉

硬脊膜外阻滞麻醉。

4）手术步骤

（1）陈旧性胫骨骨折、骨不连合并慢性骨髓炎并调阅 X 线片［见图 6.7（a、b）］。

（2）彻底清除病灶后于胫骨残端修成骨槽,并解剖出可供吻合用胫前动、静脉［见图 6.7（c）］。

（3）根据受区的要求选择供区,于腹股沟处设计一以旋髂深血管为蒂的髂骨皮瓣。根据病灶清除后的形态、大小,设计皮瓣的切线。先按设计切线切开皮肤、皮下组织和深部腹外斜肌肌膜并与皮瓣固定数针,于股三角的靠近腹股沟韧带处显露股动脉。在显露过程中如见到旋髂浅动脉,可将其结扎切断。在股动脉外侧见到向外上方的动脉及其伴行静脉或在腹股沟韧带稍上方见到走向髂前上棘方向的血管束,可能此即为旋髂深血管,后者正与发向内上方的腹壁下深血管相对,小心分离至髂前上棘稍上方。继于髂骨嵴的外侧开始分离髂骨外面。先于髂前上棘远侧 2.5cm 处找出股外侧皮神经,并牵向内侧。后沿髂嵴外唇切开髂骨外侧面的肌肉附着部,并作骨膜下剥离而显露骨外侧面。其髂骨嵴内唇及髂骨内面的髂肌附着部均予保护,以保持旋髂深动脉进入髂骨的小分支完好无损。随后用骨刀从髂骨外侧骨皮质向内侧凿透内侧皮质。骨块凿断后,内侧面保留 1cm 厚的髂肌与骨块相连,肌肉内应带有旋髂深动脉终支及其分布于髂骨的许多骨营养支,也有回流的静脉。此时可将带有内侧肌肉的骨块与周围组织游离。在游离过程中要注意分离出髂腹下神经和髂腹股沟神经,如影响旋髂深动脉,则将其中一根切断,不要强求保护神经而损伤血管。小心保护由旋髂深血管主干构成的血管蒂,并将血管蒂周围组织小心地切断,形成仅带血管岛状骨皮瓣,并保护血管蒂［见图 6.7(d)］。等受区解剖出作吻合的血管,移位到受区,近端血管结扎止血,供区可直接缝合。

（4）等受区解剖好可供吻合的胫前动、静脉后,切断供区的血管蒂,移到受区［见图 6.7（e）］。

（5）先将骨瓣修整后植于胫骨上下残端的骨槽内,周围组织与创面适当固定,再作胫前动静脉与旋髂深动静吻合血管［见图 6.7（f）］。检查血管通畅良好后,放置引流条,再常规缝合皮肤［见图 6.7（f）］。

5）术后处理

（1）严密观察皮瓣的血运,出现危象立即探查。

（2）常规应用抗凝药物(阿司匹林、右旋糖酐 40)和抗感染药 5～7d。

（3）术后 7～12h 拔除引流条。

（4）术后 10～14d 拆线。

注解:该方法适用于胫骨慢性骨髓炎病灶清除后,且有骨不连和残腔,而且有可供吻合的动、静脉的植骨者,它有活骨移植,具有促进骨愈合和抗感染作用同时修复创面。能一次完成。

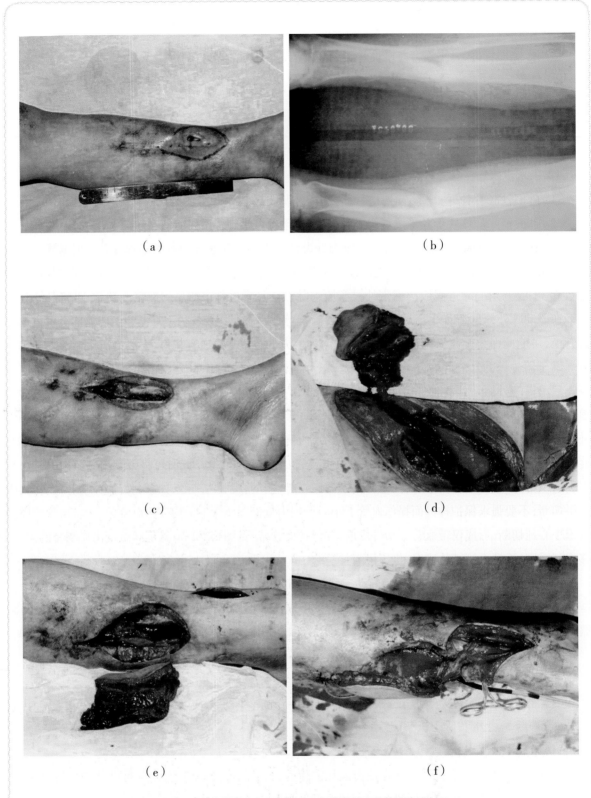

（a）　　　　　　　　　　　　　　（b）

（c）　　　　　　　　　　　　　　（d）

（e）　　　　　　　　　　　　　　（f）

图6.7　髂骨皮瓣游离移植修复胫骨慢性骨髓炎病灶清除后创面
（a、b）胫骨陈旧性骨拆合并慢性骨髓炎、X线片　（c）清除病灶后修成骨槽并解剖吻合用血管
（d）髂部切取髂骨骨皮瓣　（e）将髂骨骨皮瓣移到彻底清除病灶后于胫骨残端修成骨槽受区
（f）作髂骨骨皮瓣的血管与受区血管吻合、活骨移植以及缝合皮肤

6.2.8　乳腺胸大肌皮瓣修复胸骨骨髓炎病灶切除缺损

1）适应证

该方法是治疗胸骨慢性骨髓炎的最理想的方法，它不仅能消灭创面，而且有肌肉充填病灶清除后残留的残腔。

2）体位

平卧于手术台上。

3）麻醉

全身麻醉。

4）手术步骤

（1）调阅胸骨慢性骨髓炎的 X 线片［见图 6.8（a）］。

（2）根据病清除要求，设计胸骨慢性骨髓炎病清除切线和乳腺胸大肌皮瓣的切线［见图 6.8（b）］。

（3）按病灶清除的要求，切除骨胸骨前瘢痕漏管，显露病变的胸骨和肋软骨，在保护心包膜的前提下，切除显露的病变胸骨和肋软，于心包前形成一残腔［见图 6.8（c）］。

（4）按乳腺胸大肌皮瓣的切线切开皮肤、皮下组织和深筋膜，先显露胸大肌外缘，并将皮肤与胸大肌外缘肌膜固定几针，显露胸大肌后壁，将手伸入胸大肌后壁，再切断胸大肌下缘即季肋部附着点和内侧缘即胸骨缘附着点，注意显露肋间动脉穿支切断结扎止血和皮肤与胸大肌缘肌膜固定几针。之后切断胸大肌上缘即锁骨附着点，注意保护由外上即腋动脉分出的胸肩峰动脉的胸肌支和外乳动脉及伴行静脉，则轴状乳腺胸大肌皮瓣完成［见图 6.8（d）］。

（5）将轴状乳腺胸大肌皮瓣移位到病清除后胸骨创面的受区，先将肌腹固定于残腔内。放置引流条，再缝合皮肤，供区可直接缝合［见图 6.8（e）］。

5）术后处理

（1）严密观察皮瓣的血液循环。

（2）常规应用抗生素。

（3）术后 14d 拆线并加强康复训练［见图 6.8（f）］。

注解：该方法是侍德于 1980 年用于修复乳癌根治后胸骨慢性骨髓炎合并肋软骨感染创面而成功，后用于胸骨慢性骨髓炎，效果很好。对男性即为胸大肌皮瓣。

6.2.9　腓动脉逆行踇长屈肌岛状肌瓣伴岛状皮瓣修复跟骨慢性骨髓炎创面

1）适应证

慢性跟骨骨髓炎伴软组织缺损。该方法是治疗慢性跟骨骨髓炎的最理想的方法，它不仅能消灭创面，而且有肌肉充填病灶扩创后残留的残腔。

2）体位

平卧于手术台上。

3）麻醉

全麻或硬脊膜外阻滞麻醉。

4）手术步骤

（1）因跟骨骨折开放复位内固定手术后感染，引发跟骨骨髓炎、窦道一年多次病灶括除未愈［见图

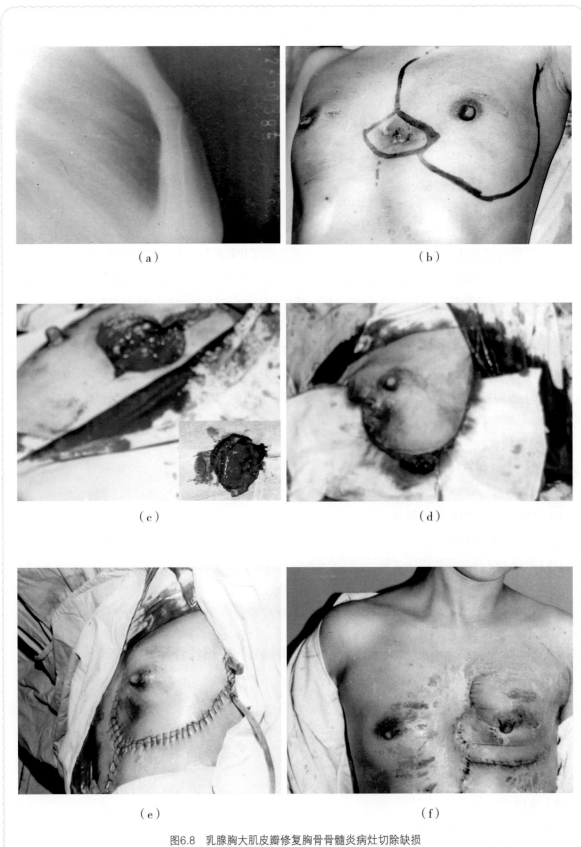

（a）　　　　　　　　　　　　　　　　　　　　（b）

（c）　　　　　　　　　　　　　　　　　　　　（d）

（e）　　　　　　　　　　　　　　　　　　　　（f）

图6.8　乳腺胸大肌皮瓣修复胸骨骨髓炎病灶切除缺损
（a）胸骨慢性骨髓炎的X浅片　（b）设计病清除和乳腺胸大肌皮瓣的切线　（c）病灶清除后心包前形成的残腔
（d）切取的轴状乳腺胸大肌皮瓣　（e）修复后情况拆线前胸部情况　（f）拆线后的胸部情况

6.9（a）]。左上角为 X 线片，右上角为扩创后足跟外侧 6cm×6cm 的软组织缺损和 3cm×3cm 骨残腔。

（2）予扩创后两周在足跟同侧小腿外设计 8cm×8cm 腓动脉逆行踇长屈肌岛状肌瓣伴岛状皮瓣，即以腓骨头尖与外踝连线为轴，在腓骨头尖下 10cm 处设计皮瓣[见图 6.9（b）]。

（3）切开皮瓣后缘，在肌膜下向前掀起皮瓣至腓骨后缘，寻找皮支血管[见图 6.9（c 左上角）]，沿皮支血管切开腓肠肌、比目鱼肌，将肌肉向后牵开显露腓骨后侧的腓血管上段和覆盖在血管的中下段的踇长屈肌、将踇长屈肌掀起，则腓血管得以暴露，将腓血管内侧的胫后神经分出予以保护，将腓血管向近侧游离至始点，勿损伤胫后血管[见图 6.9（c 右上角）]。切开皮瓣前缘，并沿着轴线适当延长，在肌膜下将皮瓣与外侧肌间隔向前牵开，将腓肠肌、比目鱼肌向后牵开显露踇长屈肌，保护好腓血管和内侧的胫后神经，在直视下切断踇长屈肌上缘，形成以远端血管为蒂的踇长屈肌岛状肌瓣伴岛状皮瓣[见图 6.9（c 下）]。

（4）予踇长屈肌上缘在直视下阻断腓血管，观察踇长屈肌岛状肌瓣伴岛状皮瓣的血循环[见图 6.9（d 上）]。确定皮瓣和肌瓣循环良好后，再作近侧端轴血管切断结扎，形成带有轴血管的逆行踇长屈肌岛状肌瓣[见图 6.9（d）右下角]，伴岛状皮瓣[见图 6.9（d）左下角]。

（5）保护好腓血管带，切断踇长屈肌下缘的肌腱，并将其固定在趾长屈肌腱上，将岛状瓣切口下端与创面之间作皮肤切开，适当游离，以血管蒂中点为轴心，将踇长屈肌岛状肌瓣伴岛状皮瓣，由皮肤切口转移跟处的创面上，踇长屈肌岛状肌瓣植入跟骨的残腔，适当固定，岛状皮瓣覆盖跟部创面上适当固定。检查血管通畅良好后[见图 6.9（f 左上角）]。放置引流条，再常规缝合皮肤[见图 6.9（f 右上角）]。供区作缝合或中厚皮片移植[见图 6.9（f 下）]。

5）术后处理

（1）严密观察皮瓣的血运，出现危象立即探查。

（2）常规应用抗凝药物（阿司匹林、右旋糖酐 40）和抗感染药 5~7d。

（3）术后 7~2h 拔除引流条。

（4）术后 10~14d 拆线。

注解：跟骨髓炎扩创后形成的较大残腔伴皮肤缺损，由于局部周围缺乏满足的肌瓣和肌皮瓣，传统的交叉缝匠肌痛苦大病程长。吻合合血管的游离肌皮，技术要求高，有一定的失败率。不易推广。笔者提出的腓动脉逆行踇长屈肌岛状肌瓣伴岛状皮瓣修复跟骨慢性骨髓炎的残腔和创面。目前，国内外虽然尚未有类似报道，但通过笔者的体验，行之有效，易于推广，故在此给予介绍。

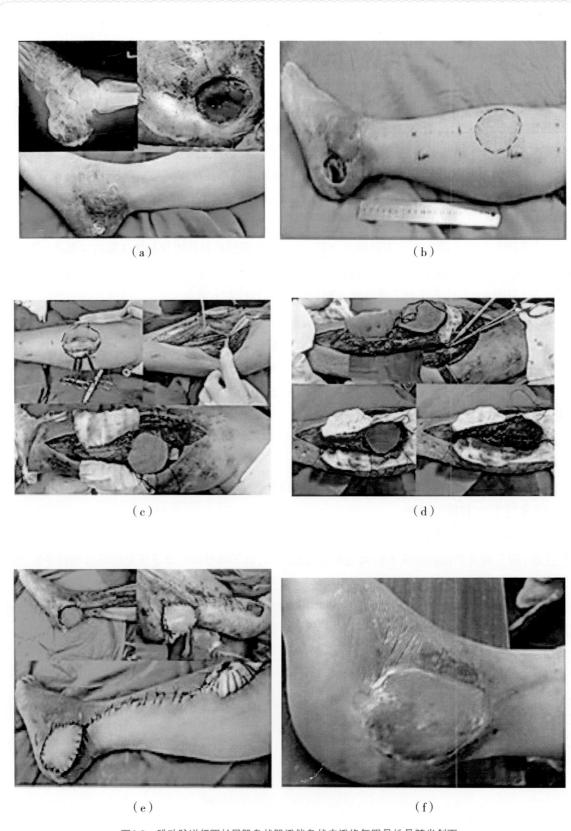

图6.9 腓动脉逆行跛长屈肌岛状肌瓣伴岛状皮瓣修复跟骨性骨髓炎创面
（a）术前所见 （b）皮瓣设计 （c）切取皮瓣、肌瓣和暴露腓血管
（d）切断腓血管近端形成逆行皮瓣和肌瓣 （e）完成跟部修复 （f）半年后的所见

索　引

参考文献

［1］ Michael R. Zenn, Glyn Jones. Reconstructive Surgery: Anatomy, Technique, and Clinical Applications［M］, Quality] Medical Publishing, St. Louis, MO（2012）.

［2］ 张涤生.张涤生整复外科学［M］.上海：上海科技出版社, 2002.

［3］ 顾玉东，王澍寰，侍德，等.手外科学.上海：上海科学技术出版社, 2002.

［4］ 潘达德.顾玉东，侍德，等.中华医学会手外科学会上肢部分功能评定试用标准［J］.中华手外科杂志, 2000,16（3）: 130–135.

［5］ 汤锦波，侍德.手外科的功能评定标准［J］.手外科杂志, 1990, 6（2）: 750.